FUNDAMENTOS MEDICINA TRADICIONAL CHINA

Profesor. Juan Pablo Moltó Ripoll

Ediciones PNA®

1ra Edición 2018.
2da Edición 2019.

Autor. Profesor Juan Pablo Moltó Ripoll.
Instituto Español de Acupuntura Científica.
Cocentaina. (Alicante) España.
ISBN: 9781657518391
Sello: Independently published
Registro en AMAZON.
Editorial PNA.
Queda prohibida toda difusión de este documento sin autorización, por cualquier método.

Tabla de contenido

INTRODUCCIÓN: 12

Tema 1. Introducción a la Medicina Tradicional China. 17
    1.1. La llegada de la Medicina China a Occidente......................... 22
    1.2 Un paradigma médico distinto. 23
    1.3 Lo contrario lo similar y lo armonioso. 25
    1.4 El Tao. 28
    1.5 La terapia en la Medicina China; verificar el diagnóstico........ 33
    1.6. Medicina Tradicional China: ¿sólo agujas? 37

TEMA 2, HISTORIA DE LA MEDICINA TRADICIONAL CHINA 40
  1 INTRODUCCIÓN 40
    1.1 Periodo pre-dinástico. 42
    1.2 Periodo dinástico. 43

TEMA 3, YIN-YANG; LOS ETERNOS OPUESTOS 61
  1 YIN YANG: LOS ETERNOS OPUESTOS 61
  2 LAS CINCO LEYES DEL YIN YANG. 64
  3. EL CONTENIDO DEL SÍMBOLO 69
  4 TEORÍA DEL YIN-YANG EN LA MTC. 73
    4.2 El Yin-Yang en la Fisiología del organismo. 78
  5. YIN YANG BAJO LA MIRADA DE LA FISIOLOGÍA MODERNA 84
  6. APLICACIÓN DE LAS CINCO LEYES DEL YIN-YANG A LA MTC 85
  7. EL YIN-YANG EN LA PATOLOGÍA DEL ORGANISMO. 93
    7.1 Síndromes de Plenitud (Shi): Exceso de Yin o Yang. 95
    7.2 Síndromes de Insuficiencia (Xu): Vacío de Yin o Yang........... 96
    7.3 La Lesión de Yin o Yang. 99
  8. YIN-YANG EN EL DIAGNÓSTICO Y TRATAMIENTO. 99

TEMA 4. WU-XING: Los Cinco Movimientos 103

1 *"WU XING"*: LA DINÁMICA DE LOS ELEMENTOS. 103
- 1.1 Características generales de los Cinco Elementos. 105
- 1.2 Los Cinco Elementos como Movimientos. 106
- 1.3 Los Cinco Elementos como etapas del Ciclo Estacional. 107
- 1.4 Las relaciones entre los Cinco Elementos. 110

2. LOS 5 ELEMENTOS EN MTC. 114
- 2.1 Los Cinco Elementos en Fisiología. 114
- 2.2 Los Cinco Elementos en Patología. 121
- 2.3 Los Cinco Elementos en el Diagnóstico. 126
- 2.4 Los Cinco Elementos en el Tratamiento. 132
- - *Aplicación en función de los Ciclos* 133
- 2.5 Los Cinco Elementos en Fitoterapia y Dietética. 137

TEMA 5, QI, XUE, JIN-YE Y JING: Las Sustancias Vitales 140

1 INTRODUCCIÓN. 140

2. LA ENERGÍA VITAL: EL QI 氣 141
- 2.1 Las funciones del Qi. 145
- 2.3 Los diferentes tipos de Qi. 152
- 2.4 El origen del Qi. 163
- 2.5 Patología del Qi. 167

3 LA SANGRE: XUE 血 169
- 3.1 La formación de la Xue (Sangre). 170
- 3.3 Relación de la Sangre con el Qi. 174
- 3.4 Funciones de la Xue. 176
- 3.5 Patología de la Xue (Sangre). 177

4 LOS LÍQUIDOS ORGÁNICOS: JIN-YE 津液. 182
- 4.1 Origen de los Jin-Ye. 183
- 4.2 Jing: los Líquidos Claros. 186
- 4.3 Ye: los Líquidos Viscosos. 187
- 4.4 Relación entre los Jin-Ye y el Qi. 188
- 4.5 Patología de los Líquidos Orgánicos. 189
- 4.6 Relación entre Jin-Ye, Xue y Qi. 192

5 LA ESENCIA: JING 精. 193
5.1 Funciones del Jing. 198

6 QI, XUE, JIN-YE Y JING EN LA FISIOLOGÍA DEL APARATO LOCOMOTOR: BREVE INTRODUCCIÓN... 200
6.1 Fisiología y patología.. 201

7 EL SHEN COMO SUSTANCIA VITAL. 203
7.1 Teoría Convergente del Shen. 209

TEMA 6, CONSTITUCIONES: Las diátesis de los Cinco Elementos. 212

1. CONSTITUCIÓN MADERA 212

3. CONSTITUCIÓN TIERRA 217

4. CONSTITUCIÓN METAL... 220

5. CONSTITUCIÓN AGUA 223

TEMA 7, SAN JIAO: El Triple Recalentador. 228

1 SAN JIAO: EL ÓRGANO SIN FORMA.. 228
1.1 El Jiao Alto: la cavidad torácica. 229
1.2 El Jiao Medio: la región epigástrica.. 230
1.3 El Jiao Bajo: el abdomen inferior. 231

2 EL SAN JIAO Y LAS CAVIDADES CORPORALES. 232

LAS CAVIDADES DEL CUERPO 232

TEMA 8, HUANG, GAO Y COU-LI: Membranas, Tejido Graso, Cavidades y Texturas 235

1 INTRODUCCIÓN.. 235

2 HUANG: LAS MEMBRANAS... 236
2.1 Los Cinco tipos de Tejidos... 236
2.2 Las Siete Capas Energéticas. 237
CORRESPONDENCIA DE LOS MERIDIANOS CON LAS CAPAS DE TEJIDOS ... 238
OTROS PUNTOS HUANG 240

3 GAO: EL TEJIDO GRASO...240

4 COU-LI: LAS CAVIDADES. 241
   4.1 Cou Li: El Espacio entre Piel y Músculos. 243

TEMA 9, MERIDIANOS: Descripción y funciones generales.........245

1 DEFINICIÓN DE LOS MERIDIANOS O CANALES.............................245
   1.1 Los 12 Canales Principales (Jing Mai)..247
   1.2 Los 12 Canales Distintos. 247
   1.3 Los 8 Canales Extraordinarios o Maravillosos.......................................248
   1.4 Los 15 Canales Luo Longitudinales. 249
   1.5 Los 12 Canales Luo Transversales. 250
   1.6 Los 12 Canales Tendinomusculares (Jing Jin).......................................250
   1.7 Las 12 Regiones Cutáneas...251

2 LA NOMENCLATURA CLÁSICA DE LOS CANALES PRINCIPALES. 257

3. EL RITMO DE LA CIRCULACIÓN ENERGÉTICA. 260

4. FUNCIONES PRINCIPALES DE LOS CANALES. 261

TEMA 10, FISIOLOGÍA DE LOS ÓRGANOS ZANG 266

1 EL CORAZÓN..266

2 EL HÍGADO. 268

3 EL BAZO...273

4 LOS PULMONES. 277

5 LOS RIÑONES...281
   5.2 Concepto "Ming Men" (Puerta de la Vitalidad). 285

6 EL PERICARDIO. 288

1 LA VESÍCULA BILIAR. 288

2 ESTÓMAGO. 291

3 INTESTINO DELGADO...293

5 VEJIGA. 294
6 SAN JIAO. 294

TEMA 12, RELACIÓN ENTRE LOS ÓRGANOS ZANG-FU 297
1 RELACIÓN ENTRE LOS ÓRGANOS ZANG. 297
2 RELACIÓN ENTRE LOS ÓRGANOS ZANG Y LOS FU. 307

TEMA 13, LAS VÍSCERAS CURIOSAS. 311
1 INTRODUCCIÓN. 311
2 RELACIÓN ENTRE VÍSCERAS CURIOSAS. 312
2.1 El Útero y los Testículos. 312
2.2 El Cerebro. 313
2.3 Los Huesos. 314
2.4 La Médula Ósea. 314
2.5 Los Vasos Sanguíneos. 315
2.6 La Vesícula Biliar. 315

TEMA 14. TEORÍA DE LOS MERIDIANOS. 316
1 INTRODUCCIÓN. 316
1.1 Clasificación de los Meridianos. 318
2 JING: MERIDIANOS PRINCIPALES. 319
2.1 Funciones de los Jing. 322
2.2 Denominación de los Meridianos Principales según la nomenclatura clásica. 322
2.3 Distribución de los 12 Meridianos Principales. 324
2.4 El sistema Biao-Li (Exterior-Interior). 330
3 LUO: MERIDIANOS COLATERALES. 331
3.1 Funciones específicas de los Luo. 334
4 MERIDIANOS DISTINTOS. 335
5 MERIDIANOS TENDINO-MUSCULARES. 338
5.1 Funciones de los Meridianos Tendino-Musculares 339

5.2 Relación de los Meridianos Tendino-Musculares con sus Principales y los Zang-Fu. ... 340
5.3 Alteraciones patológicas de los Meridianos Tendino-Musculares. ... 342

6 MERIDIANOS EXTRAORDINARIOS. ... 347
6.1 Funciones generales de los Meridianos Extraordinarios. ... 348
6.2 Funciones específicas de los Meridianos Extraordinarios. ... 349
6.2.1 Sobre el Dai Mai. ... 352

7 LOS MERIDIANOS Y LA EVOLUCIÓN DE LA ENFERMEDAD. ... 354

8 LOS MERIDIANOS EN EL DIAGNÓSTICO. ... 355

9 TEORÍA DE LA CIRCULACIÓN *ZI-WU*: EL ORDEN DE LA CIRCULACIÓN ENERGÉTICA EN LOS ZANG-FU. ... 356

TEMA 15. PUNTOLOGÍA; LOS PUNTOS DE ACUPUNTURA ... 359
1.1. Funciones básicas de los puntos de Acupuntura: ... 360

2 CLASIFICACIÓN DE LOS PUNTOS DE ACUPUNTURA. ... 362
2.1 Los Puntos Shu Antiguos. ... 364
2.2 Los Puntos Yuan. ... 373
2.3 Los Puntos Luo. ... 380
2.4 Los Puntos Qi o Hendidura. ... 386
2.5 Los Puntos Shu de la Espalda o Iu Dorsales. ... 387
2.6 Los Puntos Mo Alarma o Mu Ventrales. ... 391
2.6.1 Funciones de los Puntos Mo Alarma. ... 392
2.8 Los Puntos Hui o de Reunión. ... 394
2.9 Los Puntos He Inferiores de los 6 Fu. ... 396
2.10 Los Puntos Llave o de Confluencia de los Meridianos Extraordinarios. ... 397
2.11 Los Puntos Extraordinarios. ... 404
2.12 Los Puntos Ah-Shi. ... 405
2.13 Los Puntos Ventana del Cielo. ... 407

PUNTOS DE ACUPUNTURA MÁS IMPORTANTES. ... 410

4 NOMBRE EN CHINO DE LOS PUNTOS DE ACUPUNTURA. ... 412

5. Atlas ... 419

6. LOCALIZACIÓN DE LOS MERIDIANO. 419
    6.1. Meridiano Pulmón. Tai Yin Mano. 419
    6.2. Meridiano Intestino Grueso. Yang Ming Mano 420
    6.3. Meridiano Estómago. Yang Ming Pie 422
    6.6. Meridiano de Intestino Delgado. Tai Yang Mano. 425
    6.7 Meridiano de Vejiga. Tai Yang Pie 427
    6.8 Meridiano de Riñón. Shao Yin Pie 433
    6.9. Meridiano Maestro Corazón. Jue Yin Mano 435
    6.10 Meridiano San Jiao, Triple Calentador. Shao Yang Mano. 437
    6. 11 Meridiano de Vesícula Biliar. Shao Yang Pie 439
    6.12 Meridiano de Hígado. Jue Yin Pie 444
    6.4. Meridiano de Bazo. Tai Yin Pie 446
    6.5. Meridiano Corazón. Shao Yin Mano 448

7. INDICACIONES DE LOS PUNTOS DE ACUPUNTURA. 451

Bibliografía 540

INTRODUCCIÓN:

Recuerdo como si fuera ayer mis inicios en el mundo de la Medicina China, si algo he de destacar de aquellos entonces son dos cosas; una, la aventura de estudiar una ciencia que apenas se conocía en mi país. Grandes viajes por toda la península estudiando de aquí y de allá, en grandes escuelas con tradiciones antiguas y en otras que más que escuelas eran negocios encubiertos, que ven en la medicina china un mercado. Y la otra, los pocos textos a los que teníamos acceso. Toda esta mezcolanza de sensaciones hacia de esté estudio algo mágico, una aventura que sin duda iba contracorriente de lo que se suponía que debía hacer un adolescente. Desde el año 1990 que empezó mí camino he ido recogiendo y sintetizando a todos los maestros que se cruzaron en mi camino, sus enseñanzas sus anécdotas etc.... Otro tanto de la literatura que he tenido acceso, desde los textos antiguos que hoy todos podemos leer, hasta los no tan antiguos como Soülíe de Morant y más contemporáneos como los del ya fallecido maestro Giovanni Maciocia.

Quiero rendir homenaje a mis maestros que se han ido en estos últimos tiempos, sin duda alguna al presidente de la Asociación Catalana de Acupuntura, (SAC) el difunto Sr. Miquel Aguirre, un gran maestro, siempre tenía que estar atento a sus palabras, pues me costaba de entender, por su acento tan particular, sin duda me apoyo en todas mis iniciativas, fue un gran mentor y un gran motivador.

Recuerdo el día que me llamo por teléfono para comunicarme mis notas en el examen de la República China, con sus palabras. *-Moltó, Bienvenido al Club.* Así me dijo que había conseguido superar mis pruebas, sin duda un hombre que hizo mucho por la Acupuntura.

Otro gran maestro que nos dejo hace poco fue para mí el Profesor Giovanni Maciocia, siempre que venia a España, asistía con ansia a sus clases magistrales, sobre todo a las que tenia que ver con la evaluación de la lengua. Recuerdo nuestras conversaciones sobre el Shen, y en como dialogamos sobre su obra titulada precisamente así el Shen.

No puedo no dejar de nombrar a otro de mis grandes profesores el actual presidente de la SAC y Asociación de Acupuntores de España, el Profesor Carles Alsina, uno de los grandes en este país, que tuve el privilegio de ser su alumno allá por la década del 90, recuerdo que combinaba mi profesión de militar profesional con los estudios de Medicina China, de ahí que siempre me llamara mi general, cosa que me divertía por que entre clase y clase las historias se cruzaban. Que tiempos aquellos, todo era pasión, cada libro, cada apunte, cada viaje al otro lado de España.

De todos esos momentos y de todo eso leído, es que fui creando este libro que ahora tiene usted entre manos, en la actualidad después de más de 23 años de clínica y cinco de investigación en Acupuntura Científica me he visto motivado a entregar a ustedes toda esta recopilación de apuntes, extraía de los mejores autores de la Medicina China, un trabajo que sin duda no es propio, sino más bien el resumen de mis andanzas por la acupuntura en este caso tradicional.

Decirlo sea de paso, mucho se me critica por algunos colegas de que solo sé de ciencia, y no de tradición, espero taparles la boca con este libro de Fundamentos Tradicionales, donde evito desviarme hacia lo científico y fisiológico, de eso ya tratan todos mis demás libros, en este mi objetivo es solo dejar claro que, para llegar a hablar de acupuntura científica, primero sin la menor duda hay que saber de la tradición y no al revés.

Por otro lado, dar las gracias a los miles de pacientes que en mí experiencia clínica me han ayudado a saber lo que no se enseña en las clases ni en un libro, es decir, a tratar con la realidad, con lo que realmente es la esencia de nuestra profesión.

También, no menos importante dejar claro, más les duela algunos, que la varadera acupuntura es aquella que se fundamenta en la teoría, si no tenemos esto claro corremos el riesgo de hacer una acupuntura falsa, lo que denomino Pinchopuntura. Es deber de todos nosotros saber que esto no debe de ser así, y cortar en pleno con estas tendencias. Sin fundamentos no hay ciencia.

Hoy en día estamos siendo atacados duramente por el colectivo medico, se nos acusa de ser unos charlatanes. Decir que este libro es sin duda un libro basado en una tradición antigua, he respetado al máximo las metáforas tradicionales, sin embargo, señalar que todo lo que aquí se describe, se puede explicar con la ciencia moderna, la medicina china está a la vanguardia de los últimos desarrollos teóricos, es ahí donde se dirige mí trabajo profesional, pero como señale, en este libro honro a la tradición y solo me atengo repetir lo que mis maestros y mis textos consultados me han enseñado, espero honralos con mí trabajo. En la bibliografía señalo mis textos consultados, y de donde he sacado mi información.

Hoy en día corremos un serio riesgo profesional si no protegemos nuestra amada ciencia. El oportunismo, las malas enseñanzas, el confundir la acupuntura con puntologia sintomática. Maestros que hablan de Neurofisiología y Acupuntura sin haber tratado en su vida a un paciente, nos quieren llevar a la acupuntura molecular, cuando nuestramedicina china es sistémica y holística, hacer acupuntura científica no es hacer acupuntura nerviosa, es hacer acupuntura sistémica, y ese paso es el siguiente paso a este libro, pero para llegar hablando de sistemas, de redes, de alostásis en fin de Psiconeuroinmunoendocrinología, primero hay que saber de yinyang y cinco elementos, así que empecemos por ahí, les invito a disfrutar de una lectura escrita por grandes pensadores que yo aquí resumo desde mi perspectiva y desde mi práctica.

Prof. Juan Pablo Moltó Ripoll
Instituto Español de Acupuntura Científica
Laboratorio de Psiconeuroinmunoendocrinología aplicado a la Acupuntura científica.

Tema 1. Introducción a la Medicina Tradicional China.

Desde el principio de los tiempos, los seres vivos, han estado siempre expuestos a diferentes situaciones responsables de alterar la Alostasis (Moltó, 2018,2019)[i,ii], de sus diferentes sistemas vitales. Aunque la naturaleza ha regalado a los seres vivos la capacidad de autocuración, no siempre es posible recuperar la salud sin una ayuda externa. Lesiones, infecciones, partos… Han provocado dolor y enfermedades que nos han obligado a preguntarnos como recuperar la salud y en consecuencia liberar al hombre del sufrimiento y la enfermedad. Señalar vaya esto por delante que la palabra enfermedad es un concepto occidental, en Medicina Tradicional China (MTCh) a mí en lo personal me gusta más usar sufrimiento y este encuadrarlo en diferentes patrones que en su momento se explicaran.

Esta búsqueda de los remedios curativos ha sido una necesidad universal, motivando preguntas que han pretendido ser respondidas en todas las culturas del mundo, de hecho, la MTCh es una ciencia chamánica actualizada y conservada. Y como en cada una de las creaciones de un pueblo, la medicina ha impregnado sus respuestas con su propia esencia e idiosincrasia cultural, con su visión particular de todo cuanto le rodea.

A lo largo de la historia, muchas de las diferentes técnicas médicas de todo el mundo han estado influenciadas por diversos aspectos religiosos. La búsqueda instintiva de ayuda en un poder supremo facilitó la fusión entre los dogmas religiosos, y las preguntas y respuestas relativas a nuestra salud.

Esto constituyó lo que podemos denominar medicina-religión, la única existente durante siglos.

Y aunque la *Medicina Tradicional China* (MTCh) también ha estado profundamente expuesta a la influencia de las raíces culturales y religiosas del país, desde sus principios, fue lo más parecido a una ciencia médica que podemos encontrar en la historia antigua. Sus técnicas y los avances de sus resultados fueron registradas durante siglos, estableciendo una vasta experiencia empírica que, fusionada con un cuerpo teórico-filosófico coherente. Logró establecer una ciencia-arte médica que ha sido capaz, no sólo de pervivir, siendo la modalidad médica más antigua, sino que además está siendo difundida alrededor del mundo entero, *siendo incluso adoptada por parte de algunos de los sistemas sanitarios en algunos de los países más avanzados*.

Los principios filosóficos clásicos chinos impregnan cada acto del buen médico chino. Todo en el entorno del ser humano se desarrolla en una realidad que responde a unos principios modelos, que se reproducen como analogías una y otra vez en todo cuando nos rodea. Este pilar del pensamiento chino, al igual que los conceptos del Yin y el Yang, los Cinco Movimientos… impregna todos los aspectos de la existencia.

Incluso la Medicina Humoral, precursora de la Medicina Alopática moderna, no era más científica de lo que son otras escuelas médicas de todo el mundo, lo que desarma el espejismo de que la ciencia médica moderna siempre ha sido científica, y que la Medicina China era sólo un "cuento chino". Sin embargo, la observación empírica y la reciente aplicación del método científico a la medicina, ha logrado algunos de los avances más espectaculares e increíbles de la ciencia moderna.

La Organización Mundial de la Salud (OMS) reconoce los diferentes tipos de medicina existentes en el mundo que cuentan con su propia historia, y que han demostrado un cierto nivel de eficacia como **Medicinas Tradicionales**. Dentro de este tipo de medicinas encontramos una doble clasificación: Las denominadas *Medicinas Alternativas*, y las denominadas *Medicinas Complementarias*.

Las **Medicinas Complementarias** son llamadas así porque su efectividad ya ha sido comprobada y contrastada en multitud de estudios científicos médicos, y es posible considerarla en el tratamiento de diversas patologías, completando la aplicación de la medicina moderna con eficacia. ***Dentro de las Medicinas Complementarias la más significativa es la Medicina Tradicional China***. Sin embargo, su paradigma difiere de un modo tan importante a los fundamentos médicos modernos, que resulta prácticamente imposible incorporarla sin más a la práctica clínica alopática.

Sin embargo, su alto grado de eficacia hace que sea reconocida desde la medicina moderna como una técnica médica complementaria. De hecho, uno de los objetivos del Instituto Español de Acupuntura Científica y Psiconeuroacupuntura se centra justo en este objetivo, unir todas las descripciones metafóricas que a lo largo de los milenios ha ido desarrollando la ciencia china a la moderna biología y física contemporánea. (Ver bibliografía, autor)

Pero no perdamos de vista que también son muchas las personas (**millones**) las que acuden exclusivamente a la MTCh para tratar la mayor parte de sus enfermedades, esto nos debe de hacer pensar en la responsabilidad que tenemos los teóricos modernos de encontrar explicaciones claras y basadas en la evidencia, para garantizar así nuestra profesión.

Millones de pacientes acuden a este tipo de terapéutica en todo el mundo, y aunque su uso está principalmente enraizado en oriente, cada día son más los países donde se aplica, y cada vez son más los gobiernos que regulan legalmente su uso, llegando a incluirla en sus sistemas sanitarios oficiales y creando universidades públicas donde se desarrollan estas licenciaturas, por ejemplo sin ir más lejos la Universidad Estatal del Valle de Ecatepec, (UNEVE) donde tengo el placer de estar incorporando en ella nuestro desarrollo teórico: **la Psiconeuroacupuntura**, que emerge como una ciencia moderna con cimientos tradicionales.

Por otro lado, el concepto Medicina Alternativa, es desde mí punto de vista un error, pues, la palabra alternativa es excluyente, y hoy en día debemos de unir más que separar. Por otro lado, lo alternativo carece de ciencia, y se enmarca en las pseudociencias, como por ejemplo la Bio-neuroemoción, remito a lector que en su buscador escriba estas ciencias y al lado la palabra estafa y vera a que me refiero.

Es la OMS quién establece una pauta básica con tres niveles de formación para el terapeuta especialista en Acupuntura. Veamos un breve resumen:

- 1 año de formación para médicos alopáticos. Prácticamente, apenas hay aprendizaje del diagnóstico en el programa propuesto por la OMS, ya que, se considera, que los médicos ya han adquirido suficiente formación en esta área.
- 2 años de formación para personal con formación sanitaria (Enfermería, ATS, etc).
- 3 años para personas ajenas a cualquier formación médica inicial.

Para cada una de estas etapas, la OMS establece un programa de mínimos formativos.

1.1. La llegada de la Medicina China a Occidente.

La Acupuntura llegó a occidente a finales del siglo XVIII de manos de Soulie de Morant, un embajador francés destinado en China. Aunque los Jesuitas ya habían conocido esta técnica médica en sus misiones en China y ya la practicaban en occidente, su discreción hizo que continuase desconocida. Sin embargo, Soulie de Morant realizó un amplio trabajo de traducciones e investigación que culminó en un amplio trabajo escrito, y en su presentación en la sociedad científica y médica francesa de la época, entre la que obtuvo un amplio reconocimiento que todavía en nuestros días coloca a Francia como una de las naciones pioneras en su aplicación terapéutica.

A principios de la década de los 70 fue cuando se presentó oficialmente a occidente aprovechando la visita del presidente de los Estados Unidos Richard Nixon a China, fruto de la nueva política de apertura iniciada por el gobierno marxista chino.

El presidente Nixon y su séquito de periodistas participaron como público en una espectacular intervención quirúrgica en la que como anestesia tan sólo se emplearon técnicas de acupuntura.

La repercusión mediática que tuvo esta impresionante demostración de las posibilidades de la Acupuntura, logró que todo occidente mirase con curiosidad esta exótica medicina. Con una mezcla de cautela y expectación, empezó a despertar el interés entre los profesionales sanitarios y el público general, dando comienzo a una intensa demanda por conocer estas técnicas. El gobierno chino, que obtuvo el resultado esperado, puso en marcha toda la maquinaria necesaria para exportar la MTC a occidente.

Una operación de propaganda destinada principalmente a exhibir la riqueza del comunismo chino, de la que el mundo entero nos beneficiamos de un modo impagable.

1.2 Un paradigma médico distinto.

El mundo de la medicina moderna es todo un milagro en recursos y conocimientos, cuyas posibilidades tecnológicas no podemos despreciar de ningún modo. Sin embargo, uno de los aspectos que más distinguen a la MTCh de la Medicina Occidental, es que la medicina moderna establece su función en identificar una serie de síntomas que, desde unos protocolos establecidos y casi inamovibles, logre relacionar la situación del paciente con un nombre con el que etiquetar la patología que sufre, y desde este punto, seguir el protocolo de tratamiento establecido.

Lejos quedan ya los postulados de Hipócrates donde se trataba al enfermo de un modo individual, valorado y considerado como ser humano. La relación del entorno con el paciente, su dieta, sus sentimientos... son factores que pueden complicar demasiado una anamnesis. Ya resulta difícil creer que se trata de la raíz de la medicina científica moderna.
Hoy día, los mismos galenos exigen poder atender a los pacientes con una mayor calidad y humanidad.

Sin embargo, el planteamiento individualista que alcance a comprender todos los aspectos posibles de la vida del paciente para obtener un cuadro completo de la raíz de su problema, sus síntomas, y su posible evolución, es un componente irreemplazable en la MTC. Para sus terapeutas no existen enfermedades, no existen etiquetas...
Existe un paciente con nombre y apellidos, con sus circunstancias, con un problema que muy posiblemente está originado en su forma de vivir, y que debemos conocer para establecer un tratamiento personalizado e individual que logre corregir y solventar eficazmente su desarmonía.

1.3 Lo contrario lo similar y lo armonioso.

La medicina moderna recibe el nombre de **Medicina Alopática**. La alopatía hace referencia al concepto de "contrario". Esto significa que tratamos un problema con aquello contrario al síntoma. Por ejemplo, si existe fiebre utilizamos antipiréticos (un compuesto químico que sofoca la fiebre), si existe un virus aplicamos un antivírico que lo elimine, si aparece una inflamación la tratamos con un antiinflamatorio, etc.

Su aplicación pretende recuperar el "status quo" de la salud del paciente, volviendo a recuperar su estado inicial antes de la enfermedad.

Sus inconvenientes: la toxicidad de sus productos en demasiadas ocasiones (apenas existen los medicamentos inocuos), o su interferencia en la función natural de nuestro organismo, alterando, a veces de un modo permanente, nuestras funciones orgánicas.

Su eficacia en campos como la cirugía, es incontestable. Sin embargo, en el campo de la medicación empiezan a alzarse voces desde el mismo colectivo médico y científico que señalan la necesidad de solventar ciertas anomalías.

Su antítesis sería la "**Homeopatía**", que cura a través de su concepto "*similimun*". Esto quiere decir, que curamos con productos que producen síntomas iguales o muy parecidos al que provoca la enfermedad a tratar. Por ejemplo, si la quina produce fiebre, puede ser utilizado para tratar enfermedades febriles.

La MTCh mantiene su propio paradigma, basando sus principios de evaluación y tratamiento en un principio filosófico el llamado "**Tao**".

Este término hace referencia a aquello eterno que no puede ser comprendido desde nuestra limitada comprensión, origen de todas las cosas, que es todo y que se encuentra en todo lo que existe en el universo manifestado y no manifestado.

Este concepto desarrolla una dinámica, y ésta dinámica crea y sostiene este concepto (ver el capítulo dedicado a las leyes del Yin-Yang).

El Tao coordina y mantiene la armonía entre todo, incluidos los micro-universos y los macro-universos existentes en todas las cosas.

Según esta idea, el hombre debe encontrarse en armonía con su entorno (clima, relaciones sociales…) para conservar fuerte su salud. Por esto se diría que está en armonía con el Tao. También el mundo interior del hombre (sus emociones, sus pensamientos, sus sensaciones…) deben guardar una relación equilibrada con el mundo interior y exterior del hombre.

Si el Tao está en armonía, el hombre será fuerte y no podrá ser vencido por la enfermedad.

La recuperación del equilibrio entre las diferentes energías endógenas y exógenas que influyen sobre el hombre, es la clave de los principios terapéuticos de la MTC: La recuperación del Tao. La recuperación de nuestra armonía interna, y la del entorno que nos rodea con nosotros mismos.

Esto es lo que convierte a la MTC en un arte, en una ciencia y en una filosofía que nos ayudará a ampliar nuestros conocimientos y la comprensión de nuestra realidad, al mismo tiempo que pone en nuestras manos la posibilidad de realizar uno de los actos más maravillosos de cuantos es capaz el ser humano: la curación.

El rasgo fundamental del concepto oriental del mundo, es la consciencia de unidad e interrelación existente entre todas las cosas y entre todos los sucesos. Todos los fenómenos que tienen lugar en el mundo, son manifestaciones de una unidad básica. Todas las cosas son partes inseparables de la unidad cósmica; son como manifestaciones de esta realidad última.

Este punto es muy importante, ya que es radicalmente opuesto a los conceptos occidentales. Por ejemplo, según esta forma de entender la Naturaleza, los orientales no hacen una distinción entre materia y energía, sino que ambas cosas son lo mismo, sólo se diferencian en el estado en el que se presentan, aunque tienen el mismo origen.

Esta forma de ver las cosas es totalmente relativista, y esto es lo importante de este pensamiento: lo relativo. Todos sus conocimientos están basados en la relatividad, que es todo lo contrario a la forma de pensar occidental, la cual está basada puramente en el positivismo, es decir, en lo que está ahí (lo que es palpable), siendo puramente objetiva,
 basándose en hechos constatables y sin dejar nunca nada por responder.Como hemos visto, la filosofía oriental es más abierta, aunque no por ello sus respuestas han de ser ambiguas, pero sí que podríamos decir que son más holísticas, aunque sin perder su significado. Obviamente, esas respuestas exigen una meditación más profunda y concienciada.

De todos modos, este pensamiento oriental está siendo fagocitado por el occidental, y la actual MTC está haciendo un esfuerzo considerable para intentar expresar su forma de pensar bajo el paradigma del método científico, sabiendo que pagará por ello con parte de sus raíces labradas a lo largo de los tiempos. Pero, nos guste o no, ese será el precio que deberá de pagar si quiere seguir los pasos de la vanguardia de la actualidad.

1.4 El Tao.

Para los chinos, existe una realidad última que sirve como base y que unifica la multiplicidad de las cosas y a los fenómenos que observamos.

El Tao es esa realidad última e indefinible, es dinámica y constituye la esencia del Universo. Es el proceso cósmico en el que todas las cosas se encuentran, y el mundo es percibido como un flujo y un cambio constante.

> «EL IR MÁS ALLÁ SIGNIFICA RETORNAR, TANTO DESDE EL PUNTO DE VISTA HUMANO COMO EN LOS SUCESOS DEL MUNDO, QUE MUESTRAN PATRONES CÍCLICOS DE IDA Y DE RETORNO».

En muchos escritos se dice que el Tao es el punto de equilibrio, se dice por lo tanto que el Tao es el equilibrio entre los opuestos Yin y Yang, y por lo tanto es la unidad fundamental, es decir, "el Uno".

Pero a nosotros como terapeutas no nos interesa tanto la filosofía de este concepto sino su utilidad en la MTCh, y es aquí donde se asemeja al concepto de la homeostasis, que según el concepto médico es el mantenimiento del medio interno en un estado relativamente constante gracias a un conjunto de respuestas adaptativas que permiten conservar la salud y la vida, esto por lo tanto sería el concepto de "Tao" a nivel de salud, que todos los procesos internos estuviesen adaptados para que la energía fluyera de la forma más armoniosa posible. (me gustaría señalar, que el concepto filosofico es si cabe mucho más profundo, pero aquí lo que nos interesa es el más pragmático)

Pero realmente este concepto que se cita en muchos libros no es del todo real, ya que los parámetros fisiológicos no son constantes y sus variaciones no significan pérdida del nivel óptimo, sino que estas variaciones se producen precisamente para alcanzar su nivel óptimo que se necesita en cada momento, por lo tanto, el concepto de equilibrio no existiría y por lo tanto el de homeostasis. En principio, el concepto que más se asemejaría sería el de "alostasis", que fue acuñado por Sterling y Eyer en el año 1988[iii], según estos autores, los parámetros fisiológicos varían y la variación anticipa las demandas. Es por lo tanto un modelo de regulación alternativo al de homeostasis, basado en la alostasis «estabilidad a través del cambio» o lo que es lo mismo, que los mecanismos que controlan los cambios en la actividad fisiológica predicen qué nivel será necesario basándose en la retroalimentación local y en la anticipación de demandas. Por lo tanto, se deduce que el concepto de equilibrio en fisiología humana no existe, ya que la finalidad de la regulación fisiológica *no* sería mantener unos parámetros constantes, sino la supervivencia y la reproducción.

Así los sistemas de regulación se asemejan más a un sistema caótico, que a una balanza (Fernández-Abascal y Palmero, 1995). El espejismo de la homeostasis es ver la existencia de un nivel óptimo, que es el mismo espejismo que ocurre con el Tao, ya que el punto de equilibrio no existe, es una utopía.

Por lo tanto, el Tao, en la fisiología humana, se asemeja más al concepto de "alostasis" que al de "homeostasis", y sus principios serán los siguientes:

- El organismo está diseñado para ser eficaz, por lo tanto, el Tao nos llevará a este fin, ser eficaz; es el motor que nos mueve.
- La eficacia precisa intercambios recíprocos.
- La eficacia requiere predecir lo que será necesario.
- Necesitamos sensores que nos informen de las fluctuaciones, (Shen y Meridianos)
- Necesitamos efectores (factores que ejecuten respuestas), que nos adapten.

A diferencia de las técnicas modernas, la MTCh se basa en medios muy simples para indagar en el origen del sufrimiento. En la Medicina Alopática aún hoy se usan esos medios (algunos de ellos), pero quedan subordinados a los resultados en el laboratorio, lo cual se piensa que es erróneo en muchos casos. Estos medios de diagnóstico a los que se hace referencia son la Observación, la Auscultación, la Palpación y la Interrogación al paciente. Son técnicas muy sencillas en su forma, aunque complicadas en su interpretación, como si de ciencias en sí mismas se tratara, ya que se requiere de una gran práctica para lograr un diagnóstico. No deben ser menospreciadas, ya que son un excelente camino para alcanzar un diagnóstico correcto.

Lo más importante para el terapeuta es estar receptivo ante lo que el paciente nos "trae" a nuestra consulta.

Por un lado, sus actitudes, su tono de voz, sus movimientos, su mirada, el color de su tez, los ojos…; el paciente es como un "libro abierto" donde podemos "ver" las diferentes manifestaciones de cada órgano, así como los aspectos más sutiles: las emociones o los sentimientos.

Partimos del hecho de que el cuerpo humano y el alma de la persona forman una unidad indivisible. Cualquier deficiencia en una de las dos partes se verá reflejada, en menor o en mayor grado, en la otra. Este concepto es de vital importancia y ha sido un punto de inflexión entre las dos ciencias durante mucho tiempo. Hoy, la medicina moderna está admitiendo que cuerpo y mente van unidos, pero no hay que obviar que, hasta hace bien poco, nos basábamos en la filosofía de Descartes, el cual, con la teoría de la "dualidad cartesiana", dividió en partes ambos elementos, dando paso a largos años de "no entendimiento" entre estas dos ciencias.

La MTCh ha demostrado que esta dualidad no existe, con lo cual se tenía razón desde el principio: ¿a cuánta gente se podría haber mejorado si en estos siglos no hubiésemos separado lo inseparable? Del alma se encargaba la Iglesia, y los pobres psicóticos acababan… en fin, imagínenselo.

Una de las áreas de la MTCh que más interés despierta entre los médicos modernos, es el amplio conocimiento empírico de la relación íntima existente entre el ambiente interno de nuestros sistemas orgánicos, y nuestro mundo psico-emocional. Personalidades de tipo A, B, C de la medicina psicosomática.

Es muy importante no tener conceptos previos, no hacerse una idea del diagnóstico del paciente antes de examinarlo; debemos evitar pensar que "tal" o "cual" paciente muestra un determinado cuadro energético o patológico. Respecto a la evolución del paciente, en cada consulta deberemos evaluar los cambios que éste presenta, a veces para mejor y otras para peor.

Si en una sesión, un paciente tenía el pulso fuerte, tal vez en la siguiente entrevista lo tenga más suave, tendiente a moderado o normal, lo cual nos indicará la mejoría de este. Si no somos cautelosos y no evaluamos con claridad el nuevo estado del enfermo, no podremos adecuar el tratamiento a la condición energética actual, cayendo en el error de volver a tratar la anterior.

Este punto es de vital importancia para la MTCh, ya que se suele pasar por alto y se sigue tratando al paciente con la fórmula de acupuntura anterior. Esto es un error habitual y denota una falta de visión del dinamismo energético por el que se rige esta terapia milenaria, o simplemente descubre un estado de comodidad por parte del médico. Por lo tanto, la toma del pulso y la revisión de todo el cuadro es de gran importancia en cada visita.

1.5 La terapia en la Medicina China; verificar el diagnóstico.

«Un paciente consulta a un terapeuta en MTC la posibilidad de tratar su diabetes. El terapeuta enseguida intenta recordar cuál es el tratamiento que aprendió para esta enfermedad. Logra acordarse, le trata con acupuntura y le indica que tome una planta medicinal a diario. Terrible error».

El médico del supuesto anterior tomó lo que el paciente le decía como algo cierto y no indagó con su propio método de diagnóstico. Para la MTC, la diabetes no existe como tal, o por lo menos con el concepto de la Medicina Alopática. Podríamos afirmar que no existen enfermedades, sino enfermos, y con esta premisa tenemos que trabajar con cada paciente independientemente de la enfermedad que padezca. El médico oriental tiene que desplegar un arsenal diagnóstico y terapéutico diferente en cada sujeto. Aún padeciendo, en principio, la misma enfermedad, el diagnóstico y el tratamiento pueden variar considerablemente.

Es común encontrarse con terapeutas que confunden sus herramientas de curación con la metodología del diagnóstico. También hay otros tantos que carecen de un método de diagnóstico serio.

Con la MTCh no establecemos un diagnóstico reconociendo y sentenciando una enfermedad. Lo que hacemos es una *Diferenciación de Patrones*. En un caso como la diabetes, principalmente aparecen 3 tipos de síndromes relacionados con cada uno de los *"San Jiao",* pero otras muchas alteraciones energético-orgánicas estarán involucradas, siendo concomitantes con estos síndromes. Por eso, las herramientas terapéuticas deben de estar subordinadas a lo que el diagnóstico determine. Para algunos pacientes, será mejor usar acupuntura; sin embargo, para otros, la moxibustión será la alternativa, o quizá el masaje o cualquier otra arma disponible. Cuantas más herramientas posea el terapeuta, mejor podrá ayudar al paciente.

«La experiencia demuestra que no todo se soluciona con una o dos técnicas curativas, sino más bien con la unión de varias. Esto conseguirá un efecto sinérgico deseable.»

Por eso no es solamente bueno, sino necesario, en el terreno de las terapias complementarias, el trabajo en equipo, siendo este punto muy importante y, desgraciadamente, muy poco practicado en nuestras disciplinas terapéuticas. Los resultados son óptimos en las combinaciones de acupuntura, masaje y plantas medicinales.

Es importante estar en contacto fluido con terapeutas que tengan afinidad por otras técnicas para poder derivar pacientes. Además, es positivo tener el criterio suficiente para ceder un paciente cuyo problema se escapa a nuestra capacidad, ya que ello denotará un signo de inteligencia, de profesionalidad y de responsabilidad, pues es bien cierto que cuanto uno más sabe, más conoce sus limitaciones y por esa razón, actúa en consecuencia, todo lo contrario a los que, por su ignorancia, tratan las enfermedades sin saber la magnitud del problema al que se enfrentan, siendo esto muy perjudicial, tanto para el paciente como para el terapeuta.

Por ello, es interesante que un buen especialista en MTCh tenga una gran formación, incluyendo también amplios conocimientos en Medicina Alopática, pues en ocasiones, podemos estar enfrentándonos a problemas que requieran de un control analítico similar o que estén tapando una enfermedad más grave, o infiriendo en las sustancias químicas que el paciente se está tomando. Independientemente de estar de acuerdo o no con esto último, hay que reconocer que, a veces, el tratamiento facultativo es necesario y hay que saber en qué medida puede estar interfiriendo el nuestro.

Por citar un ejemplo de lo anteriormente expuesto: *«un hombre de mediana edad que acudió a la consulta con un problema de molestias en el hipocondrio derecho.El médico de cabecera le había reconocido, pero no le especificó nada en concreto, le recetó algunas medicinas para mejorarle las digestiones, pues todo parecía indicar, en principio, que se trataba de una gastritis. Cuando fue atendido, el diagnóstico fue muy confuso, decidiéndose al final, por una "Insuficiencia de la qi del Bazo ".*

Tras realizarle el tratamiento, el paciente mejoró durante un par de días, pero en la siguiente cita experimentaba los mismos síntomas. Esto es algo que suele pasar, pues en la mayoría de las veces, no se suele curar al paciente en una sola sesión.

En fin, se prosiguió el tratamiento, llegándose a dudar en el diagnóstico inicial, cambiándoselo varias veces, hasta el punto de verse en la obligación de mandar al paciente a otro terapeuta, quien, a pesar de sus esfuerzos, no obtuvo mejores resultados. El enfermo seguía acudiendo a la consulta hasta que un día, aquejado de dolores más intensos, tuvo que ser ingresado en la UCI.

Una vez ingresado, los médicos le realizaron una laparatomía exploratoria, descubriendo que el sujeto tenía, en la zona del hipocondrio derecho, ¡dos litros de pus! A continuación, hallaron el causante de este mal: tenía insertado, en la zona del conducto colédoco, ¡un palillo! ¿Qué cómo llegó allí?, ¿qué eso es imposible? Pues parece ser que llegó ahí por la mala costumbre de ir siempre mordisqueando palillos y posiblemente se lo tragó inconscientemente mientras dormía.

Como uno puede observar, no hay nada imposible a la hora de diagnosticar o de tratar a un paciente. Con esta experiencia lo que quiero dejar claro es que, a veces, es necesario consultar a más de un profesional de cualquier disciplina. Es común que uno termine especializándose en una o dos disciplinas, pero debemos seguir capacitándonos en al arte de diagnosticar y de saber delegar. Es nuestra obligación ampliar la mirada, para salir de lo que se llama "visión de tortuga " y pasar a observar con la "mirada del águila".

1.6. Medicina Tradicional China: ¿sólo agujas?

Cuando hablamos de MTCh con un profano, normalmente la asocia a la Acupuntura; seguramente su área más vistosa y espectacular. Sin embargo, son varias las áreas que recoge la ciencia médica china, desde las que se pretende abordar todas las necesidades terapéuticas del paciente.

Estas son las principales técnicas terapéuticas que se pueden utilizar en MTC:

- *Acupuntura*
- *Plantas medicinales (Fitoterapia)*
- *Masaje (Tui Na – An Mo)*
- *Ventosas*
- *Moxibustión*
- *Ejercicios respiratorios (Chi Kung / Qi Gong)*
- *Reflexología, Auriculoterapia, Craneopuntura, Acupuntura Rinofacial, etc.*
- *La dieta*
- *La meditación*
- *Etc.*

Para trastornos de tipo musculares es especialmente útil el Tui Na - An Mo y el Método de las Ventosas, para los trastornos estructurales las técnicas de Osteopatía Chinas; para muchas patologías crónicas la Fitoterapia es un excelente medio de tratamiento, etc.

Y lo mejor de esta variedad, es que permite combinar estos métodos terapéuticos entre sí, incluso dentro de una misma sesión (secuencialmente o a un mismo tiempo), lo que nos ofrece una potencia terapéutica que en ocasiones roza lo espectacular.

Además, dentro de cada área terapéutica encontraremos diferentes técnicas de aplicación, según lo requerido por el paciente.

De este modo, la MTC ofrece un amplio campo de acción que emana desde unos principios ampliamente comprobados, basados en sencillos conceptos capaces de establecer un diagnóstico acertado de la alteración energética de cada paciente, y con un completo arsenal terapéutico capaz de abordar con un alto nivel de eficacia un interminable número de enfermedades.

TEMA 2, HISTORIA DE LA MEDICINA TRADICIONAL CHINA

1 INTRODUCCIÓN.

Aunque podemos encontrar muchos datos en libros, revistas, etc. sobre la historia de la MTCh, lo cierto es que, como en otras áreas de la cultura china, a veces resulta difícil encontrar uniformidad de criterios en cuanto a fechas, autores, etc. en el momento en que pretendemos profundizar en ella.

Por este motivo, he elegido ceñirme a la evolución de esta ciencia a través de escritos que he tratado de distribuir lo más coherentemente posible en distintas épocas de la historia china. La mayor parte de estos documentos están datados y, de acuerdo con su contenido, permiten hacer un seguimiento mínimamente fiable. La cultura china está adornada por infinidad de leyendas y simbologías, y perderse en ellas no es aconsejable si pretendemos comprender cuál ha sido la evolución y la naturaleza de esta disciplina.

A esto hay que añadirle la traducción arbitraria que reciben muchos nombres de autores y el título de muchos escritos. Y esto sin mencionar que, en ocasiones, un escrito es atribuido a un autor o a otro, incluso perteneciendo éstos a distintas épocas.

De hecho, es fácil encontrar disparidad entre diversas fuentes sobre las fechas que recogen las distintas épocas históricas chinas. Y a toda esta situación hay que añadir que estamos tratando de recoger y ubicar hechos, fechas, autores y documentos, pertenecientes a una de las ciencias más antiguas y con más contenido de la historia de la humanidad, por lo que es difícil lograr cierta precisión histórica en una línea cronológica tan extensa.

Tal vez, en textos publicados en francés o en inglés podríamos lograr más datos y más fidedignos, ya que estos países, entre otros, estuvieron colonizando China durante décadas, y la mayor parte de los textos fueron traducidos directamente a estas lenguas. Parece que el español ha tenido que llegar a los textos clásicos demasiadas veces a través de segundas traducciones. Las colonias españolas en aquellas tierras no se interesaron demasiado en los aspectos culturales.

De cualquier modo, vamos a intentar hacer un pequeño viaje por el tiempo a través de los documentos escritos por maestros y médicos de todas las épocas, buscando cuadrar en lo posible todos los datos para que este vistazo a la evolución de la MTC pueda aportarnos más claridad y comprensión.

Advierto que soy consciente de la gran cantidad de datos, personajes, anécdotas y etapas más o menos importantes y/o más cortas, que existen en la historia de la MTC, pero sobre ello pasaré de puntillas la mayor parte de las veces o lo obviaré para centrarme, principalmente, en establecer una línea cronológica con los documentos clásicos como vehículo y como eje central del trabajo, salvo cuando crea que el comentario sobre lo acontecido en una etapa
pueda ser más esclarecedor que los escritos recogidos en ésta, como por ejemplo sucede en la época moderna.

1.1 Periodo pre-dinástico.

Es prácticamente imposible concretar el momento del nacimiento de este método terapéutico, ya que, como en todas las culturas y utilizando una frase hecha; *«se pierde en la noche de los tiempos»*. Cuando el ser humano o los animales son heridos o sufren algún tipo de enfermedad, existen ya instaurados en lo más profundo de nuestra psique una serie de remedios instintivos más o menos eficaces. A veces, tan sólo son paliativos o analgésicos (agarrar y apretar una parte de nosotros cuando hemos sufrido un golpe o una laceración, poner saliva en una herida para que la sangre coagule antes…) y, otras veces llegan a ser eficaces contra, por ejemplo, una intoxicación (comer plantas para purgar el estómago, por ejemplo).

Parece que, con los siglos, los chinos se molestaron en observar y encontrar algunas relaciones entre los distintos males que los aquejaban y los remedios que resultaban más fiables. Esto fue creando un cuerpo de aprendizaje empírico sobre el que se desarrollaría a lo largo de los siglos una medicina coherente y longeva.

Se han encontrado en excavaciones y tumbas del Neolítico, agujas de piedra, hueso, jade, bambú… que parece ser que eran utilizadas de un modo rudimentario para tratar y aliviar ciertos males. También se han encontrado evidencias de la utilización de otras opciones terapéuticas como barro o hierbas, entre otras, incluyendo algún tipo de planta medicinal cuya utilidad suponemos que se conocería con el método de probar, observar y aprender. Todo esto evidencia que, hace ya cerca de tres mil años, el hombre usaba ayudas externas para mejorar su salud y paliar sus males.

1.2 Periodo dinástico.

Dinastías Xia y Shang:

El comienzo del periodo dinástico en China, con la dinastía Xia (2205-1765 a.C.) y Shang (1764-1121 a.C.) marcó el comienzo de la historia escrita china. Este periodo, donde se mezcló la medicina con los patrones sobrenaturales de la época, ofreció, sin embargo, grandes avances en la MTC.

La escritura Shang, por ejemplo, nos deja caracteres cuyo significado podemos entender como "microorganismo en la sangre". Más de mil años antes de la invención del microscopio, esta es, sin duda, una cuestión sorprendente. La medicina, en esta época, tenía una base esencialmente empírica.

Época clásica de la Dinastía Zhou.

La siguiente dinastía, la Zhou (1027-256 a.C.), conocida como "la Era Clásica", fue testigo de numerosas escuelas de pensamiento, incluyendo la filosofía del Yin y el Yang y la de los Cinco Elementos.

Se incorporaron a la MTC muchos términos filosóficos basados principalmente en el Taoísmo y en el *I-Ching ("Libro de las Mutaciones")* para representar ciertos conceptos y fundamentos médicos.

Gracias al perfeccionamiento del calendario lunar, los médicos pudieron asociar ciertas enfermedades con determinadas estaciones. También designaron seis condiciones climáticas (Frío, Calor, Viento, Lluvia, Humedad y Sol) como causas naturales de las enfermedades.

Tenemos aquí una de las etapas más interesantes en el desarrollo de la MTC, pasando, los fundamentos originales y los resultados observados empíricamente hasta ese momento, a constituir una metodología y a concretar los principios y las leyes universales que, por analogía, también afectan al ser humano y a su salud integral.

De esta época nos llega un libro especialmente interesante: *"El Libro de los Ritos",* donde se recomienda bañarse a menudo, lavarse las manos antes de comer, y no escupir en el suelo. Cuestiones evidentes para nosotros, si obviamos que hasta hace muy poco, muchos pacientes occidentales se quedaban en las mesas de los quirófanos a causa de las infecciones producidas por las manos sucias de los cirujanos, y que durante décadas, el baño en occidente no fue algo muy practicado.

También este escrito registra la clasificación de los médicos de la época en cuatro grupos: Médicos Generales, Cirujanos, Dietistas y Veterinarios.

Es en este periodo donde aparecen los dos clásicos más antiguos y venerados de la MTC: *el Hua Ding Nei-Jing ("Clásico Interno de Medicina del Emperador Amarillo") y el Shen Nong Ben Cao Jing ("Tratado de Materia Médica de Shen Nong").* Este libro también es ubicado, en ocasiones, en la dinastía Han. En realidad, estos libros no fueron escritos por estos personajes.
Se trata de recopilaciones de todo el conocimiento médico previo, reunido por infinidad de individuos anónimos a lo largo de los siglos. En sus ediciones revisadas actuales, estos dos clásicos contienen, además, los logros médicos alcanzados en los periodos Qin y Han posteriores.

El Nei-Jing nos habla de todos los aspectos de la MTC, pero me gustaría señalar concretamente, como un ejemplo importante, que este libro ya habla de la circulación de la sangre como un circuito cerrado, unos 2500 años antes de su descubrimiento por William Harvey.

Pero el Nei-Jing todavía llega más lejos siendo más explícito, al describir dos tipos de sangre: la sangre Yin, de color oscuro, y la sangre Yang, de color claro (circulación arterial y venosa).

Otro de los médicos más destacados de este periodo es Bian Que (Qin Yue Ren) que vivió en el siglo V a. de C. Destacó en muchos ámbitos de la MTC como en la Pulsología, la Fitoterapia, la Acupuntura y la Terapia de Masaje. Su gran obra *"Los ochenta y un tópicos de Huang Ti,* es un tratado sobre diagnóstico, anatomía y acupuntura. Otras dos obras que se le atribuyen de gran importancia y referencia obligada en el estudio de la MTC son Bian Que Nei-Jing *("Clásico Interno de Bian Que")* y Bian Que Wei-Jing *("Clásico Externo de Bian Que").*

Otra obra destacada de la época sería el *"Clásico del Elixir de Wei Po Yang".* Aunque para los no iniciados este parece un libro de alquimia, en realidad aborda con un lenguaje simbólico el área del Chi Kung para la salud y la longevidad.

La Edad de Oro: desde la Dinastía Han hasta la Tang.

Durante el periodo Han (202 a.C. al 221 d.C.) y durante el Tang (618-906) la MTC alcanzó su "Edad de Oro".

En el periodo Han del Oeste o Han Posteriores (206 a.C. al 6 d.C.), tenemos al médico más célebre de esta dinastía. Este médico, que acumuló una gran experiencia, recopiló precisos informes clínicos con estadísticas sobre los resultados terapéuticos.

Uno de los personajes más importantes de esta época fue sin duda Hua To (208-118 a.C). Es la primera persona que se sabe que utilizó la anestesia en cirugía a base de cáñamo de la India (¡unos 2000 años antes que en Occidente!). En la *"Crónica del Han Posterior"* consta que Hua To también practicaba con éxito operaciones de abdomen. Hua To destacó también la importancia de la medicina preventiva y la ciencia de la salud. Algunos autores le atribuyen la creación del *"Juego de los Cinco Animales",* un famoso grupo de ejercicios de Chi Kung, aunque en realidad no está clara la paternidad de estos.

Sin duda, otro de los maestros a destacar en este periodo (perteneciente al Periodo Han del Este o Han Posteriores (25 al 221 d.C.) es Zhang Zhong Jing (150-219 d.C.). Este maestro, conocido como el Hipócrates oriental, insistió en la enfermedad como resultado de causas naturales, no sobrenaturales.
Estableció un protocolo de tratamiento mediante una anamnesis clínica que nos permite un diagnóstico enmarcado en cuadros clínicos precisos. Su obra Shang Han Za Bing Lun *(***"Tratado sobre fiebres y enfriamientos epidémicos"***)* tuvo una gran influencia en el desarrollo posterior de la MTC. Este médico formuló los seis síndromes partiendo del Yin y el Yang como principios para explicar las enfermedades infecciosas.

Este libro fue posteriormente dividido y reorganizado en dos partes:

• *Shan Han Lung ("***Tratado del Frío Nocivo"***);*
• *Jin Kui Luë Fang Lung ("***Tratado de las Prescripciones de la Cámara de Oro"***).*

También a este periodo pertenece Wang Po Yi, quién escribió el primer libro especializado en acupuntura: *"Los Fundamentos de la Acupuntura"*.

Entre estas dos épocas tenemos un periodo intermedio que recoge desde la Época de los Tres Reinos (San Guo, 220-265) a las Dinastías del Norte y del Sur (420-589), donde también encontramos importantes logros en la MTC. Huang Fu Mi (214-282) escribió el *Zhen Jiu Jia Yi Jing ("Compendio Clásico de Acupuntura y Moxibustión")* donde recogía técnicas acupunturales con precisiones sobre los meridianos y los puntos desarrolladas por él mismo. También es interesante en esta época destacar a Wang Shu He (210-285). Este maestro escribió el *Mai Jing ("Clásico del Pulso")* siendo el primer tratado de referencia sobre el diagnóstico con el pulso. De esta etapa, mencionar también a Ge Hong (281-341), quién redactó el *Bao Bu Zi Nei Wai Bian.* Este libro desarrolla métodos de prevención y longevidad basados en el Dao Yin (un tipo de Chi Kung que hace énfasis, especialmente, en el trabajo del San Jiao). También describe enfermedades como la viruela, la peste, la tuberculosis o la hepatitis vírica.

La Dinastía Tang es sin duda una de las etapas más brillantes de la MTC. El gobierno Tang hizo oficial la enseñanza de la medicina, y a partir de 624, los estudios estaban regulados por exámenes de Estado. Para ello, estableció "la Escuela Imperial de Medicina", 200 años antes que la primera escuela de medicina de occidente, en Salerno.

Había tres facultades principales con cátedras profesionales: Medicina Interna, Acupuntura y Cirugía (que incluía terapia de masaje). Por orden imperial se redactó el primer código farmacéutico, el *Tang Ben Cao ("Materia Médica de los Tang")*. Este periodo se diferenció por que empezaron a establecerse las especializaciones como las "Escuelas de Frío, de Calor, de Bazo, de Estómago, etcétera".

Al comienzo del siglo VII, el profesor de la Medicina Imperial Chao Yuan Feng y sus colegas publicaron otra trascendental obra recogida en cincuenta volúmenes: *"Patología de la Enfermedad"*.

Esta inmensa colección analizaba la patología, los síntomas, el diagnóstico y la terapéutica de mil setecientos tipos de enfermedades distintas, abarcando Medicina Interna, Cirugía, Ginecología, Pediatría, y la Medicina de los Órganos de los Sentidos. Señalaba esta obra que los parásitos y otros microorganismos son los responsables de las enfermedades contagiosas. Tal vez, lo más extraordinario es que la cura que se recomendaba en esta inmensa obra para tratar la enfermedad, no consistía en remedios de plantas medicinales, sino en ejercicios de Chi Kung.

También por encargo del gobierno Tang, un grupo de médicos, encabezado por Su Jing, editó los cincuenta y cuatro volúmenes de la *"Nueva Farmacopea de plantas medicinales"* en el año 657, más de 8 siglos antes del *"Nuevo Receptaris"* florentino, la primera farmacopea occidental. También la cirugía alcanzó niveles excepcionales durante la dinastía Tang.

Gong Ping Xuan recogió en su *"Fórmulas mágicas heredadas"* muchos métodos racionales y eficaces para remediar la gangrena y distintas enfermedades de la piel, detener hemorragias y eliminar el dolor, tratar conmociones y eliminar la toxicidad de los venenos.

Otra gran obra de esta dinastía fue la *"Terapia de Lesiones y Fracturas según los Santos"*, de un sacerdote taoísta llamado Lin. A pesar del nombre de este libro, este trataba las lesiones y las fracturas de forma racional y científica. Destacaba el movimiento constante de las articulaciones como precaución contra la rigidez después del tratamiento, recomendaba el uso de tablillas para inmovilizar sólo cuando era estrictamente necesario e insistía que había que lavar escrupulosamente las heridas abiertas antes de su sutura para evitar infecciones.

También en Odontología y en Oftalmología se obtuvieron excelentes resultados durante la dinastía Tang. Estos dentistas obtenían notables resultados en la extracción y empaste dentario, y los oftalmólogos ya llevaban a cabo operaciones en los ojos para extraer el exceso de líquido.

Otros médicos importantes de la época fueron Yang Sang Shan y Wang Bing, los cuales elaboraron dos versiones comentadas y reorganizadas del Nei- Jing Su Wen.

También Sun Si Miao (581-682) escribió una importante obra, *"Qian Jin Yao Fang"*, y su complemento *"Qian Jin Yi Fang"*.

Tal vez la parte más conocida y comentada de este médico fue su elección de vivir como un ermitaño aún teniendo la posibilidad incluso de haber llegado a ser médico de la corte. Se cuentan varias historias sobre este médico que no sabemos si entran en la leyenda o fueron ciertas, pero que manifiestan ese carácter suyo austero y entregado que lo hizo muy querido y respetado por el pueblo.

Este periodo también destaca por la relación con otros países de alrededor de China con los que se intercambiaban sustancias medicinales para aumentar la farmacopea conocida, y donde países como Japón o Corea enviaron médicos para aprender la medicina del país vecino. A comienzos de esta época empezó a concretarse un cuerpo médico más organizado y perfeccionado con un currículo más específico y especializado.

La Medicina China desde la Dinastía Song.

Durante las dos dinastías siguientes, la Song (960-1279) y la Yuan (1280-1368), continuaron los logros en el ámbito de la MTC.
El descubrimiento de la imprenta con caracteres móviles facilitó una gran difusión e intercambio del conocimiento médico. En 1057, el gobierno Song establecía el "Centro Imperial de Edición Médica" para revisar y publicar los libros médicos anteriores y también los nuevos. Así mismo empezaron a extraer nuevas sustancias terapéuticas mediante la destilación.

Wang Wei Yi publicó en 1026 el *"Clásico Ilustrado de la Acupuntura de la Estatua de Bronce"*, en tres volúmenes. La estatua de Bronce (Tong Ren) representaba un hombre de tamaño natural que se recubría de cera negra, y en cuya ubicación de los puntos acupunturales se hallaban hendiduras que se rellenaban con agua. En los exámenes de la Corte, debían acertar con precisión sobre estos puntos para sacar el agua de cada uno de los que se pinchaban según el diagnóstico y el tratamiento que requería la patología expuesta por los examinadores.

En el siglo XIV, Wei Yi Lin menciona el uso de productos analgésicos que todavía los chinos continúan utilizando. Este médico fue el primero en utilizar la suspensión en el aire como terapia para fracturas de columna. De nuevo seis siglos antes que en Occidente.

Los chinos fueron pioneros en cuanto a la medicina forense. La primera publicación sobre autopsias fue la *"Colección de Prisioneros Sospechosos"*, publicada en 951. En 1247, un famoso funcionario llamado Song Ci estaba al cargo de reinvestigar las causas de las muertes violentas en las cárceles. Durante los años que este médico registró y estudió miles de autopsias recogió suficientes datos como para publicar una inmensa obra que llamó *"Registro de la Justicia en Autopsia"*, que fue el primer libro de texto completo sobre Medicina Forense.

También este libro se publicó 348 años antes que su equivalente occidental: *"De Morbis Veneficies"*.
Este tipo de trabajos logró un importante avance en el campo de la anatomía.

También a esta etapa pertenece el libro especializado en tuberculosis *"Diez Curas Maravillosas"*, publicado en 1348, donde se recomendaban diez grupos de terapias contra esta enfermedad.

Así mismo, algunas especialidades encontraron un gran momento en este periodo de tiempo. Podemos encontrar escritos como *"Enciclopedia Médica de la Mujer"*, de Chen Zi Ming, publicado en 1237 que abordaba la Ginecología y la Obstetricia o el *"Canon de Salud Infantil"*, en 1224. Mencionamos también sobre este último tema *"Conocimiento Esencial para los Niños"*, donde se mencionaba la necesidad de cepillarse los dientes antes y después de las comidas, de lavarse las manos después de ir al aseo, y de cambiarse a menudo de ropa para evitar los piojos y las chinches.

El periodo Song se caracterizó por la competición entre las distintas escuelas de Medicina Tradicional China que disputaban el mejor modo de luchar contra la enfermedad, poniendo el énfasis en unos u otros aspectos de la terapia tradicional china.
Parece que esto fue debido a un profundo análisis del Nei-Jing. Estos son sus principales exponentes y sus tendencias:

- Liau Wan Su (1120-1200): fundó la *Han Liang Pai o "Escuela del Frio y el Fresco"*.
- Zhang Cong Zheng (1156-1228): fundó *la Gong Xia Pai o "Escuela del Ataque y la Purgación"*.
- Li Dong Yuan (1180-1252): que fundó la *Bu Tu Pai o "Escuela de Tonificación de la Tierra"*.

- Zhu Dan Xi (1280-1358): fundador de la *Yang Yin Pai o "Escuela del Mantenimiento del Yin"*.

La época moderna: desde la Dinastía Ming hasta la Qing.

Durante el periodo Ming y principios del Qing (1368-1840) se publicaron numerosas obras médicas destacadas. Las *"Historias de Casos Médicos"* (1549) era una revisión de dos mil años de curación y prevención de enfermedades, desde la dinastía Han hasta la Yuan. La *"Enciclopedia de Medicina Antigua y Moderna"* (1556) recogida en cien volúmenes, describía los conceptos y prácticas de las principales escuelas médicas.

También la cirugía disfrutó de una importante documentación, como por ejemplo el *"Clásico de la Cirugía"* (1617), de Chen Shi Gong, donde mencionaba todos los métodos quirúrgicos efectivos desde la dinastía Tang hasta la Ming.

La especialización también empezó a recoger y documentar sus logros en obras como la *"Enciclopedia de Oftalmología"*, donde Chan Ren Yu registró ciento nueve enfermedades oculares.

Zhao Xian Ke completo la teoría Zang-Fu profundizando en el concepto del "Mingmen".

A Zhang Jing Yue (1563-1640) se le atribuye la recopilación más importante del Nei-Jing bajo la Dinastía Ming: *"Lei Ying"*. Sin embargo, su obra maestra fue *Jing Yue Qan ("Obra Integral de Jing Yue")*, donde reúne todas sus experiencias en la práctica clínica en campos como la Medicina

Interna, la Cirugía, la Pediatría y la Ginecología.

Yang Ji Zhu (1522-1620) fue el autor de *Zhen Jiu Da Chengo ("Gran Compilación de Acupuntura y Moxibustión")*, una de las síntesis más importantes sobre la acupuntura.

Pero el mayor logro médico de la dinastía Ming es, sin duda, la *"Gran Farmacopea"* de Li Shi Zhen (1518-1593).

Para compilar esta monumental obra, este médico revisó más de ochocientos trabajos sobre el tema y viajó a muchos lugares donde crecían las plantas para conocerlas más detalladamente. Tardó 27 años, durante los cuales volvió a reescribir el libro tres veces, hasta que finalmente en 1578, publicó el mejor trabajo sobre farmacología china, y tal vez en farmacología en general escrito nunca. Tenía cincuenta y dos volúmenes donde se describen en detalle 1892 tipos diferentes de materia médica, con más de mil ilustraciones y más de diez mil recetas médicas. Con esta gran enciclopedia aporto valiosa información sobre Botánica, Farmacopea, Zoología y Mineralogía.

En este punto nos introducimos en la dinastía Qing, donde destacamos a Wu You Ke, Ye Tian Shi, Wu Tu Tong, Xue Sheng Bai y Wang Men Yin. Este grupo de médicos representa una línea de acción terapéutica que existió a finales de la dinastía Ming y principios de la Qing. Esta tendencia se denominó Wen Bing Xue Bai o *"Escuela de las Enfermedades del Calor"*. Esto representó un giro completo en el enfoque de la epidemiología.

De estos médicos destacaré a Wu Tu Tong (1736-1820), que resumió lo conocido hasta la fecha sobre las enfermedades epidémicas, y que creó una clasificación en tres niveles para las enfermedades pestilentes. Esta clasificación se llama *"Clasificación Sanjiao"*, que no debemos confundir con el órgano San Jiao, aunque comparta su nombre. En este caso se refiere a las tres fases típicas del desarrollo de las enfermedades virulentas, y cómo éstas se propagan por el sistema de canales desde el San Jiao alto al bajo, pasando por el medio.

También perteneciente a este grupo, creo que es interesante conocer a Ye Tian Shi (1667-1746), quién también estableció una clasificación de cuatro etapas para estas patologías.
Se le conoce como *"Cuatro Capas"* o *"Cuatro Etapas"*, y estas serían: "defensa", "energía", "nutriente" y "sangre".

Estos médicos tuvieron una gran relevancia en la historia de la medicina china por su aportación con estas teorías de diagnóstico y tratamiento, y por lo importantes y necesarios que fueron sus métodos en un momento donde China se vio azotada por devastadoras epidemias de peste.

Y para cerrar esta dinastía, sin duda uno de los médicos más interesantes fue Wang Qin Ren (1768-1831), quién con su *Yin Lin Gai Cuo ("Corrección de los Errores Médicos")* fue un reformador y un depurador de los errores y prácticas no científicas de la MTC hasta ese momento.

Parece como si su trabajo pretendiese cerrar esta inmensa etapa de aprendizaje, desarrollo y evolución a través de miles de años, terminando de pulir y poniendo la guinda a la primera etapa de la historia de la MTC.

Época contemporánea.

La MTCh llega a occidente en forma de acupuntura, a través de Rhyne (1684) y de Kampfer (1692), aunque su acogida fue fría y rodeada de una gran desconfianza. Parece que también los misioneros Jesuitas de la corte de Luís XIV de Francia informaron de curaciones mediante la acupuntura a mediados del siglo XVII. Puede que ellos acuñasen el nombre de "Acupuntura" a la terapia china con agujas.

Sin embargo, también parece que un médico de Norfolk (Inglaterra) publicó en 1823 en la revista *"Lancet"*, un artículo sobre un tratamiento de su invención a la que llamaba "Acupuntura", por lo que también podríamos suponer que el nombre con el que actualmente la llamamos podría venir de aquí, y que tiempo después, cuando hizo su aparición la terapia oriental con agujas, recogiese el testigo de esta nomenclatura y se quedase con ella.

En el siglo XIX, Berlioz, padre del célebre compositor musical, coloca en 1809 la primera aguja de acupuntura en Europa. En 1825 la Acupuntura está de moda en París, pero a finales de este siglo, ya no se hablaba más de ella; esto se debió a que los que la practicaban desconocían toda la teoría y la práctica. Creían que todo consistía en clavar agujas en la zona del dolor y nada más.

Como comentario personal, una vez más los datos se entrecruzan o se excluyen unos a otros, siendo difícil de nuevo establecer una línea de desarrollo concreta y segura en el tiempo. De todos modos, creo que esta introducción muestra esos primeros y tímidos intentos de la MTC de formar parte de nuestro entorno social.

Sin embargo, no hay ninguna duda de que fue realmente George Soulié de Morant (1878-1955) quién, al regresar a Francia después de su estancia en China, logró que la acupuntura fuese más tomada en consideración en Occidente. Soulié de Morant fue cónsul francés en Beijing durante varios años. Conocía a fondo el lenguaje chino y el mongol, y esto le posibilitó poder aprender medicina china con algunos grandes maestros de la época. Esto se tradujo en varios escritos donde reunió un buen volumen de material informativo. A su regreso a París en 1930, se unió al Dr. Ferreyroles en el hospital Bichat, donde atendió un consultorio de Acupuntura. También fundó la "Sociedad Francesa de Acupuntura", y a partir de aquí fue extendiéndose por toda Europa.

Pero el gran salto al público por parte de la Acupuntura se dio en 1972, con la visita de Nixon a China, como Presidente de los EE.UU., donde un periodista que viajaba con él publicó relatos de intervenciones quirúrgicas realizadas con Acupuntura como anestesia.

En estos momentos, la situación de la Acupuntura difiere en los distintos países según el sistema sanitario vigente en cada uno de ellos, aunque sin duda, ya es aceptada y reconocida prácticamente por la sociedad de casi todo el mundo.

Volviendo un poco atrás en el tiempo y regresando a China, la "Guerra del Opio" de 1824 marcó el oscurantismo de la historia dinástica china y también de la MTC. Tras la humillante derrota sufrida por la superioridad de las armas de fuego, los chinos pasaron de una política de puertas cerradas a una ciega adoración a todo lo occidental.

Sin embargo, se produjeron algunas obras notables como la *"Disertación sobre las Fiebres"* (1852) de Wang Meng Ying, el *"Manual de Diagnosis"* de Zhou Xue Hai (1895), y las *"Historias Clínicas de los Médicos Famosos de China"* (1927) de He Lian Chen. También aparecieron muchos libros especializados sobre la peste, la disentería, el cólera y la difteria.

Pero puede que la mayor ironía en la historia de la MTC tuviera lugar en 1929 y fuera responsable de ella el gobierno de Guomindang. El Comité Central para la Salud, formado exclusivamente por médicos educados según la tradición occidental, recomendó la abolición de la Medicina China para adoptar la Medicina Occidental. La población continuó practicando a escondidas la forma de medicina que siempre les había aportado tan buenos resultados y que le resultaba más económica. Además, protestó de inmediato por esta medida, y una apelación encabezada por Chen Cun Ren logró que el gobierno retirara la resolución.

A partir de este punto de inflexión, el gobierno comunista alentó el estudio y al desarrollo de la MTC de una forma progresiva y científica. Esto se resume en una popular frase atribuida a Mao: «*la Medicina Occidental es buena; la Medicina China es buena. Pero las dos juntas son mejor*».

Y, desde este enfoque abierto e inteligente, nacen en nuestros tiempos terapias tan modernas y a la vez tan antiguas como la *"Psiconeuroacupuntura"*

> Desde entonces, el 17 de marzo se celebra el día mundial de la Medicina China

RESUMEN ESQUEMÁTICO DE LA HISTORIA DE LA MTC.

PERIODO		• Uso empírico e instintivo de técnicas curativas. • Aparecen agujas terapéuticas.
PERIODO DINÁSTICO 2205 a.C. – 1800 d.C. aprox.	• Dinastía Xian y Shang. • Época clásica de la dinastía Zhou. • Edad de oro, desde la dinastía Han hasta la Tang. • La Medicina tradicional China desde la dinastía Song. • La época moderna, desde la dinastía Ming hasta la Qing.	• Establecimiento de las diferentes escuelas y tendencias. • Creación de los primeros centros de formación. • Computación y corrección de la MTC para una medicina científica.
EPOCA CONTEMPORÁNEA 1800 d.C. – Nuestros días		• Expansión en occidente alcanzando una difusión Mundial. • Reconocimiento por parte de la OMS como medicina segura y eficaz. • Encuentro entre la Medicina Alopática y la Medicina Tradicional China.

TEMA 3, YIN-YANG; LOS ETERNOS OPUESTOS

1 YIN YANG: LOS ETERNOS OPUESTOS

El Yin Yang es una de las expresiones más importantes de la filosofía que la cultura china ha aportado al mundo. Esta teoría consiste, básicamente, en la comprensión de todo cuanto acontece en nuestro universo visto desde un modelo omnipresente de dos polaridades opuestas que podemos observar en cualquier fenómeno. Esta teoría afirma que, el universo se produce por la evolución y transformaciones que se dan entre estas dos polaridades.

El ideograma *Yin* significaría "la parte sombría de la montaña", mientras que el ideograma *Yang* sería "la parte soleada de la montaña". Se trata de un concepto descifrado hace siglos que continúa tan vigente como el primer día en que fue formulado.

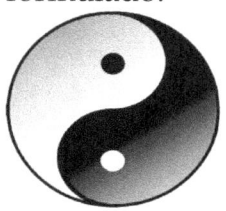

Como es habitual, desde occidente se ha tratado de explicar su significado dándole interpretaciones basadas en nuestro modo de entender y comprender el universo. Sin embargo, y una vez más, esto sólo ha creado más confusión y más errores entre quienes han tratado de acercarse al pensamiento oriental.

Comprender las ideas filosóficas de una cultura cuyo pueblo ni siquiera piensa del mismo modo que nosotros, nos obliga a tomar dos posturas: o intentamos interpretarlas bajo nuestro limitado punto de vista, o tratamos de abrir nuestra mente y tomamos estos conceptos sin juzgarlos ni manipularlos para poder llegar al fondo de ellos y comprenderlos con todo su contenido.

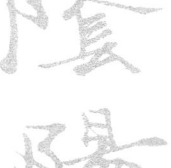

Caracteres chinos de Yin y Yang

La idea del Yin y el Yang nos habla de que todas las cosas, y absolutamente todo lo que acontece en nuestro universo, se rige por una regla universal en la que existen dos fuerzas naturales que todo lo contienen y en todo se manifiestan de uno u otro modo.

Estas dos fuerzas mantienen un enfrentamiento mutuo constante, complementándose al mismo tiempo. Sin esta dinámica de cambio constante entre estas dos fuerzas, nada puede ser. Esta tensión entre ambos opuestos es lo que genera la energía que crea el movimiento del todo. Por ejemplo, sin el día no es posible la noche ni viceversa. Pero sin la existencia de estas dos situaciones cotidianas, el proceso que da la vida al mundo no sería posible (al menos no en el modo en que lo conocemos ahora).

La mayor parte de los seres vivos, entre los que nos incluimos, dependen de la existencia del macho y la hembra para su existencia. Ya no sólo en su aspecto sexual y reproductivo: también la distinta energía que expresa cada uno de los géneros es vital para la armonía de la especie. De la misma forma, también los hermafroditas requieren de dos energías: no hay excepciones reales.

La dinámica de este proceso recibe el nombre de *Daai Kit* (*Tai Chi* en chino mandarín), que se traduciría más o menos como "el supremo acontecimiento". El I Ching (*Libro de las Mutaciones*") representa el Yin y el Yang por líneas continuas o discontinuas.

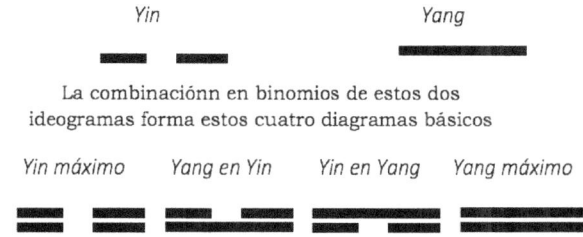

Estas líneas representan la evolución del **movimiento cíclico del Yin Yang**: El máximo Yang, el máximo Yin, y sus dos etapas intermedias. Más adelante en este mismo tema, ofrecemos un ejemplo que nos ayudará a comprender la representación de estos cuatro símbolos básicos.

Cuando a estas le añadimos un tercer aspecto intermedio con el fin de comprender mejor su movimiento y su dinamización, se forman ocho ideogramas conocidos como el *Pa Kwa (Ba Gua)*: Los **8 trigramas.**

Si además combinamos dos de estos trigramas, uno Yin y uno Yang, se forman los **64 hexagramas** que configuran el contenido del *I Ching*, un clásico escrito chino que es utilizado desde antiguo como oráculo, que al mismo tiempo ofrece un detallado proceso del desarrollo de los acontecimientos en las estaciones del año, en las etapas evolutivas del ser humano, etc.

2 LAS CINCO LEYES DEL YIN YANG.

A estas dos fuerzas, tradicionalmente se les atribuyen cinco características que las rigen y que se manifiestan a través de ellas. Conozcámoslas:

Ley de Oposición:

- **Ambas energías se enfrentan y oponen la una a la otra**. De este modo se complementan y compensan. El Yin y el Yang se controlan mutuamente para equilibrarse. En esta ley se manifiesta la lucha entre ambas dinámicas. De este modo, el Calor puede dispersar el Frío, y el Frío puede contrarrestar el Calor.

- **Cuando uno de estos dos principios predomina sobre el otro, se producen situaciones patológicas**: *«Cuando el Yin predomina el Yang enfermará. Cuando el Yang predomine el Yin enfermará».*

- Aunque esta oposición podría parecer patológica, **es uno de los fundamentos terapéuticos principales**. Uno de los principios de la prevención sería mantener estas dos fuerzas en equilibrio.

Ley de Interdependencia:

Ambas energías **dependen la una de la existencia de la otra**. En fisiología se aplica esta ley al observar la materia y la energía como aspectos de una misma realidad.

El Yin representaría las sustancias nutritivas y el Yang las actividades funcionales.

Ley de Intertransformación:

- Cuando durante su proceso de crecimiento o decrecimiento, una de las dos energías alcanza su máxima expresión, se convierte en su opuesto. Una energía Yin o Yang, en su máxima expresión, se transforma real o aparentemente en la otra.

- La transformación entre estas dos fuerzas se da cuando se cumple una etapa en la que una de las dos expira y comienza la otra. Por ejemplo, el día se convierte en noche cuando cumple su ciclo, y también la noche empieza a convertirse en día cuando llega a su extremo.

Para esto deben darse dos condiciones:

Las Condiciones Internas: Las cosas sólo pueden cambiar cuando las condiciones internas están maduras, o en un segundo lugar, por influencias externas.

El Factor Tiempo: Yin y Yang sólo pueden convertirse uno en el otro, sólo cuando las condiciones están maduras para el cambio, lo que precisa que transcurra un tiempo.

Ley de Crecimiento y Decrecimiento:

Todo es cíclico, y ambas energías van creciendo y decreciendo constantemente. El Yin y Yang no son fijos. Se encuentran en constante movimiento. Todo Yang se convierte en Yin, y viceversa.

No existe nada estático. Todo es un movimiento alternante.

«El Yin extremo se convierte en Yang; el Yang extremo se convierte en Yin».

Ley de División Infinita:

Cualquier cosa, sea Yin o Yang, contiene en su interior un aspecto Yin y otro Yang. Y esto se sucede así infinitamente. Para comprender mejor la idea del Yin Yang, es un buen ejercicio buscar cualquier cosa o acontecimiento cotidiano, y buscar sus energías Yin y Yang.

YANG	YIN
Movimiento	Quietud
Día	Noche
Actividad	Reposo
Calor	Frío
Sol	Luna
Hombre	Mujer
Energía	Materia
Vida	Muerte
Verano	Invierno
Meridianos	Venas
Fuego	Agua
Expandir	Contraer
Positivo	Negativo
Blanco	Negro
Exterior	Interior
Ascendente	Descendente
Ligero	Pesado

- **El yin y el yang son opuestos**. Todo tiene su opuesto, aunque este no es absoluto sino relativo, ya que nada es completamente yin ni completamente yang. Por ejemplo, el invierno se opone al verano, aunque en un día de verano puede hacer frío y viceversa.
- **El yin y el yang son interdependientes**. No pueden existir el uno sin el otro. Por ejemplo, el día no puede existir sin la noche.
- **El yin y el yang pueden subdividirse a su vez en yin y yang**. Todo aspecto yin o yang puede subdividirse a su vez en yin y yang indefinidamente. Por ejemplo, un objeto puede estar caliente o frío, pero a su vez lo caliente puede estar ardiente o templado y lo frío, fresco o helado.
- **El yin y el yang se consumen y generan mutuamente**. El yin y el yang forman un equilibrio dinámico: cuando uno aumenta, el otro disminuye. El desequilibrio no es sino algo circunstancial, ya que cuando uno crece en exceso fuerza al otro a concentrarse, lo que a la larga provoca una nueva transformación. Por ejemplo, el exceso de vapor en las nubes (yin) provoca la lluvia (yang).
- **El yin y el yang pueden transformarse en sus opuestos**. La noche se transforma en día, lo cálido en frío, la vida en muerte. Sin embargo, esta transformación es relativa también. Por ejemplo, la noche se transforma en día, pero a su vez coexisten en lados opuestos de la tierra.
- **En el yin hay yang y en el yang hay yin**. Siempre hay un resto de cada uno de ellos en el otro, lo que conlleva que el

absoluto se transforme en su contrario. Por ejemplo, una semilla enterrada soporta el invierno y renace en primavera.

- **El yin y el yang se consumen y generan mutuamente**. El yin y el yang forman un equilibrio dinámico: cuando uno aumenta, el otro disminuye. El desequilibrio no es sino algo circunstancial, ya que cuando uno crece en exceso fuerza al otro a concentrarse, lo que a la larga provoca una nueva transformación. Por ejemplo, el exceso de vapor en las nubes (yin) provoca la lluvia (yang).

- **El yin y el yang pueden transformarse en sus opuestos**. La noche se transforma en día, lo cálido en frío, la vida en muerte. Sin embargo, esta transformación es relativa también. Por ejemplo, la noche se transforma en día, pero a su vez coexisten en lados opuestos de la tierra.

- **En el yin hay yang y en el yang hay yin**. Siempre hay un resto de cada uno de ellos en el otro, lo que conlleva que el absoluto se transforme en su contrario. Por ejemplo, una semilla enterrada soporta el invierno y renace en primavera.

3. EL CONTENIDO DEL SÍMBOLO

El símbolo del *Daai Kit* *(Tai Chi)* tiene varias partes inmediatamente identificables. Fijémonos en ellas un momento:

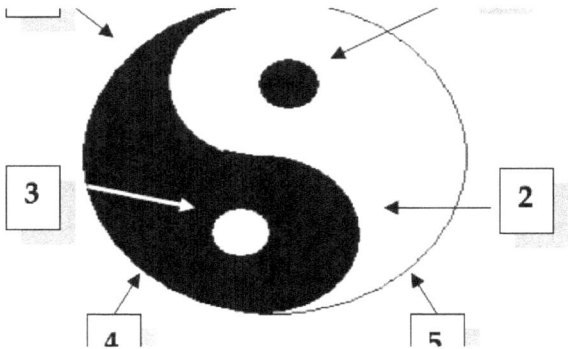

1. Mou Kit (Wu Chi)
Se trata del círculo que encierra y engloba a todo. Significa aquello que no tiene principio ni fin. Lo que no tiene génesis ni ocaso; lo eterno. Representaría también lo cíclico; el continuo crecimiento y decrecimiento de ambas energías.

2. Daai Kit (Tai Ji)
Es la línea ondulante que separa el Yin y el Yang. Representaría el movimiento continuo de intercambio e interdependencia, así como la inter-transformación constante.

3. Leong Yi
Estos dos pequeños círculos que surgen de la nada en las zonas que contienen las máximas expresiones del Yin y el Yang, nos recuerdan que no existe lo absoluto en ninguna de las dos energías. Siempre habrá una parte Yin o Yang, incluso en las situaciones donde su puesto es más fuerte. El Leong Yi negro es conocido como Siu Yin (pequeño Yin) y el Leong Yi blanco como Siu Yang (pequeño Yang).

4 y 5. Yin y Yang
Al presentarnos ambas energías juntas, entrando y saliendo una de la otra, su existencia dual evidencia su oposición, y al mismo tiempo su interdependencia y su complementariedad.

Para terminar de interpretar el contenido de este símbolo, le podemos añadir el *Sei Yeong* (las cuatro direcciones), con lo que partiríamos el dibujo en cuatro secciones de igual tamaño.

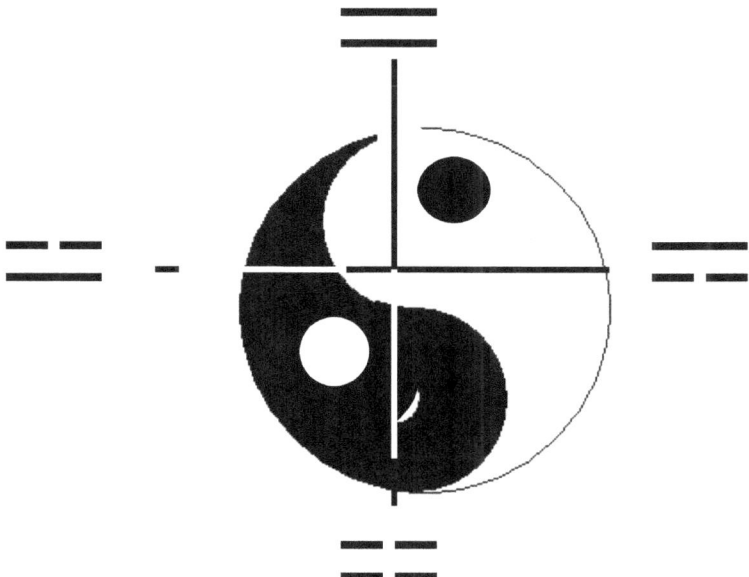

Entonces, mediante éstas cuatro porciones podremos comprender mejor el ciclo del Daai Kit. Para que resulte más comprensible, pensemos en un Daai Kit concreto: la jornada entre el día y la noche.

Fase 1: En el primer apartado podemos ver como el Yang asciende y va venciendo al Yin gradualmente. Podemos definirlo como el momento del amanecer y las primeras horas de la mañana. La luz se va abriendo camino entre la oscuridad y las sombras. Esta sería la fase Yang de Yin.

Fase 2: En esta segunda fase podemos encontrar un Yang absoluto. El día ha llegado al punto en que hay más calor y más luz. Pero el pequeño círculo Yin nos recuerda que siempre habrá sombra en la luz. Una parte Yin siempre estará presente en todo por muy Yang que sea. Esta sería la fase Yang de Yang.

Fase 3: En la tercera parte vemos como el Yang va decreciendo y el Yin va entrando en el Yang tomando poco a poco su lugar en una transición natural en la que después del cenit del día, el atardecer empieza a hacer su aparición bajando la temperatura y la luz solar. Esta sería la fase Yin de Yang.

Fase 4: El último momento del ciclo queda reflejado en la última porción del dibujo. El Yin es ahora total. El sol ha desaparecido completamente y el reino del Yin se extiende sobre todas las cosas, pero sin olvidar ese pequeño Yang que nos recuerda que a través de la luz de la luna y las estrellas, nada es Yin absoluto. Esta sería la fase Yin de Yin.

Si ahora hemos comprendido el ciclo del Yin-Yang en el día y la noche, es bastante sencillo aplicar esta misma idea a cualquier aspecto de la vida cotidiana, y descubrir como esta representación gráfica puede aplicarse incluso en el ser humano y en su estado de salud.

Si quisiéramos más exactitud y más profundidad, rodearíamos el dibujo con el *Pa Kwa* (los Ocho Trigramas). Esto dividiría el símbolo en más partes, alcanzando una mayor exactitud en la idea y los contenidos de los ciclos que se suceden en el *Daai Kit*.

Es importante señalar que este es el símbolo *Daai Kit* del Postnatal (Cielo Posterior). El Prenatal (o del Cielo Anterior) es distinto. Pero el que estamos tratando en este libro sería el que rige y el que manifiesta el mundo como nos afecta a nosotros ahora.

4 TEORÍA DEL YIN-YANG EN LA MTC.

> «La vida está impregnada de Yin-Yang. Toda la estructura tisular del organismo puede dividirse en dos partes opuestas que están encarnadas por el Yin-Yang. *Su Wen*

Podemos decir que todo el conjunto que configura la MTC, su fisiología, su patología, su diagnóstico y su tratamiento, se apoya en la columna vertebral de la teoría del Yin-Yang. La comprensión de esta teoría es de vital importancia en la aplicación práctica desde el primer momento.

Con respecto a la medicina, las materias y funciones que pertenecen al Yang tienen una función de:
- Propulsión
- Excitación
- Recalentamiento

Las materias y funciones que pertenecen al Yin tienen una función de condensación y manifestación en sustancias.

El Yin-Yang en la estructura del organismo.

«Toda la estructura tisular del organismo
puede dividirse en dos partes opuestas que
están encarnadas por el Yin-Yang» Su Wen

Como cualquier otro aspecto de la vida que podamos encontrar en las manifestaciones del mundo en el que vivimos, podremos observar y comprender absolutamente toda la estructura de nuestro organismo, en todos sus aspectos, desde los principios del Yin-Yang. La relatividad que ofrece nuestra mirada desde el punto de vista del Yin-Yang muestra que todas las partes y aspectos de nuestro cuerpo se pliegan a este principio omnipresente. Nuestro cuerpo tiene una parte frontal (Yin) y una parte dorsal (Yang), una parte superior (Yang) y una inferior (Yin), una parte interior (Yin) y una parte exterior (Yang), etc.

Pero no es tan sencillo. Siguiendo el principio de *"Divisibilidad Infinita"*, todas las partes de nuestro organismo pueden subdividirse y reclasificarse infinitamente en Yin-Yang: nuestro abdomen es Yin si lo comparamos con nuestra cabeza, pero es Yang si lo comparamos con las piernas; nuestro pecho es Yang si lo comparamos con nuestro hipogastrio, pero es Yin si lo comparamos con nuestra espalda, y así podemos continuar eternamente.

Veamos algunas de estas referencias relativas que merecen ser mencionadas por su importancia:

YANG	YIN
Enfermedad aguda	Enfermedad crónica
Aparición rápida	Aparición gradual
Evolución rápida	Evolución lenta
Calor	Frío
Inquietud, insomnio	Somnolencia, languidez
Rechaza las mantas	Le gusta estar tapado
Duerme extendido	Duerme acurrucado
Miembros del cuerpo calientes	Miembros y cuerpo fríos
Rostro rojo	Rostro pálido
Prefiere bebidas frías	Prefiere bebidas calientes
Voz alta y habla mucho	Voz baja y no le gusta hablar
Respiración fuerte	Respiración superficial y débil
Sed	Ausencia de sed
Orina escasa y oscura	Orina abundante y pálida
Estreñimiento	Heces blandas
Lengua roja con saburra amarilla	Lengua pálida
Pulso lleno	Pulso vacío

Tabla de elementos Yin Yang relacionados con la Medicina Tradicional China.

Detrás-Delante.

Es nuestra parte posterior por donde transcurren todos los canales Yang. Estos transportan la energía Yang encargada de protegernos de los factores patógenos externos.

«La naturaleza del Yang es estar en el exterior y proteger».

Por este motivo, estos canales poseen puntos que son utilizados habitualmente para tonificar el Yang, nuestra capacidad defensiva, y para eliminar los Factores Patógenos Externos (FPE) cuando nos invaden. Por la parte de delante (abdomen y pecho) circulan los canales Yin, encargados de la nutrición del cuerpo. De hecho, estos canales son muy utilizados para tonificar el Yin. "La naturaleza del Yin es estar en el interior y nutrir".

Cabeza-Cuerpo.

La cabeza es el lugar donde terminan o empiezan todos los canales Yang. Por este motivo la cabeza es afectada fácilmente por FPE como Viento, Calor, Fuego… que son de origen Yang.

También por esto, los ascensos de Yang suelen afectar a la cabeza, traduciéndose habitualmente en rojez en rostro y ojos, dolor de cabeza, mareos, tinnitus agudos…todos síntomas de naturaleza Yang.

Y por este motivo, es la cabeza donde ubicamos los puntos que queremos utilizar para hacer ascender el Yang.

El resto del cuerpo pertenece al Yin, por lo que es afectado fácilmente por factores como Frío y Humedad que pertenecen al Yin.

Exterior-Interior.

El exterior serían la piel y los músculos (Yang), y serían los encargados de protegernos de los FPE.

El interior serían nuestros órganos (Yin) y tienen la función de nutrir.

Por encima y por debajo de la cintura.

Por encima de la cintura pertenece al Yang, lugar del cuerpo que es afectada más fácilmente por factores patógenos Yang, como el Viento.

Por debajo de la cintura, pertenece al Yin, y es afectado más fácilmente por factores como la Humedad.

Superficies posterior-lateral y anterior-medial de los miembros.

Los canales Yang discurren por la parte posterior-lateral de los miembros, mientras que los Yin lo hacen por la parte anterior-medial.

Órganos Yang y Yin.

De acuerdo con su naturaleza Yang, los órganos Yang están en constante movimiento llenándose y vaciándose, transformando, separando y excretando los productos de los alimentos para producir el "*Qi*". Se relacionan con el exterior, ya que la mayoría de ellos (Estómago, Vejiga, Intestinos) comunican con el exterior a través de los orificios (boca, ano, uretra).

Los órganos Yin almacenan las materias puras (Qi, Sangre o Xue, Líquidos Orgánicos y Esencia) extraídas de los alimentos por los órganos Yang.

Función y Estructura de los órganos.

Este apartado es desarrollado con detalle en el próximo apartado: *"El Yin Yang en la Fisiología del Organismo"*.

Qi Defensivo y Qi Nutritivo.

El Qi Defensivo es Yang en relación con el Qi Nutritivo. El Qi Defensivo circula por la piel y músculos y tiene como función la de proteger y calentar el cuerpo.

El Qi Nutritivo circula en los órganos internos. Su función principal es la de nutrir al cuerpo.

4.2 El Yin-Yang en la Fisiología del organismo.

Las actividades de nuestra fisiología tienen como base el organismo y sus funciones resultan fundamentalmente de los procesos químicos. Teniendo en cuenta las leyes entre Yin y Yang, podemos deducir que la fisiología humana también está regida por estas leyes, así pues, todos los procesos y estructuras de nuestro cuerpo serán de origen Yin o Yang. Es fundamental mantener siempre presente esta ley básica para conseguir una correcta comprensión de nuestro punto de vista.

4.2.1 Órgano y Función.

«El Yang transforma el Qi, el Yin forma la estructura»

Preguntas Simples. Capítulo 5

En la fisiología tradicional china, el Yin y el Yang se encuentran en nuestro cuerpo básicamente en forma de materia (Yin) y de actividad (Yang). Veamos esto más detenidamente para poder comprender cual es la relación de estas dos fuerzas con nuestra energía de trabajo o *Qi Gong*:

- *Yin* sería la parte material del órgano: sus tejidos, sus células, etc. Podríamos considerar la base orgánica y química de nuestro organismo.
- *Yang* sería sin embargo la función de éste, su movimiento, su utilidad, su energía… Podríamos

considerar el Yang como la reacción química de los procesos orgánicos.

La teoría dice que el Yin sostiene el Yang, esto es, desde el órgano se crea la función. Pero el Yang, es decir la función, el movimiento, es quién crea también al órgano, quién lo alimenta y hace posible su existencia. De este modo, una vez más vemos como el principio de interdependencia del Yin-Yang vuelve a manifestarse para posibilitar la existencia y la vida.

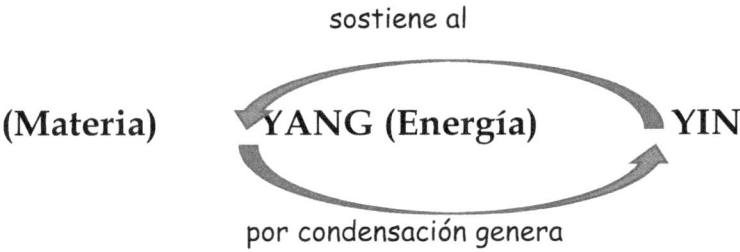

Podemos decir que **el Yang crea el Yin y el Yin sostiene al Yang** en un círculo continuo, es decir la función de los órganos permiten que estos se mantengan también nutridos para funcionar. Veamos un claro ejemplo: la función del corazón es la de bombear sangre, pero sabemos que él mismo es un músculo y necesita del oxígeno de la sangre y de sus nutrientes para continuar con su función, pues bien, el corazón bombea sangre a todo el cuerpo y también a sí mismo para continuar su labor.

Generalmente, si el Yin (la materia orgánica) es débil debido a alguna patología, su Yang (movimiento-función) será defectuoso. Si el Yang de los órganos es débil, es decir, si no hay calor, circulación, movimiento… el órgano se verá afectado deteriorándose su estructura.

Sin embargo, si existe un trabajo excesivo del Yang, los órganos se resentirán, ya que el exceso de "Calor" terminará por consumir al Yin llegando a provocar serias patologías, fundamentalmente de Sequedad.

Al mismo tiempo, la activación regular de las funciones orgánicas, de las energías de los órganos internos[1] (Zhang-Fu), el bombeo constante de la presión neumática de las cavidades orgánicas y de la sangre por los vasos, también tendrá un poderoso efecto preventivo para evitar las enfermedades originadas por algún tipo de congestión (éxtasis en MTC), por ejemplo.

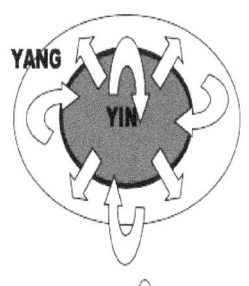

Un Yin fuerte alimenta y crea un potente Yang, y este Yang retroalimenta y activa al Yin haciéndolo fuerte y saludable

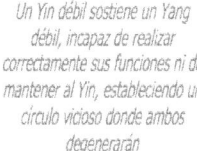

Un Yin débil sostiene un Yang débil, incapaz de realizar correctamente sus funciones ni de mantener al Yin, estableciendo un círculo vicioso donde ambos degenerarán

---

[1] A partir de este momento los llamaremos "*Zhang Fu*" ya que este término representa mejor la idea que la MTC tiene respecto a la fisiología humana.

En la MTC se dice que, si estas energías están fuertes y equilibradas en los órganos, evitaremos cientos de enfermedades.

Este concepto del Yin y el Yang relacionado con el Qi Gong[2] sería, bajo mi punto de vista personal, una de las ideas más trascendentales y con mayor aporte de comprensión al punto de vista occidental sobre los beneficios fisiológicos de la práctica del Qi Gong.

4.2.2 Xue y Qi como Yin y Yang

Una mención aparte merece los conceptos del Qi y Xue. La sangre está compuesta por Qi (energía, Yang) y Xue (sangre/materia Yin). Ambos son el Yin y el Yang de la misma sustancia. La Xue sería el Yin de la esencia nutritiva que impregna y alimenta todas las células de nuestro organismo, la parte material, es decir el líquido rojo que circula por venas y arterias. El Qi (sostenido y alimentado por la Xue) es quién se encarga de su movimiento y de hacer posible los intercambios químicos y gaseosos. Es lo que conocemos comúnmente como "la fuerza de la sangre".

El Qi tiene la función de calentar, proteger, transformar y elevar todas las funciones Yang. La Xue tiene la función de nutrir y humedecer, y de todas las funciones típicas del Yin.

---

[2] El Qi Gong es una práctica de ejercicios que combina movimientos, respiraciones y meditación con fines terapéuticos o de mantenimiento de la salud, basados en la circulación del Qi.

Entre ambos se produce una interdependencia que los complementa recíprocamente. Si este proceso es armónico, se establecerán los cimientos de la salud. Si uno de ello predomina sobre el otro, se producirá la enfermedad.

Si predomina el Qi aparecerán signos de plenitud (hipertermia, hipertensión, cefalea, tensión muscular, rubor, opresión torácica, etc.). Si predomina la Xue aparecerán signos de acúmulo y descenso (edema, varices, hipotermia, hipotensión, lasitud, atonía muscular, etc.).

4.2.3 Las raíces Yin y Yang

Cada uno de los órganos o entrañas posee una raíz Yin y una raíz Yang:

- La raíz Yang tiene una función eferente (lleva hacia fuera), enviando las energías procesadas en el órgano a los sistemas orgánicos y energéticos pertinentes.
- La raíz Yin tiene una función aferente (lleva hacia dentro), recibiendo las energías correspondientes de los sistemas orgánicos y energéticos pertinentes.

Por ejemplo, la raíz Yang del Bazo enviaría sus diferentes energías a su acoplado Yang (Estómago), al Yang Renal (almacén energético vital), al Maestro Corazón (para gestionar la "Pentacoordinacion"[3]), al Pulmón

---

[3] El proceso de la "Pentacoordinación" o de "los Cinco Elementos" se explicará en el Tema 4.

(para crear la Humedad necesaria en el Pulmón), etc. Y la raíz Yin recibiría las energías de su acoplado Fu (Estómago), de los aportes Yang endógenos (Pentacoordinacion Corazón e Hígado), aportes Yang exógenos (sabores, colores, medio ambiente) …

Y cada uno de los binomios orgánicos que constituyen nuestro organismo contiene una relación Yin Yang: el órgano Yin, que es el órgano macizo, de almacenamiento, y la entraña Yang, o órgano hueco y de transporte.

5. YIN YANG BAJO LA MIRADA DE LA FISIOLOGÍA MODERNA

También en la concepción de la Medicina Occidental encontramos infinidad de manifestaciones de la actividad de estos dos polos opuestos. La función de las substancias estimulantes de nuestro organismo necesita de las inhibidoras para equilibrarse recíprocamente. El sistema simpático precisa del parasimpático, los factores de coagulación, de sus sistemas inhibidores, etc.

El intercambio de sodio y potasio en el sistema nervioso, en la regulación de la tensión arterial, la regulación de la presión del oxigeno y del gas carbónico, en el equilibrio de la electrolisis, la regulación de la glucosa en la síntesis… y en todos los metabolismos bioquímicos de nuestro cuerpo, sin excepción.

Como vemos, tampoco el funcionamiento de nuestro organismo escapa a ser regido por las leyes de estos dos polos opuestos y complementarios.

6. APLICACIÓN DE LAS CINCO LEYES DEL YIN-YANG A LA MTC

Veamos ahora en este apartado una visión más específica de los principios del Yin-Yang aplicados a la Medicina Tradicional China.

Ley de Oposición.

Sea cual sea su complejidad, todos los síntomas y signos que puede presentar un paciente pueden reducirse a los fundamentos del Yin-Yang. Podemos observar la "Ley de Oposición" en el antagonismo de las estructuras Yin-Yang del ser humano, en las características Yin-Yang de los órganos, y sobre todo en la oposición Yin-Yang de sus síntomas.

Fuego-Agua.

- Aunque estos términos derivan de la teoría de los 5 Elementos[4], existe una interacción entre ésta y la teoría del Yin-Yang. Estos dos conceptos son el máximo exponente de la teoría Yin-Yang dentro del entorno fisiológico humano.

- El equilibrio entre el Fuego y el Agua es vital. El Fuego es esencial para todos los procesos fisiológicos. Es la llama que abastece los procesos metabólicos. Este Fuego fisiológico se llama *Fuego de la Puerta de la Vida ("Ming Men*[5]*")* y proviene de los Riñones. Crea el Calor que asciende posibilitando los procesos químicos.

- El Fuego fisiológico ayuda al Corazón en su función de albergar la Mente, proporciona al Bazo el calor necesario para transformar y transportar, estimula la función de separación del Intestino Delgado, proporciona el calor necesario a la Vejiga y al Jiao Inferior para transformar y excretar los líquidos y proporciona al Útero el calor que necesita para mantener la sangre en circulación.

- El Agua humedece y enfría, equilibrando la acción calentadora del Fuego. Su origen también está en los Riñones (Yin Renal). El equilibrio entre estos dos

---

[4] La Teoría de los 5 Elementos se explicará más adelante

[5] El concepto del *"Ming Men"* se explicará más adelante.

elementos es imprescindible en todos los procesos fisiológicos y energéticos.

- Otro aspecto al que se le aplica el concepto Fuego-Agua sería el eje Corazón-Riñones, los cuales forman el eje energético del *"Shao Yin"*, el más vital de todos. El equilibrio termo-energético de estas dos esferas orgánicas rige el equilibrio Yin-Yang de todo el organismo, por lo que una alteración en uno de estos dos órganos puede afectar a todo el organismo de un modo importante debido a un desequilibrio Yin-Yang general.
- Cuando el Fuego se descontrola y se hace excesivo, tiende a elevarse afectando a la parte superior del cuerpo y en la cabeza, manifestándose con cefaleas, acúfenos agudos, ojos y cara roja, sed, etc. Cuando es el Agua la que resulta excesiva, tiende a descender causando edema en las piernas, excesiva micción, etc.

Calor-Frío.

El exceso de Yang o la Insuficiencia de Yin se manifiesta en Calor, y el exceso de Yin o la Insuficiencia de Yang se traduce en Frío. A través de los signos podemos concretar cual de estos aspectos está afectado. Por ejemplo, un signo como una inflamación roja y caliente al tacto, indica Calor. Una región lumbar muy fría al tacto indica Frío.

Agitación-Calma.

Signos como la agitación, el insomnio, los temblores, la inquietud o los temblores indican exceso de Yang. El comportamiento tranquilo o la somnolencia indican exceso de Yin.

Seco-Húmedo.

Los síntomas de sequedad como ojos secos, garganta seca, piel seca, cortes en las manos, piel seca, heces secas, indica un exceso de Yang o una Insuficiencia de Yin. Los síntomas de exceso de Humedad como ojos llorosos, mucosidad, granos en la piel o heces blandas indican exceso de Yin (o Insuficiencia de Yang)

Duro-Blando.

Los bultos, hinchazones o masas que sean duros al tacto, son normalmente debidos a un exceso de Yang. Si son blandos son debidos a un exceso de Yin.

Excitación-Inhibición.

Cuando una función está en estado de hiper-actividad, indica un exceso de Yang; si están en estado de hipo-actividad indica un exceso de Yin. Por ejemplo, una taquicardia puede indicar un exceso de Yang de Corazón, mientras que una bradicardia indica un exceso de Yin de Corazón.

Rapidez-Lentitud.

Se manifiesta de dos modos: En los movimientos de una persona, y en la cadencia del comienzo de las manifestaciones. Si los movimientos de una persona, su modo de hablar, su pulso… son rápidos, indican un exceso de Yang. Si una persona es lenta, habla y/o camina lentamente… puede indicar un exceso de Yin.

Si los signos y síntomas aparecen de repente y cambian rápidamente, indican una patología Yang. Si aparecen gradualmente y cambian lentamente, indican una patología Yin.

Sustancia-No sustancial.

El Yang mantiene a las cosas en movimiento y en un estado de fluidez o "insustancialidad". Si es normal, el Qi fluirá con normalidad y los líquidos se transformarán y excretarán. Si el Yang es insuficiente, prevalece el Yin, provocando que la energía se condense tomando forma y volviéndose "sustancial".

Transformación/Cambio-Conservación/Almacenamiento.

En estado de buena salud, el Yin y el Yang están en armonía y no pueden ser identificados como entidades separadas, por lo que **no aparece ningún síntoma ni signo**. Por lo tanto, el Yin y el Yang se manifiestan cuando están en desequilibrio. Todos los síntomas y signos pueden interpretarse como una pérdida de equilibrio entre Yin y Yang. Continuando con estos principios, podemos identificar las principales manifestaciones clínicas

YANG	YIN
Enfermedad aguda	Enfermedad crónica
Aparición rápida	Aparición gradual
Evolución rápida	Evolución lenta
Calor	Frío
Inquietud, insomnio	Somnolencia, languidez
Rechaza las mantas	Le gusta estar tapado
Duerme extendido	Duerme acurrucado
Miembros del cuerpo calientes	Miembros y cuerpo fríos
Rostro rojo	Rostro pálido
Prefiere bebidas frías	Prefiere bebidas calientes
Voz alta y habla mucho	Voz baja y no le gusta hablar
Respiración fuerte	Respiración superficial y débil
Sed	Ausencia de sed
Orina escasa y oscura	Orina abundante y pálida
Estreñimiento	Heces blandas
Lengua roja con saburra amarilla	Lengua pálida
Pulso lleno	Pulso vacío

La aplicación práctica de la teoría del Yin Yang obtiene unos resultados demasiado generales, por lo que debe estar acompañada de la teoría de los 8 Principios y la teoría de los síndromes de los órganos internos. Sin embargo, esta teoría es fundamental para la comprensión de los síntomas y signos.

Ley de Interdependencia

Órganos Yin y Yang

Los órganos Yin dependen de los Yang para producir el Qi y la Xue a partir de la transformación de los alimentos. Los órganos Yang dependen de los Yin para su nutrición que se deriva de la Sangre y la Esencia almacenada en los órganos Yin.

Estructura y Funciones de los Órganos

Cada órgano tiene una estructura representada por el órgano en sí y la Sangre y líquidos que hay dentro de él. Al mismo tiempo, cada órgano tiene una función concreta que a la vez afecta y es afectada por su estructura.

Sin estructura (Yin), la función (Yang) no podría desarrollarse. Sin función, la estructura carecerá de transformación y movimiento.

Ley de Intertransformación.

Aunque opuestos, el Yin y Yang pueden transformarse el uno en el otro, aunque para ello debe existir una etapa de desarrollo y las condiciones internas adecuadas. En primer lugar, el cambio sucede cuando las condiciones están maduras en un determinado momento. La segunda condición para el cambio está determinada por las cualidades internas de cualquier cosa o fenómeno (la madera se podrá transformar en carbón, pero una piedra no lo podrá hacer).

En los cambios patológicos observados en clínica, podemos ver ejemplos, como el Frío externo que invade el cuerpo, y después de un tiempo cambia a Calor. O como el Calor excesivo daña los líquidos, provocando una Insuficiencia de líquidos…

Es fundamental ser capaz de discernir la transformación del Yin-Yang en la práctica clínica para tratar la enfermedad adecuadamente.

Ley de Crecimiento y Decrecimiento.

Yin y Yang se consumen mutuamente, manteniendo un estado de cambio constante que hace que cuando uno aumente el otro disminuya, con el fin de mantener el equilibrio. Así que:
- Cuando el Yin se consume, el Yang aumenta
- Cuando el Yang se consume, el Yin se incrementa
- Cuando el Yin se incrementa, el Yang se consume
- Cuando el Yang se incrementa, el Yin se consume

En el cuerpo humano, esta ley puede observarse desde un punto de vista fisiológico y patológico. Desde el punto de vista fisiológico, este consumo mutuo de Yin y Yang es un proceso natural que mantiene el equilibrio de las funciones fisiológicas.

Podemos ver este proceso, por ejemplo, en la regulación del sudor, micción, temperatura corporal, etc. Desde el punto de vista patológico, el Yin o el Yang pueden aumentar más allá de su límite normal, provocando el consumo de su cualidad opuesta.

Ley de División Infinita.

Si bien cada proceso o estructura del cuerpo humano se considera que es de origen Yin o Yang hemos de saber que nada es completamente Yin o Yang, siempre existe esta dualidad dentro de cada proceso o estructura. Por ejemplo; el Corazón es un órgano Yin por que se le considera macizo ya que siempre está lleno de sangre. Su función de propulsar la sangre a través de venas y arterias es Yang pero a la vez posee una función Yin que es la de volver a llenarse de sangre para volverla a propulsar… Esta división se vuelve infinita ya que si algo es de origen Yin o Yang depende siempre de con qué se compare; Yin y Yang son siempre relativos.

En la práctica clínica debemos ser capaces de diferenciar la naturaleza Yin o Yang de los procesos y estructuras para conseguir un correcto efecto terapéutico.

7. EL YIN-YANG EN LA PATOLOGÍA DEL ORGANISMO.

Hipócrates, el padre de la medicina moderna, nos habló del principio *"Vis Medicatrix Natura"*. Este se trata de un ente inmaterial innato que provoca que la naturaleza establezca una energía capaz de restablecer nuestra salud cuando la perdemos.

Desde el paradigma de la MTC, el estado óptimo de salud sucede cuando las dinámicas Yin-Yang de nuestro organismo (inhibidoras y excitantes, trofismo y movimiento, etc.) se encuentran equilibradas y en armonía. Es la naturaleza misma, el Tao, la que mantiene una tendencia universal a recuperar por inercia el equilibrio de los aspectos Yin y Yang, y con ello recuperar la salud.

De este modo, desde la hipótesis de Hipócrates existiría algo ajeno que actuaría sobre nuestra salud para recuperar su homeostasis. Sin embargo, desde la visión clásica china, es el mismo organismo, integrado en la dinámica de la naturaleza, la que por inercia lucha por restablecer ese equilibrio propio y necesario.

Mientras estas dos fuerzas se encuentran en armonía, no se manifestará ningún tipo de síntoma ni señal. Cuando algún agente patógeno provoca una desarmonía en el Yin-Yang, aparecerán síntomas que revelarán que tipo de afección está dándose en el paciente.

Este gráfico muestra un ejemplo del estado equilibrado de las energías Yin y Yang en nuestro organismo.

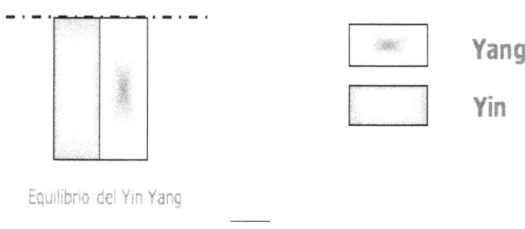

Equilibrio del Yin Yang

Desde un punto de vista patológico, podemos identificar cuatro situaciones diferentes elementales:
1. Exceso de Yin con consumo de Yang.
2. Exceso de Yang con consumo de Yin.
3. Consumo de Yin con Falso Yang.
4. Consumo de Yang con Falso Yin.

7.1 Síndromes de Plenitud (Shi): Exceso de Yin o Yang.

Se trata de los síndromes que expresan desequilibrios con excesos, bien de Yang o de Yin. Producen síntomas de plétora, plenitud y exceso. Si evolucionan pueden convertirse en patologías de Insuficiencia, como señala la Ley de Inter-transformación.

Exceso de Yang:

El ejemplo más claro sería el de un ascenso de Yang que aumenta significativamente el calor corporal, consumiendo el Yin. Por ejemplo, una fiebre intensa (Yang) producida como resultado de la lucha contra un factor patógeno, puede llegar a consumir los líquidos del cuerpo (Yin), llegando a producir sequedad.

En este caso, el aspecto principal de la patología será este ascenso de Yang patológico.

El consumo de Yin será un efecto concomitante.

Se tratará de un síndrome de Calor-Plenitud.

El exceso-preponderancia de Yang consume al Yin
Síndrome Calor por Shi

El exceso-preponderancia de Yin consume al Yang
Síndrome Frío por Shi

Exceso de Yin:

Un exceso de Yin consumirá el Yang. Por ejemplo, un exceso de frío en el cuerpo consumirá el Yang (especialmente el de Bazo).

El aspecto principal de la patología será entonces un ascenso del Yin patológico, por ello, el consumo de Yang será concomitante. Se tratará de un síndrome de Frío-Plenitud.

7.2 Síndromes de Insuficiencia (Xu): Vacío de Yin o Yang.

En este apartado clasificamos los síndromes relacionados con la Insuficiencia, hipofunción, hipotensión, vacío, frío, etc. En muchas ocasiones aparecerán síntomas parecidos a los excesos de su opuesto debido a una falsa lectura sintomática, por lo que debemos tener cuidado y vigilar los signos característicos de insuficiencia para no errar en el diagnóstico.

Una situación prolongada en uno de estos síndromes puede evolucionar en un Falso Síndrome. Un consumo importante de su opuesto puede crear una situación en la que los síntomas resulten más engañosos. Si la situación se prolonga más todavía, se terminarán por consumir y hundir el Yin y el Yang, produciéndose un escenario de extrema gravedad.

Vacío de Yang:

Un consumo patológico del Yang producirá un efecto parecido al de exceso de Yin, llegando a producirse síntomas parecidos a los de un exceso de Yin, pero sin ser real.

Por ejemplo, un descenso del Yang producirá frío, escalofríos y otros síntomas, hasta cierto punto parecidos a un Exceso de Yin.

En este caso, el aspecto principal de la patología será la Insuficiencia de Yang, pero los síntomas aparentes serán de un Exceso de Yin.

Se tratará de un síndrome de Frío por Insuficiencia o Falso Yin.

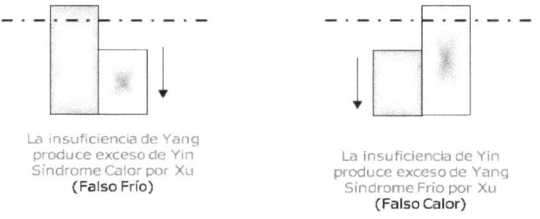

La insuficiencia de Yang
produce exceso de Yin
Síndrome Calor por Xu
(Falso Frío)

La insuficiencia de Yin
produce exceso de Yang
Síndrome Frío por Xu
(Falso Calor)

Vacío de Yin:

Por el contrario, un consumo patológico del Yin producirá un efecto parecido al de exceso de Yang, produciéndose síntomas parecidos a los de un exceso de Yang, pero sin ser reales.

Por ejemplo, el descenso del Yin que se da durante la menopausia producirá los característicos sofocos, sudoración nocturna, ascensos extraños de calor, y otros síntomas parecidos a un Exceso de Yang.

El aspecto principal de la patología será la Insuficiencia de Yin, pero los síntomas aparentes serán de un Exceso de Yang.

> Se tratará de un Síndrome de Calor por Insuficiencia o de un Falso Yang.

La distinción entre Frío por Insuficiencia y Frío-Plenitud, y entre el Calor-Plenitud y el Falso Calor o Calor por Insuficiencia, es absolutamente fundamental, ya que en caso de Insuficiencia el tratamiento principal será la tonificación, mientras que en el caso de exceso el tratamiento principal será la dispersión.

7.3 La Lesión de Yin o Yang.

La lesión del Yang conlleva a la lesión del Yin y viceversa. Por la relación de interdependencia entre el Yin y el Yang, cuando uno de los dos es afectado, inevitablemente lesiona a su opuesto.

8. YIN-YANG EN EL DIAGNÓSTICO Y TRATAMIENTO.

Cualquier enfermedad, por complicada que sea, puede ser reducida a su definición como Yin o como Yang. En el diagnóstico hay que diferenciar a que grupo pertenece la patología. A partir de este punto, podemos ir profundizando por las diferentes ramificaciones sintomáticas hasta analizar lo más complicado.

Veamos ligeramente los principales métodos de diagnóstico con los que vamos a identificar la naturaleza de la desarmonía según sus síntomas:

OBSERVACIÓN	YIN	Piel mate Coloración mortecina Aspecto deslustrado
	YANG	Piel brillante Fresco Aspecto lozano
AUSCULTACIÓN	YIN	Fonación baja Poco hablador Apocado
	YANG	Voz fuerte, alta Locuaz Inquieto
INTERROGATORIO	YIN	Síntomas apagados Cronicidad Astenia
	YANG	Síntomas agudos, llamativos Aversión a la presión
PULSOS	YIN	Pulso de venida (sístole) Localización Chi Lento Pequeño, fino, profundo, áspero
	YANG	Pulso de ida (diástole) Localización Cun Rápido Grande, batiente, superficial, resbaladizo

Una vez hemos analizado y ubicado el síndrome clasificándolo como Yin o Yang, la base del tratamiento será la regulación y recuperación del equilibrio Yin-Yang, tonificando la insuficiencia o purgando el exceso.

La aplicación de los principios del Yin-Yang en el tratamiento será principalmente:

1º Establecer el Principio de Tratamiento.

En el Exceso:

- Como decíamos antes, un exceso de Calor puede lesionar al Yin, y el exceso de Yin puede generar Frío y dañar al Yang. Por este motivo, al tratar el exceso de Yin o Yang, habrá que observar en primer lugar si hay lesión del opuesto:

    - Si no hay lesión, purgar al que está en exceso.
    - Si hay lesión, además de purgar el que está en exceso habrá que tonificar el opuesto.

- En el *Exceso de Yang (Calor de Plétora)*, mediante acupuntura habría que purgar el Calor y con fitoterapia, utilizar medicamentos Fríos.
- En el *Exceso de Yin (Frío de Plétora)*, mediante acupuntura hay que calentar utilizando *"moxibustión[6]"*, y con fitoterapia prescribir medicamentos calientes.

En la Insuficiencia:

- La insuficiencia de Yin da lugar a la disminución de la moderación sobre el Yang y a su exceso, produciendo Falso Fuego (Fuego de Vacío). No se debe emplear ni medicación fría ni purgar el Yang con acupuntura, sino que hay que aumentar el Yin para que modere al Yang.

---

[6] La moxibustión es una aplicación terapéutica que consiste en calentar puntos de acupuntura o zonas del cuerpo con el objetivo principal de aumentar el Yang y movilizar el Qi.

- En la Insuficiencia de Yang habrá falta de control sobre el Yin, produciéndose su exceso, y por tanto el frío de Insuficiencia. Tampoco habrá que emplear medicación caliente y dispersante para dañar al Yin, sino que hay que tonificar al Yang para que modere al Yin.

2. Principio Terapéutico de buscar el Yin en el Yang y el Yang dentro del Yin.

Lo más habitual es encontrar patologías que ofrezcan un cuadro compuesto con signos Yin y signos Yang.

çEsto hace necesario muchas veces el tratar ambos aspectos. Por ejemplo, en un caso de vacío de Sangre, será necesario tonificar la Sangre (Yin) y tonificar también el Qi (Yang) para apoyar el proceso hematopoyético.

TEMA 4. WU-XING: Los Cinco Movimientos

1 "*WU XING*": LA DINÁMICA DE LOS ELEMENTOS.

Esta teoría constituye, junto a la ley del Yin-Yang, la base fundamental de la Medicina Tradicional China. Conocida como *"La Gran Regla, Ley de los Cinco Movimientos, Ley de los Cinco Elementos, Ley de Autorregulación"*, o como las tendencias modernas mencionan, *"Ley de la Penta-coordinación"*.

Normalmente se afirma que esta ley es anterior a la teoría del Yin-Yang, aunque es posible que fuese a la inversa. El prestigioso Dr. Nguyen Van Nghi afirma que es anterior al 3000 a.C.). Giovanni Macciocia afirma en su obra *"Los Fundamentos de la Medicina China"* que, en realidad, la teoría del Yin-Yang sería anterior a la de los Cinco Elementos. De hecho, podemos encontrar referencias escritas sobre el Yin-Yang en la Dinastía Zhou (1000-700 a.C.), mientras que las primeras referencias a la ley de los Cinco Elementos datan del periodo de los Reinos Combatientes (476-221 a.C.).

De lo que no hay duda es que ambas teorías se encuentran íntimamente relacionadas. Bajo mi punto de vista, ambas leyes exponen un ciclo de ascenso y descenso.

El Yin-Yang muestra un aspecto más gráfico y extenso, y el *Wu Xing* analiza y establece cinco puntos conceptuales a lo largo de este ciclo, siendo capaz de este modo de analizar la influencia mutua que ejercen estas tendencias entre sí.

Su traducción más exacta sería la de *"Cinco Movimientos"*, o *"Cinco Procesos"*. Sin embargo, la influencia de las raíces culturales occidentales sobre este concepto es lo que ha hecho que habitualmente sean conocidos como *"Cinco Elementos"*. Empedócles los llamó "*rhizomata*" (raíces), Platón "*stoichea stoiceia*" (Componentes Simples), y Aristóteles "*prota somata prwta somata*" (Formas Primarias). Este último autor es el que presentó esta teoría desde un punto de vista dinámico, muy cercano a la conceptualización expresada por la antigua tradición china.

Los Cinco Elementos no son, entonces, constituyentes básicos de la naturaleza, sino que se trata de procesos fundamentales de cualidades. Representan cinco cualidades diferentes de los fenómenos naturales, cinco movimientos y cinco fases en el ciclo de las estaciones. Al igual que la teoría del Yin-Yang, ofrece una reconstrucción a escala del orden universal, ofreciendo un microcosmos que pone al alcance del hombre la comprensión de la dinámica de la naturaleza.

1.1 Características generales de los Cinco Elementos.

De un modo general podemos atribuirles a los Cinco Elementos las siguientes características:

Madera:

«La Madera crece hacia arriba y se expande al exterior»

Todas las cosas y fenómenos con funciones y características de crecimiento, exteriorización y expansión pertenecen a la madera.

Fuego:

«El Fuego flamea y sube hacia arriba»

Todas las cosas con función y características de calentamiento y ascensión pertenecen al Elemento Fuego.

Tierra:

«La Tierra es la semilla y la recolección»

Todas las cosas que tengan las funciones de producción, soporte y recepción pertenecen a la Tierra.

Metal:

«El Metal opera el Cambio»

Todas las cosas y fenómenos con funciones de purificación-interiorización y retracción pertenecen al Metal.

Agua:

«El Agua humedece y se filtra hacia abajo»

Todas las cosas con las características de enfriamiento, humidificación y descenso pertenecen al Agua.

Veamos ahora algunos ejemplos en los que encontrar la aplicación de esta teoría, para ayudarnos a comprender mejor su omnipresencia y su extrapolación a todos cuantos fenómenos podamos encontrar en el universo.

	MADERA	FUEGO	TIERRA	AGUA	METAL
Ciclo solar	Amanecer	Mediodía	Tarde	Medianoche	Anochecer
Ciclo estacional	Primavera	Verano	Final del Verano	Invierno	Otoño
Ritmo circadiano	Despertar	Vigilia	Transición	Sueño	Quietud

1.2 Los Cinco Elementos como Movimientos.

Los Cinco Elementos simbolizan también las cinco direcciones de los movimientos de los fenómenos naturales.

ELEMENTO	MOVIMIENTO
MADERA	Expansión. Movimiento hacia el exterior
METAL	Contracción. Movimiento hacia el interior
AGUA	Movimiento descendente
FUEGO	Movimiento ascendente
TIERRA	Neutralidad o estabilidad

1.3 Los Cinco Elementos como etapas del Ciclo Estacional.

Cada uno de los Cinco Elementos representa una estación del ciclo anual.

ELEMENTO	ESTACIÓN	CICLO ESTACIONAL
MADERA	Primavera	Sembrado/Germinación
FUEGO	Verano	Crecimiento
METAL	Otoño	Cosecha
AGUA	Invierno	Almacenar
TIERRA	Final de estación	Transformación

La Tierra no corresponde con ninguna estación en concreto. Relacionado con el Bazo, se trata del eje sobre el que giran los demás elementos, nutriéndose todos de ella. Correspondería a los **18 últimos días de cada estación**.

> «El Bazo pertenece a la Tierra que se relaciona con el Centro y su influencia se manifiesta durante 18 días al final de cada estación sin que se corresponda con una estación en sí misma».
>
> *Clásico de las Categorías". Zhang Jie Bing (1624)*

Normalmente, en las obras occidentales se asocia específicamente al final del verano, lo que conocemos como **"Veranito de San Martín"**.

El elemento Fuego y el elemento Agua pueden considerarse los **"Elementos Absolutos"**. El Agua representa la naturaleza fría, densa, que fluye hacia abajo. El Fuego es el polo opuesto, representando una naturaleza caliente, etérea, ascendente.

Sin embargo, el elemento Madera y el elemento Metal son considerados como **elementos "eje" ó "bisagra"**. Se trata de dos elementos funcionales surgidos del movimiento de los dos "Elementos Absolutos". El paso de la energía del Agua a la del Fuego necesita una fase intermedia de naturaleza ascendente. El paso del Fuego al Agua, sin embargo, necesitan de una fase intermedia de naturaleza descendente.

«El cuerpo humano es un espejo del mundo natural, de modo que, el Hígado está a la izquierda y su Qi asciende, el Pulmón está a la derecha y su Qi desciende. Cuando su ascenso y descenso están armonizados, el Qi puede relajarse y desarrollarse... Los dos juntos permiten al Qi y la Sangre fluir y extenderse y a los órganos internos estar en paz y equilibrio».

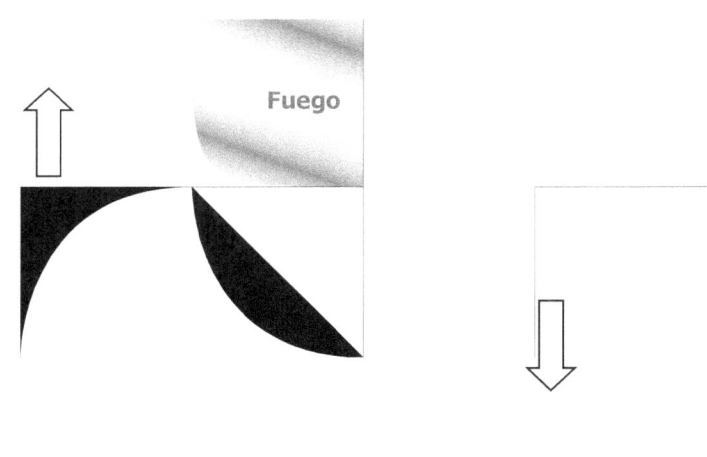

Ye Tian S

Estos dos "ejes" tienen dos cometidos fundamentales:

- Evitan que se lesionen por el contacto de dos elementos tan opuestos (simbólicamente, el Agua

apagaría el Fuego ó el Fuego evaporaría al Agua) permitiendo el paso del Yin al Yang, y del Yang al Yin, más extremos.
- Conforman un elemento intermediario necesario que permite la conversión de uno a otro.

Crean, y son creados por el movimiento de los "Elementos Absolutos". Sin embargo, estos dos elementos adquieren una identidad propia, con una naturaleza específica.

El elemento Tierra actúa como un **eje central** que sostiene la energía centrífuga de toda esta dinámica, nutriendo a todos los otros elementos, y sobre el que todos ellos se apoyan.

1.4 Las relaciones entre los Cinco Elementos.

Se pueden encontrar 36 posibilidades distintas de combinar los 5 elementos. Las más corrientes son 4.

1. El Ciclo de Generación.
2. El Ciclo de Control.
3. El Ciclo de Explotación.
4. El Ciclo de Oposición.

El Ciclo de Generación (*Sheng***).**

En este ciclo, la energía fluye en el **sentido de las agujas del reloj**, pasando de un órgano a otro, alimentando cada uno a su posterior.

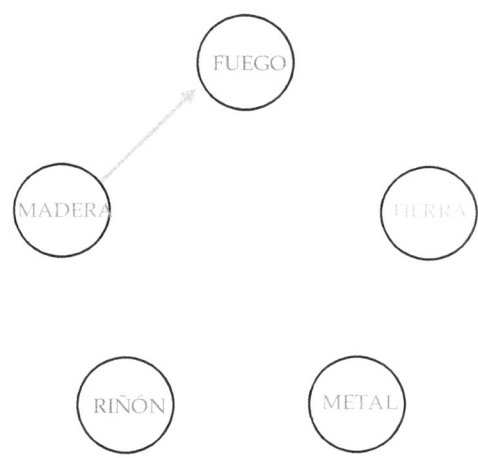

Tengamos en cuenta la relación de cada uno de los Cinco Elementos con sus respectivos órganos, por tanto:

- el Corazón (Fuego) nutre a la Tierra (Bazo);
- el Bazo (Tierra) a los Pulmones (Metal);
- los Pulmones (Metal) a los Riñones (Agua);
- los Riñones (Agua) al Hígado (Madera);
- y el Hígado (Madera) al Corazón (Fuego).

Para hacernos una idea de este ciclo, podremos afirmar que «*la madre controla al hijo*», y este control puede ser el motivo de algunas disfunciones, como por ejemplo, la transmisión de una enfermedad. Puede pasar, por el contrario, que «*el hijo se revele a la madre*».

El Ciclo de Control (*Ke*).

En este ciclo, la energía va de un elemento al otro del pentagrama, saltándose su próximo elemento, formando así un dibujo igual a la "Estrella de David". Se dice que un elemento domina al que va después de su inmediato siguiente (el Fuego domina al Metal, la Tierra al Agua, el Metal a la Madera...), es decir la abuela domina al nieto.

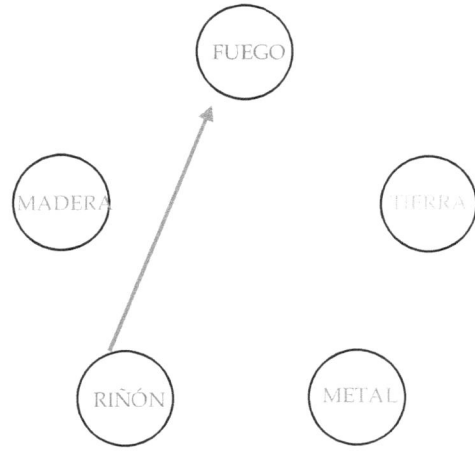

Este ciclo establece el control que cada uno de los Elementos efectúa sobre otro, de modo que su energía quede controlada.

Podemos decir que se trata de un proceso de inhibición sobre los diferentes aspectos de la naturaleza y el ser humano, por parte de otros.

Este caso es parecido a lo que se apuntaba en el Ciclo Sheng, pero se habla de "dominancia" y de "contradominancia" y no de "madre a hijo", sino del Elemento siguiente al "hijo". El exceso de "dominancia" o "contradominancia", crea los desequilibrios.

El Ciclo de Explotación (*Cheng*).

Este ciclo sigue el mismo patrón que el ciclo *Ke* (de Control). En este caso existe un sobre control, un exceso de energía por parte de un Elemento que produce una excesiva inhibición del Elemento que debería controlar, llegando a debilitarlo.

Sus causas fundamentales son:

- El Elemento dominante está en exceso y domina demasiado al Elemento dominado provocando su vacío
- El Elemento dominado se encuentra en vacío, lo que provoca que el dominio del Elemento dominante aparezca más fuerte, ocasionando así su vacío.

El Ciclo de Oposición (*Wu*).

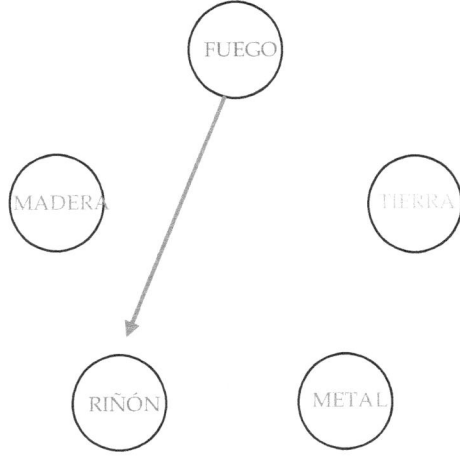

También este ciclo sigue el patrón gráfico del ciclo *Ke*, aunque en este caso, el Elemento que debería ser dominado, se rebela contra su dominador, oponiéndose a la necesaria inhibición, provocando problemas. Es conocido también como "insulto" o "violación". Sucede cuando el Elemento dominado es demasiado fuerte y no respeta a su elemento dominador, invirtiendo la relación horizontal y dominando a quién tenía que dominarlo.

2. LOS 5 ELEMENTOS EN MTC.

2.1 Los Cinco Elementos en Fisiología.

Los Ciclos de Generación y Control:

Los Ciclos Sheng y Ke, en referencia a las funciones fisiológicas, establece el conocimiento del ambiente interno, de las relaciones entre los órganos internos. Aplicando los ciclos de generación y control a los órganos, podremos comprender mejor la influencia de unos órganos sobre otros, lo que nos ayudará a entender la evolución de los procesos mórbidos, y a encontrar la mejor manera de establecer un diagnóstico y un tratamiento adecuado.

Sin embargo, es importante comprender también el concepto de las raíces Yin y Yang de cada órgano, y no olvidar que este ciclo se trata de un ciclo simbólico, por lo que las funciones y características de cada órgano deben ser tenidas en cuenta siempre.

Algunos ejemplos:

- *Hígado es la madre del Corazón:* El Hígado almacena la Sangre y la Sangre alberga la Mente. Si la Sangre del Hígado es débil, el Corazón sufrirá, siendo alteradas también las funciones mentales.

- *Corazón es la madre del Bazo:* El Qi del Corazón impulsa la Sangre, ayudando al Bazo en su función de transporte.

- *Bazo es la madre del Pulmón:* El Qi del Bazo suministra el Qi de los alimentos al Pulmón, donde se mezcla con el aire para producir el *"Zhong Qi"*

- *Pulmón es la madre de los Riñones:* El Qi del Pulmón desciende para encontrarse con el Qi del Riñón. El Pulmón también envía líquidos al Riñón.

- *Riñón es la madre del Hígado:* El Yin del Riñón nutre la Sangre del Hígado.

El Ciclo Cosmológico:

Aunque se trata de un ciclo que aparece en pocas ocasiones en los libros de MTC occidentales, lo cierto es, que en la práctica clínica esta representación tiene múltiples implicaciones:

- ***El Agua como Base Fundamental:*** en este ciclo, el Agua es el comienzo. Es la base de los otros Elementos. Es la fuente del Yin Original y del Yang Original. Una insuficiencia de Yin de Riñón provoca constantemente una insuficiencia de Yin de Hígado y de Yin de Corazón, y una insuficiencia de Yang de Riñón provoca frecuentemente una insuficiencia de Yang de Bazo y de Qi de Pulmón.

> El Riñón también almacena "*la Esencia (Jing)*", que es la base fundamental del Qi y de la Mente.

- *Relación Riñón-Corazón:* el Riñón y el Corazón, el Agua y el Fuego, se relacionan a través del *"Eje Vertical[7]"*. Existe una comunicación directa entre ellos. Esta relación establece el eje *"Shao Yin"*, el más esencial y vital, ya que aporta el equilibrio fundamental entre el Yin y el Yang orgánico.

Un caso clínico habitual de desarmonía en este eje, se daría cuando el Yin de Riñón es insuficiente, provocando que el Yin de Corazón sea también insuficiente, produciéndose Calor en el Corazón por insuficiencia.

-Estomago y Bazo como Centro: Este es el punto de pivote fundamental. Nutren a todos los demás órganos. Por este motivo, tonificar el Estómago y el Bazo, tonifica indirectamente a todos los demás órganos.

- *Estómago y Bazo como soporte del Corazón:* La Tierra se encuentra entre el Agua y el Fuego, y es el soporte del Fuego. Es el soporte principal del Corazón. En todos los casos de insuficiencia crónica de Qi de Corazón o de Sangre de Corazón (particularmente cuando el ritmo cardiaco es irregular) es indispensable tonificar el Estómago. También el Bazo genera la Sangre, de la cual depende el Corazón.

- *La Tierra en el Ciclo de las Estaciones:* en el ámbito de la MTC, el Estómago y Bazo podrían tonificarse al final de cada estación, sobre todo al final del invierno, para ayudar a la energía a regenerarse.

---

[7] El *"Eje Vertical o Shao Yin"* es la relación directa entre el Agua y el Fuego.

- *El Eje Vertical como Símbolo de la Unión Esencia-Qi-Mente:* se trata del Eje Vertical Agua, Tierra y Fuego, considerado como el símbolo de Esencia-Qi-Mente, que reagrupan las energías físicas y mentales del ser humano. La Esencia (Jing) pertenece a los Riñones, El Qi procede del Estómago, y la Mente la alberga el Corazón.

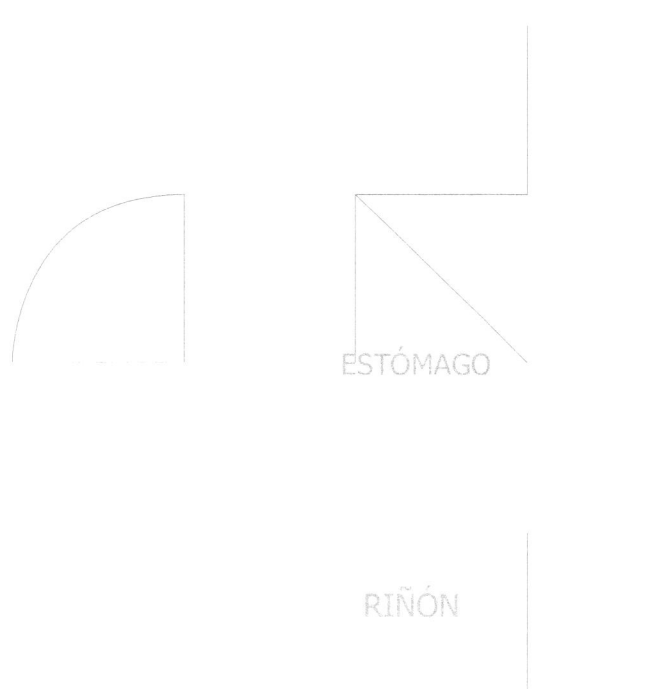

Cada uno de los Cinco Movimientos engloba numerosos fenómenos en el Universo y en el cuerpo humano. Este sistema de correspondencias de los Cinco Elementos suministra un completo y útil modelo clínico de relaciones entre órganos, tejidos, sentidos, etc. En la siguiente tabla podemos encontrar las correspondencias de los aspectos más importantes de la MTC en relación con los Cinco Elementos:

La relación que se establecen entre las columnas verticales de este cuadrante supone la necesidad de una misma energía, una misma dinámica.

Vamos a tomar al Elemento Madera como ejemplo de una de las áreas fisiológicas consideradas desde la MTC:

Los Cinco Elementos	MADERA	FUEGO	TIERRA	METAL	AGUA
Órganos Zang	Hígado	Corazón	Bazo	Pulmones	Riñones
Órganos Fu	Vesícula Biliar	Intestino Delgado	Estómago	Intestino Grueso	Vejiga
Estación del año	Primavera	Verano	Final del Verano	Otoño	Invierno
Fenómeno atmosférico	Viento	Calor	Humedad	Sequedad	Frío
Órganos sensoriales	Ojo	Lengua	Boca	Nariz	Oído

Estructuras internas	Tendones Músculos	Vasos	Tejido celular subcutáneo. Carne	Piel	Huesos
Estructuras externas	Uñas	Cara	Labios	Vello	Cabellos
Los cinco sentidos	Vista	Voz	Sabor	Olor	Oído
Sabores de alimentos	Ácido y agrio	Amargo	Dulce	Picante	Salado
Secreciones corporales	Lágrimas	Sudor	Saliva	Mucosidad y esputo	Orina
Colores	Verde	Rojo	Amarillo	Blanco	Negro
Sonidos	Grito	Risa	Canto	Llanto	Quejido
Etapa de desarrollo	Nacimiento	Crecimiento	Transformación	Cosecha. Declinar	Almacenaje. Muerte
Sensaciones emocionales	Enojo, ira	Risa, alegría	Obsesión	Preocupación	Miedo
Cualidades Psíquicas	HUN Alma Sub-consciente	THÂN Alma Consciente Mente	YI Alma Lógica Pensamiento	PO Alma Instintiva Reflejos	ZHI Alma ejecutiva Voluntad
Puntos Shu Antiguos[8]	Ting	Iong	Iu	King	Ho
Traducción puntos Shu	Pozo	Manantial	Arroyo	Río	Mar

- *La estación:* La primavera. Es muy frecuente encontrarnos en clínica desequilibrios del Hígado en esta estación del año.

- *La dirección:* El viento afecta al hígado, y especialmente el viento que nos llega del Este. Pacientes con cefalea o dolor crónico de cuello constatan que tienen un dolor de cabeza siempre que sopla un viento del Este.

---

[8] *"Los Puntos Shu Antiguos"* o *"Los Cinco Puntos Shu"* es una teoría de práctica terapéutica que se desarrollará más adelante.

- *El color:* El verde. Se aplica en el diagnóstico.

- *El sabor:* El ácido.

- *El clima:* Decíamos antes que el Viento afecta especialmente al Hígado. Rigidez de cuello, cefaleas, epiforas… son patologías que se agravan con el Viento.

- *Los órganos de los sentidos:* El Hígado humedece y nutre los ojos.

- *El tejido:* También humedece y nutre los ligamentos y tendones. Según los clásicos, también los músculos son un tejido perteneciente a esta esfera.

- *Las emociones:* La "Ira" sería la emoción de la Madera y el Hígado. Cuando la energía del Hígado se bloquea o asciende, provoca accesos de cólera. Y recíprocamente, un ataque de Ira puede bloquear la energía del Hígado.

- *Los sonidos:* El sonido del Hígado es el Grito. Una persona con un acceso de cólera tiende a gritar.

2.2 Los Cinco Elementos en Patología.

Entre los ciclos que pueden darse en los Cinco Elementos, sólo dos ciclos tienen aplicación en casos patológicos: el ciclo de **Explotación y el de Oposición.** También el ciclo de Generación puede provocar situaciones patológicas si existe algún desequilibrio.

Ciclo de Explotación (Cheng).

Como he comentado antes, este evento sucede cuando la relación de Control entre los elementos se vuelve excesiva.

- *Hígado explota al Bazo/Estómago:* el Qi de Hígado se estanca y explota al Bazo/Estómago, perjudicando su función de transformación y transporte.

Si afecta al Estómago, impide al Qi de Estómago descender, provocando nauseas. Si afecta al Bazo, impide subir a su Qi provocando diarreas, aires y borborigmos.

- *Corazón explota al Pulmón:* el Fuego de Pulmón se vuelve excesivo, secando los líquidos del Pulmón hasta provocar una Insuficiencia de Yin de Pulmón.

- *Bazo explota al Riñón:* una mala gestión de la Humedad por parte del Bazo puede bloquear la función del Riñón de transformar y excretar líquidos.

- *Pulmón explota al Hígado:* es una situación que aparece muy raramente en la práctica clínica.

- *Riñón explota al Corazón:* si el Yin de Riñón está en Insuficiencia, aparece un Calor por Insuficiencia (Calor Vacío) que puede transmitirse al Corazón.

> «El Movimiento en exceso invade al que reprime en estado normal y se vuelve contra el que normalmente le domina. El movimiento en insuficiencia tiene en su contra al que domina en estado normal y es oprimido por el que le domina en estado normal».Su Wen (Cap. 67)

Ciclo de Oposición (Wu).

Se trata de situaciones patológicas en las que el elemento dominado se rebela contra el dominador, evitando e incluso invirtiendo este necesario ciclo de Oposición.

- *Hígado se opone al Pulmón:* el Qi del Hígado puede estancarse en la parte superior y obstruir el pecho y la respiración.

- *Corazón se opone al Riñón:* el Fuego de Corazón puede descender al Riñón, consumiendo al Yin de Riñón.

- *Bazo se opone al Hígado:* si el Bazo es invadido por la Humedad, puede alterar la libre circulación del Qi de Hígado (*Qi Ji*).

- *Pulmón se opone al Corazón:* cuando los Pulmones están obstruidos por la Flema, se puede perturbar al Qi de Corazón.

- *Riñón se opone al Bazo:* si el Riñón no puede transformar los líquidos, el Bazo sufrirá y será invadido por la Humedad.

Ciclo de Generación (Sheng).

También en este caso pueden darse situaciones patológicas cuando existe un desequilibrio.

Pueden darse dos casos:

- **El elemento Madre no alimenta al Hijo.**
- **El elemento Hijo agota a la Madre.**

Madre no alimenta al Hijo	Hijo agota a la Madre
Hígado al Corazón: Cuando la Sangre de Hígado es insuficiente, el Corazón no es nutrido por la Sangre, apareciendo **palpitaciones e insomnio**.	*Corazón al Hígado*: La Sangre de Corazón es insuficiente, lo que provoca problemas en el proceso de almacenamiento del Hígado. Esto se puede traducir, por ejemplo, en **reglas escasas e incluso amenorrea**.
Corazón al Bazo: La Mente en el Corazón, necesita las capacidades mentales del Bazo. Otra relación se establece cuando el Fuego de Corazón no calienta el Yang de Bazo, produciendo una **sensación de frío y diarreas**.	*Bazo al Corazón:* El Bazo genera el Qi y la Sangre. Si el Bazo no genera suficiente Sangre, el Corazón, que necesita una cantidad importante de Sangre, sufrirá, produciéndose **palpitaciones, insomnio, poca memoria y una ligera depresión**.
	Pulmón al Bazo: Si el Qi de Pulmón es insuficiente, el Qi de Bazo será afectado, apareciendo **fatiga, pérdida de apetito y heces blandas**.

Bazo al Pulmón: Si la función de transformación y transporte del Bazo se ve afectada, se formará Flema. Esta se instala normalmente en los Pulmones, provocando **dificultad respiratoria y asma**.

En la práctica clínica la Insuficiencia de Pulmón y Bazo suelen darse juntas.

Pulmón al Riñón: El Qi del Pulmón desciende hacia el Riñón, que lo sujeta abajo. Cuando el Qi del Pulmón es insuficiente, el Qi y los líquidos no pueden descender a los Riñones, provocando **insuficiencia respiratoria y sequedad en los pulmones**.

Riñón al Pulmón: Si el Qi de Riñón es insuficiente, no consigue tirar del Qi hacia abajo, por lo que el Qi se queda arriba, obstruyendo el Pulmón y provocando **insuficiencia respiratoria**

Riñón al Hígado: El Yin de Rincón nutre al Yin y la Sangre de Hígado. Si el Yin de Riñón es insuficiente, el Yin y Xue de Hígado es insuficiente, produciendo **acúfenos, mareos, cefaleas e irritabilidad**. Esta relación es una de las más frecuentes en la práctica clínica.

Hígado al Riñón: La Sangre nutre la Esencia del Riñón. Si la Sangre del Hígado es insuficiente durante un tiempo, puede entrañar una insuficiencia de Esencia del Riñón, manifestándose con **mareos, acúfenos graves, sudores nocturnos, debilidad sexual**.

Resumiendo, cada elemento puede estar en desequilibrio de cuatro modos:

1. Un elemento en exceso explota a otro, siguiendo el ciclo de explotación.
2. Un elemento está en insuficiencia y otro se opone a él, según el ciclo de oposición.
3. Un elemento está en insuficiencia y "tira" demasiado de su madre, agotándolo.
4. Un elemento está en insuficiencia y no llega a nutrir a su hijo.

2.3 Los Cinco Elementos en el Diagnóstico.

Se basa en la observación de las correspondencias de los Cinco Elementos con el color, el sabor, el olor y el sonido, principalmente.

• **Colores.**

Este es el apartado más importante en el diagnóstico mediante los Cinco Elementos. El predominio en el color del rostro indica un desequilibrio del elemento correspondiente.

COLOR DEL ROSTRO	ÓRGANO CORRESPONDIENTE
Rojo	Corazón
Amarillo	Bazo
Verde	Hígado
Blanco	Pulmones
Negro	Riñones

A veces, el color de la cara no corresponde con las manifestaciones clínicas. En este caso, el color de la cara muestra la causa subyacente del desequilibrio. El color de la cara mostraría, en estos casos, la raíz del desequilibrio, y las manifestaciones clínicas muestran el síndrome resultante.

En otras ocasiones podemos encontrar interacciones complejas entre dos elementos. Por ejemplo, una cara blanca muy pálida con pómulos rojos, muestra que el Fuego explota al Metal. Una tez amarilla con matiz verdoso alrededor de la boca, muestra que la Madera explota a la Tierra.

Es importante localizar el órgano que sufre la patología, y a través del color en el rostro podremos conocer cual es su afección. Por ejemplo, si los síntomas indican un problema en el Hígado, y la cara muestra un tono amarillento, seguramente se tratará de un problema de Humedad en el Hígado.

Sonidos.

La fuerza y la tonalidad de la voz también nos ofrecerán indicaciones útiles en el diagnóstico. En el caso de la utilización de los Cinco Elementos, utilizaremos la relación que aparece en la tabla de las relaciones. Veamos algunos ejemplos importantes:
- Cuando alguien tiene tendencia a gritar cuando está colérico indicará un desequilibrio en Madera.
- Cuando alguien ríe mucho y sin motivo aparente indicará un desequilibrio en Fuego.
- Cuando alguien tiene un tono de voz cantarín, señalará un desequilibrio de Tierra.
- El llanto y el lamento estaría relacionado con una Insuficiencia de Pulmón.
- Una voz ronca indica a menudo un desequilibrio del elemento Agua.

Olores.

Según el modelo de los Cinco Elementos, podemos utilizar nuestro conocimiento de sus relaciones para analizar los olores y poder ayudar a establecer un diagnóstico adecuado.

OLOR	AFECCIÓN
Rancio	Desequilibrio en la Madera
Quemado	Desequilibrio en Corazón
Dulzón	Insuficiencia de Bazo o Humedad
Fétido	Desequilibrio en Pulmón
Putrefacción o Descomposición	Desequilibrio del Riñón o Vejiga

Emociones.

Este es, sin duda, uno de los apartados más interesantes de la MTC. En este caso, al hablar sobre el diagnóstico en la relación de los Cinco Elementos, diremos que:

ELEMENTO	EMOCIÓN
Tierra	*Reflexión*: Un exceso de esta facultad mental tiende a debilitar al Bazo
Fuego	*Alegría*: Un estado de excitación excesiva y permanente acaba por perjudicar al Corazón.
Metal	*Tristeza y Pena:* Estas emociones entrañas una insuficiencia de Qi de Pulmón, y una insuficiencia de Qi de Pulmón provoca estas emociones.
Madera	*Cólera*: Una tendencia a estallidos de cólera fáciles manifiesta un desequilibrio en Madera.
Agua	*Miedo*: Esta emoción tiene repercusiones directas sobre el Riñón y la Vejiga.

Sabores.

También los sabores pueden ser utilizados en el diagnóstico mediante su correspondencia con los Cinco Elementos:

SABOR	ELEMENTO AFECTADO
Ácido – Agrio	Desequilibrio en la Madera
Amargo	Desequilibrio en Corazón
Dulce	Insuficiencia de Bazo o Humedad
Picante	Desequilibrio en Pulmón
Salado	Desequilibrio del Riñón o Vejiga

Tejidos.

Un estado patológico de los tejidos también puede ser una práctica ayuda en el difícil arte del diagnóstico.

ELEMENTO	ÓRGANO	TEJIDO
Tierra	Bazo	*Debilidad o atrofia muscular*
Fuego	*Corazón*	*Vasos sanguíneos*
Metal	*Pulmones*	*Afección en piel*
Madera	*Hígado, Vesícula Biliar*	Tendones rígidos y tensos
Agua	*Riñón*	*Problemas óseos*

Si los tendones están tensos y rígidos, indicará un desequilibrio del Hígado y la Vesícula Biliar (Elemento Madera), Si existe un problema en los vasos sanguíneos, indicará un problema en la esfera del Corazón (Elemento Fuego). Si existe una debilidad o atrofia muscular, indicará una insuficiencia de Bazo (Elemento Tierra). Si existe una afección en la piel, se relacionará con los pulmones, y viceversa. Por ejemplo, la debilidad del Qi de Pulmón se traduce en una excesiva diaforesis. Y el Riñón está relacionado con los Huesos. Las enfermedades óseas degenerativas suelen estar asociadas a una disminución de la Esencia del Riñón (Jing).

Órganos de los Sentidos.

Los problemas que afectan a los cinco sentidos también encuentran su relación con los Cinco Elementos, por lo que su observación puede ser utilizada como otro elemento de diagnóstico. Por ejemplo, una visión borrosa puede ser debida a una insuficiencia del Hígado (Xu Yin Hígado, en este caso), problemas de la lengua pueden estar ligados al Corazón, los de la boca y los labios a menudo se deben al Bazo o a Calor en el Estómago, una nariz seca y estornudos pueden indicar sequedad o una insuficiencia de Pulmón, y una disminución de la audición o acúfenos crónicos, por ejemplo, puede ser debido a una insuficiencia de Riñón.

Como en la mayoría de los casos anteriores, estas relaciones deben ser observadas con cuidado y siempre teniendo en cuenta el resto de los signos clínicos, ya que en muchas ocasiones estas correspondencias no se dan con tanta nitidez o pueden estar solapadas por síntomas subyacentes. Por ejemplo, muchas alteraciones oculares no son debidas al Hígado, algunas patologías linguales se deben al Estómago o al Riñón, los labios también pueden reflejar el estado de la sangre, los problemas bucales pueden deberse a una patología del Riñón, así como algunos problemas de oídos pueden tener su origen en el Hígado.

ELEMENTO	ÓRGANO	ÓRGANO DE LOS SENTIDOS
Tierra	Bazo	*Afección en boca y/o labios*
Fuego	*Corazón*	*Alteraociones en la lengua*
Metal	*Pulmones*	*Naríz seca, estornudos*
Madera	*Hígado*	Visión borrosa
Agua	*Riñón*	*Hipoacusia , acúfenos*

Climas.

Todos conocemos a personas cuyos problemas de salud como asma, cefaleas, dolores reumáticos, etc. empeoran con ciertos climas o aspectos climáticos concretos. Por ejemplo, una sensibilidad al viento suele estar relacionado con una afección en la esfera energética de la Madera;

los problemas reumáticos, asociados principalmente a la humedad, tendrían su origen en la Tierra; la sequedad perjudica al Pulmón; el frío debilita al Riñón; el calor afecta especialmente a la gente con problemas en el Corazón.

Sin embargo, de nuevo debemos tener en consideración
el resto de los síntomas clínicos. Por ejemplo, un exceso de
Calor en el Hígado también empeorará con el Calor; una
deficiencia de Yang en el Bazo también empeorará con el Frío,
etc.

En resumen, los factores climáticos externos afectan a las
energías de los órganos internos. Estos, como hemos visto
anteriormente, se ven influenciados especialmente por alguno
de esos factores en concreto, por lo tanto, si existe algún
desequilibrio energético en alguno de los órganos y nos
exponemos a la circunstancia climática que más le afecte, los
síntomas que padecemos se agravarán. Por ejemplo, el viento
afecta a la esfera energética del Hígado, la energía emocional de
este es la Ira; el viento continuo puede provocar irritabilidad,
dolor agudo de cabeza y mareos en las personas. Como
curiosidad nombraremos el caso de la ciudad de Toulouse en
Francia en el que es común el viento austral, seco y cálido, al
que también se le conoce como "el viento de la locura" porque
vuelve irritables a sus habitantes.

2.4 Los Cinco Elementos en el Tratamiento.

Aunque podemos utilizar los Cinco Elementos en el
tratamiento de las diferentes patologías, básicamente
utilizamos dos modos de aplicar esta teoría en la práctica
clínica:

- *Aplicación en función de los Ciclos*
    - *Tonificar a la Madre*
    - *Dispersar al Hijo*
    - *Ciclo de Producción*
    - *Ciclo de Dominación*

- Aplicación en función de "Los Cinco puntos Shu" de los Cinco Elementos.

Aplicación en función de los Ciclos.

En el tratamiento de un Elemento determinado, se deberá tener en cuenta las diversas relaciones de estos Elementos con los demás, según los ciclos de Control, Oposición, Explotación y Cosmológico. Al observar la afectación de un Elemento, debemos considerar en primer lugar si está afectado por otro y en segundo lugar, si está afectando él mismo a un tercero.

Es importante identificar cuales son las relaciones que pueden estar alterando al Elemento afectado (donde se localiza lo que conocemos como "Nivel Patológico"), y cuales pueden estar siendo afectados por éste. Una vez hemos conseguido identificar las relaciones patológicas mediante un completo estudio semiológico, podemos empezar a diseñar un plan de acción terapéutica.

Partiendo de que cualquiera de los Elementos implicados sufrirá de algún tipo de exceso (Shi) o insuficiencia (Xu) de sus energías Yin o Yang, la herramienta principal para restaurar el equilibrio en todos estos Elementos será la aplicación de:

Tonificar a la Madre:

Este principio está especialmente indicado en un síndrome de vacío en la relación Madre-Hijo. En la práctica clínica podemos *tonificar el canal Madre (punto Madre del canal Madre) y el punto Madre (punto Madre del propio Canal)*.

Dispersar al Hijo:

Indicado en los casos de plenitud en la relación Madre-Hijo. En la práctica clínica *se escoge el canal Hijo o el punto Hijo del canal concerniente*.

Ciclo de Producción:

Consiste, básicamente, en el principio de Tonificar un Elemento para que refuerce a su Hijo. Se trata del ciclo Sheng.

- *Alimentar el Agua para Humedecer la Madera:* Consiste en tonificar el Yin de Riñón para nutrir el Yin de Hígado. Indicado en la insuficiencia de Yin de Hígado debida a un vacío de Yin de Riñón (Hígado y Riñón comparten parte de su Yin), apareciendo un ascenso de Yang hepático.

- *Aumentar el Fuego para Tonificar la Tierra:* Tonificar por calentamiento el Yang de Riñón para tonificar el Yang de Bazo. Indicado en casos de insuficiencia de Yang de Bazo por vacío de Yang de Riñón.
- *Cultivar la Tierra y producir el Metal:* Tonificar la energía del Pulmón mediante la tonificación de la energía del Bazo.
- *Producir mutuamente el Metal y el Agua:* Tonificar conjuntamente el vacío de Yin de Riñón y el de Pulmón. Está indicado en casos de vacío de Pulmón que impide la distribución del líquido orgánico para alimentar al Riñón;
o del vacío de Yin de Riñón, que no asciende para alimentar al Pulmón, produciéndose un vacío de Yin de Riñón y de Pulmón.

Ciclo de Dominación:

Consiste, básicamente, en la aplicación del ciclo Ko (Control), actuando sobre el Elemento dominador.

- *Inhibir la Madera para sostener la Tierra:* Consiste en desobstruir el Hígado para tonificar el Bazo, en el caso de plenitud del Hígado con vacío de Bazo.
- *Dispersar el Sur y tonificar el Norte:* Dispersar el Fuego de Corazón y tonificar el Riñón-Agua. Está indicado especialmente en caso de ruptura de la relación energética entre el Corazón y Riñón (por insuficiencia de Yin y exceso de Fuego de Corazón)
- *Cultivar la Tierra para restringir el Agua:* Consiste en tonificar por calentamiento el Yang del Bazo y del Riñón para disolver la acumulación de humedad.

- *Secundar el Metal para calmar la Madera:* Es el método adecuado para restablecer la función de purificación del pulmón, para inhibir el hígado.

Es importante, al aplicar este principio de regulación energética, distinguir lo principal de lo secundario. Tratar a la Madre como tratamiento principal y al Hijo como tratamiento secundario, o viceversa. Inhibir el exceso como tratamiento fundamental y fortalecer el vacío como tratamiento auxiliar; o fortalecer el vacío como opción principal e inhibir el exceso secundariamente.

Aplicación en función de *"Los Cinco Puntos Shu"* de los Cinco Elementos.

Aplicación de acuerdo con el principio de Estimulación o Inhibición orgánica:

Aunque ya trataremos esta área con más profundidad cuando aprendamos la aplicación de **Los Puntos Shu Antiguos**, sepamos que el principio terapéutico en un caso de exceso o insuficiencia consiste en tonificar la Madre del elemento en insuficiencia, o dispersar al Hijo en caso de exceso en un Elemento. Este principio se basa en la cita del "Clásico de las Dificultades", que en su capítulo 69 dice: *"En caso de Insuficiencia, tonificar a la Madre, en caso de Exceso, calmar al Hijo"*.

Su aplicación de acuerdo con la Naturaleza Wu Xing de estos puntos:

Considerar la naturaleza individual de estos puntos con respecto a los 5 elementos es otro de los modos de aplicación terapéutica más eficaz y más utilizada. Por ejemplo, dispersar el punto Fuego para casos de exceso de Calor. Un ejemplo muy utilizado y de gran eficacia es el uso de H2 para dispersar el ascenso de Fuego hepático.

Su aplicación según su Dinámica Energética:

Otro modo de utilizar los puntos Shu Antiguos consiste en su dinámica energética. Por ejemplo, en su capacidad de expulsar **Factores Patógenos Climáticos**[9] (FPC). Se puede utilizar los puntos de los Elementos (generalmente dispersando) para expulsar el FPC.

Otros modos de aplicación:

Según las estaciones, según aplicaciones específicas, etc. En este tema profundizaremos en su momento durante el estudio de la aplicación de los puntos de acupuntura.

2.5 Los Cinco Elementos en Fitoterapia y Dietética.

---

[9] Podemos encontrar este término como *"Factores Patógenos Climáticos (FPC)"* o *"Factores Patógenos Externos (FPE)"*.

Aunque sólo sea una mención breve, no podemos dejar de comentar la importancia de la Fitoterapia y la Dietética en la teoría Wu Xing. Cada alimento o planta tiene un sabor y una naturaleza relacionada con uno de los cinco elementos. Veamos:

- **Sabor Ácido:** Pertenece a la Madera, genera líquidos y Yin, es astringente y puede controlar la sudoración y la diarrea. **Su consumo prolongado hace que afecte a los nervios y puede perturbar el Hígado.**
- **Sabor Amargo:** Pertenece al Fuego, aclara el Calor, calma y fortalece, aclara Humedad-Calor y somete al Qi rebelde. **Su consumo prolongado afecta a los Huesos, es necesario evitarlo en caso de enfermedad ósea**.

- **Sabor Dulce:** Pertenece a la Tierra, tonifica, equilibra y modera, se utiliza para tratar la insuficiencia y calmar del dolor. **Su consumo prolongado afecta a los músculos, y puede provocar debilidad muscular.**

- **Sabor Picante:** Pertenece al Metal, dispersa y se utiliza para expulsar los FPC. Su consumo debería evitarse en insuficiencia de Qi, ya que **dispersa el Qi**.

- **Sabor Salado:** Pertenece al Agua, fluye hacia abajo, suaviza la dureza y se utiliza para tratar el estreñimiento y edemas. **Puede secar la Sangre**, así que habría que evitarlo en caso de Insuficiencia Sanguínea.

En su capítulo 56, el Ling Shu nos enseña que si un órgano está enfermo, deberemos evitar el sabor que corresponda al elemento que lo controla en el ciclo de Control (ciclo Ko).

TEMA 5, QI, XUE, JIN-YE Y JING: Las Sustancias Vitales

1 INTRODUCCIÓN.

Las sustancias fundamentales del cuerpo humano son las **encargadas del mantenimiento de las actividades corporales normales**. Su presencia y acción se reflejan en la función de los demás órganos, meridianos y tejidos, tal y como iremos descubriendo en profundidad a lo largo de nuestra formación como Prácticos en Medicina Tradicional China. Desempeñan un papel de gran importancia en el nacimiento, crecimiento y muerte del ser humano, así como en la etiología y la patogenia de las enfermedades.

Estas se manifiestan en diferentes estados de "sustancialidad" siendo unas más densas y otras más sutiles. Sin embargo, la base de todas estas sustancias siempre es el Qi, el cual se manifiesta en diferentes grados de materia, abarcando desde los Líquidos Orgánicos hasta la Mente (Shen). Ciertamente, lo humores del cuerpo son un estadio intermedio del Qi, entre lo material y lo energético.

Giovanni Maciocia nos dice que «*la infinita variedad de fenómenos en el Universo es el resultado de la continua reunión y dispersión del Qi para formar fenómenos de diferentes grados de materialización*».

Qi, Xue, Jing y Jin-Ye, junto con los órganos Zhang Fu, los Canales, y las Cavidades, Membranas y Tejidos, constituyen la teoría básica de la fisiología humana en la MTC. Función, humores, pensamiento, materia... son diferentes elementos que se entremezclan e interactúan entre si, no siendo clara la frontera entre el comienzo del uno y el fin de los demás.

2. LA ENERGÍA VITAL: EL QI 氣.

En MTC, la Fisiología considera a la Energía como parte imprescindible para explicar los fenómenos de la vida. Pero el **Qi** al que se refiere esta medicina, en principio no tiene nada que ver con el concepto de energía física del pensamiento occidental, sino que más bien es un concepto abstracto y de difícil definición.

La idea de "Qi" es central en el pensamiento médico chino, pero no encontramos una palabra castellana adecuada para capturar su significado. Todo el Universo está compuesto y definido por su Qi.

«El Qi es la raíz del hombre, su energía».

El Nan King, en su capítulo 8, afirma que el Qi se presenta de dos modos:

- Participando en la formación de los elementos constitutivos del cuerpo, permitiendo a la vida manifestarse y representando la esencia de las cosas. Por ejemplo, el Qi de la respiración ("Qi del Cielo") o el Qi de la alimentación ("Qi de la Tierra").

- El Qi constituido por la actividad fisiológica de los tejidos orgánicos, como, por ejemplo, el Qi de los Órganos o el Qi de los Vasos.

Estos dos aspectos del Qi tienen relaciones recíprocas, pues el primero es la base material del segundo y éste, a su vez, es la manifestación material del primero.

No existe una palabra capaz de trasladar a nuestra lengua el significado exacto de la palabra Qi. Todo cuanto existe en el Universo, material o no, está formado por Qi. Ted Kaptchuck dice que podemos entenderlo como *«materia a punto de convertirse en energía o de energía a punto de convertirse en materia»*.

También siguiendo la propuesta de este famoso autor, y aunque al principio nos cueste comprenderlo, diremos que debemos percibir el Qi como algo funcional, no como algo material. Este sería un primer paso. Podemos observar el concepto del Qi desde el punto de vista de materia y el de función.

El Qi Puro, el Qi Turbio y el Qi de las Sustancias Nutritivas, son materiales. Sin embargo, el Qi de Corazón, Pulmón, Bazo, Riñón, Estómago o de los Canales, son un tipo de Qi funcionales.

Desde el punto de vista del pensamiento filosófico chino, Qi ha sido traducido como "energía", energía vital", fuerza vital", "éter"… Su ideograma chino está formado por dos caracteres distintos. Uno de ellos significa "Arroz" (crudo) y el otro "Vapor", configurando la idea de una misma materia que se encuentra entre distintas posibilidades constitucionales: materia y energía al mismo tiempo.

Su comprensión requiere, como en tantos aspectos de la cultura china, abandonar nuestro "incuestionable" punto de vista occidental de la dualidad para ser capaces de ampliar nuestras posibilidades cognitivasy entender la realidad del Universo desde un punto de vista más ambiguo y extenso, en el que esta falta de concreción es tan real como nuestro pensamiento dualista.

Los filósofos y médicos chinos consideraban el Qi del ser humano el resultado de la interacción entre el Qi del Cielo y el Qi de la Tierra. El *"Clásico de las Dificultades"* dice que «*el Qi es la raíz del ser humano*». Para la MTC, hay dos aspectos de especial importancia:

- EL QI ES UNA ENERGÍA QUE SE MANIFIESTA SIMULTÁNEAMENTE EN TODOS LOS ESTRATOS MATERIALES DEL SER HUMANO, DESDE EL SÓLIDO HUESO

HASTA SUS ASPECTOS MENTALES, EMOCIONALES Y ESPIRITUALES.

- EL QI SIEMPRE FLUYE Y SE CONDENSA O DISPERSA CONSTANTEMENTE, FORMANDO DIFERENTES ESTADOS DE MATERIALIZACIÓN. SI SE PRODUCE UNA CIRCULACIÓN DEFICIENTE DEL QI, SE FORMARÁN DENSIFICACIONES PATOLÓGICAS, FORMANDO MASAS, TUMORES, ABSCESOS, ETC.

El Qi cambia su forma y su naturaleza según su situación y su función, y conocer y comprender sus diferentes estadios de densidad y sus funciones será de absoluta importancia para que el terapeuta pueda establecer una etiología, un diagnóstico y un tratamiento adecuado.

El Qi que fluye al *Cou Li*, o a los meridianos, o a los vasos sanguíneos, o a los diferentes órganos, etc. siempre surge de un Qi original que varía según su función, principalmente.

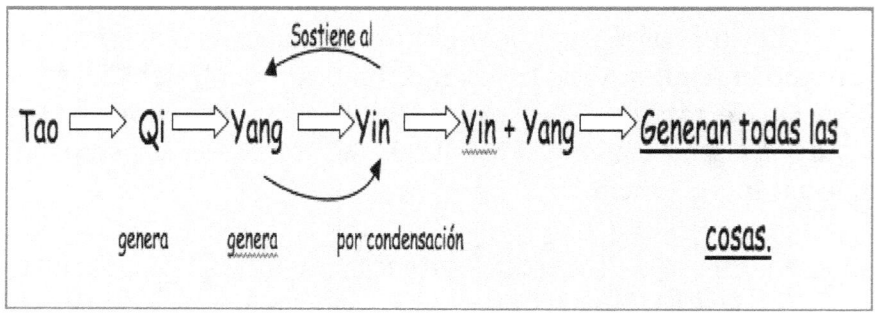

2.1 Las funciones del Qi.

Las funciones básicas del Qi son:

- El Qi es la fuente de **actividad y movimiento** del cuerpo.
- El Qi es el encargado del **calentar** el cuerpo.
- El Qi es la fuente de **protección** del cuerpo.
- El Qi es la fuente de **transformación** del cuerpo.
- El Qi regula la **retención y la contención**.
-

Así como nosotros reconocemos a la electricidad como un fenómeno general que se muestra de diversas maneras (alto y bajo voltaje, alto y bajo amperaje...), los chinos reconocen el Qi como un fenómeno general, con muchas funciones y aspectos variables. El Qi es responsable de la integridad física como entidad, así como también por los cambios que ésta sufre.

Sus funciones básicas son:

- Función Yang: crear actividad.
- Regula la temperatura del cuerpo, (termorregulación).
- Función inmunobiológica.
- Control y conservación del metabolismo.
- Función de transformación.
- Circulación de la Energía.
- Contención de líquidos.
- Crecimiento, desarrollo y mantenimiento de

    estructuras.
- Formación de Jin Ye y de Xue.
- Control de su distribución entre las estructuras.

El Qi como fuente de actividad y movimiento.

Todos los movimientos del cuerpo, tantos voluntarios como involuntarios, son manifestaciones del flujo del Qi:
- Movimiento voluntario (caminar, danzar, etc.).
- Movimiento involuntario (respirar, latir el Corazón, etc.).
- Movimiento volitivo (comer, hablar, etc.).
- Acción mental (pensar y soñar).
- El desarrollo y el proceso de la vida (nacer, madurar y envejecer).

Todos estos movimientos dependen del Qi. Si éste estuviera vacío, su capacidad de impulsión disminuiría, el crecimiento se vería retardado y la actividad fisiológica de los órganos y de los meridianos se obstaculizaría, manifestando estancamientos de Xue y de Jin Ye.

Función de Termorregulación.

Mantiene la temperatura corporal constante, por tanto, su carencia originará que la temperatura baje y que las extremidades se enfríen. Como consecuencia, aparecerá temor al frío.

Es una función del Yang Qi. El Yang de Bazo y el Yang de Riñón, especialmente este último, tienen la función de calentar al organismo.

Su insuficiencia suele reflejarse en sensación de frialdad en manos y brazos en el caso de Insuficiencia de Yang Qi de Bazo, y en los pies en la Insuficiencia de Yang de Riñón.

Función inmunológica.

El Sistema Inmunológico es una barrera energética frente a la enfermedad. El Qi tiene la capacidad para la recuperación durante una enfermedad.

Su alteración se manifiesta con:
- Debilitamiento del sistema cutáneo y muscular.
- Debilitamiento frente a las enfermedades.
- Pérdida de la capacidad de recuperación.

«El Qi protege al cuerpo de las energías perversas evitando su penetración por la piel o por los orificios corporales». Un vacío de Qi acarreará un estado de vulnerabilidad hacia los factores causales de las enfermedades. El Su Wen dice que: «(...). Los Xia (agentes patogénicos) fluyen por donde existe un vacío de Qi».

Especialmente importantes son el *"Wei Qi"* **(Qi Defensivo)**, que se encarga de la función adaptógena de nuestro organismo a los acontecimientos climatológicos, y el *"Zhen Qi"* (Qi Refinado o Verdadero), un tipo de Qi de vital importancia en la potencia de nuestro organismo para luchar y vencer a los factores patógenos, y para recuperar nuestra energía y vitalidad en la convalecencia de una enfermedad.

Podemos resumir diciendo que la protección es función del Qi de los Pulmones (Wei Qi o Qi Defensivo) y que nuestra capacidad de combatir las enfermedades y recuperarnos dependería más del **Zhen Qi o Qi Refinado o Verdadero**, el cual depende de los Riñones (especialmente el Yang Renal) y de la Sustancia Basal Adquirida.

Función de control y de conservación del metabolismo de los órganos y de los Jin Ye.

Un Qi fuerte es vital para mantener los diferentes órganos, vasos sanguíneos y tejidos en el lugar correcto, posibilitando su correcta función. La Energía mantiene la producción, la distribución y la contención de la Xue y demás Líquidos.
- Evita la extravasación (hemorragias).
- Mantiene los órganos en su sitio correcto.

La carencia de esta Energía motiva:
- Exceso o carencia de salivación.
- Hemorragias.
- Sudación excesiva.
- Eyaculación precoz.
- Ptosis.

«El Qi gobierna la contención de los Fluidos y de los órganos del cuerpo».

En otras palabras, el **Qi mantiene cada cosa en su lugar**. Evita que la Xue se extravase y que los órganos salgan de su posición adecuada. Previene, también, la pérdida excesiva de fluidos corporales tales como el sudor o la saliva. Más concretamente, el Qi de Bazo mantiene la Sangre en los vasos sanguíneos y los líquidos, el Qi de Riñón y el Qi de la Vejiga contienen la orina, el Qi del Pulmón contiene el sudor.

Una de las funciones del Qi, que en muchos escritos recibe un apartado específico pero que nosotros hemos elegido incluir aquí, sería la función de "Ascenso" que también posee el Qi. Sería especialmente importante el Qi del Bazo y el Qi de los Riñones. El Qi de Bazo asciende los órganos, y el Qi de Riñón asciende hacia arriba.

Función de transformación.

El Qi es el responsable de la transformación de los alimentos y el aire en otras sustancias vitales.

-

- El Qi de Bazo convierte la comida en el Qi de los alimentos (Gu Qi).
- El Qi de Riñón transforma los líquidos.
- El Qi de la Vejiga transforma la orina.
- El Qi del Corazón transforma el Qi de los alimentos en Sangre.

Su carencia se expresa, por ejemplo, en malas digestiones.

«El Qi es la fuente de transformación armoniosa». Cuando la comida es ingerida, se transforma en otras sustancias tales como Qi, lágrimas, sudor, Xue, orina, etc. Estos cambios dependen de esta función.

2.2 Dinámica de la circulación del Qi.

En el clásico "Las Preguntas Simples" encontramos un texto que nos dice: «Sin la salida-entrada del Qi, no habría nacimiento, crecimiento, madurez y envejecimiento. Sin el ascenso-descenso no habría nacimiento, crecimiento, transformación, cosecha y almacenamiento. Todos los órganos dependen del ascenso-descenso y salida entrada y el movimiento del Qi».

La dirección del movimiento del Qi es de vital importancia para el normal funcionamiento fisiológico de los órganos internos. El conjunto de las diferentes direcciones recibe tradicionalmente el nombre de "ascenso-descenso y salida-entrada"

- Entrada → Ru
- Descenso → Jiang
- Ascenso → Sheng
- Salida → Chu

Cada órgano participa en alguno de los movimientos indicados. El exceso o el defecto de uno de estos movimientos producen una patología. Veamos algunos casos de dichas patologías:

- El exceso de ascenso frente al descenso produce Qi "a contracorriente", y se manifiesta en **tos, cefaleas, nauseas, vómitos...**

- El exceso de descenso frente al ascenso, provoca "desmoronamiento" del Qi, y se manifiesta en **prolapsos, ptosis, diarreas, metrorragias...**

- El exceso de interiorización frente a la exteriorización provoca bloqueos del Qi, manifestándose en **bloqueos, estancamientos, bultos, retenciones**...

- El exceso de exteriorización frente a la interiorización produce un escape de Qi, apareciendo **transpiración abundante, poliuria,** etc.

Ejemplos de la dirección del Qi en los diferentes ámbitos de los Zhang Fu:

• **Pulmones:** Controlan el Qi hacia abajo (a Riñón y Vejiga).

• **Hígado:** El Qi de Hígado fluye en todas direcciones, aunque particularmente fluye hacia arriba. De este modo, el Qi de Hígado y el de Pulmón se equilibran mutuamente.

- **Riñón:** El Riñón y el Pulmón se complementan y equilibran mutuamente. El Qi del Pulmón empuja su Qi hacia los Riñones para ventilarlos, y el Qi del Riñón "tira" del Qi del Pulmón hacia abajo para poder recibirlo, y al mismo tiempo hace ascender el Yang Qi hacia arriba. También el Riñón asciende su Agua al Corazón para controlar su Fuego.

- **Bazo-Estómago:** El Bazo manda el Qi (más refinado) hacia arriba (hacia el Pulmón y el Corazón), y el Estómago manda el Qi (impuro) hacia abajo, hacia los Intestinos. Si el Qi del Bazo desciende, causa diarreas. Si el Qi del Estómago asciende causará náuseas, eructos o vómitos.

- **Corazón-Riñón:** El Fuego de Corazón fluye hacia abajo para encontrarse con el Agua del Riñón, y el Agua del Riñón asciende para enfriar al Fuego del Corazón.

2.3 Los diferentes tipos de Qi.

La medicina tradicional China distingue las diferentes energías según su:
- **Emplazamiento.**
- **Origen.**
- **Funciones**.

Podemos distinguir diferentes tipos de Qi como podemos observar a continuación. Veamos los más importantes por orden de generación:

- Yuan Qi (Qi Original).
- Jing Qi (Qi Esencial).
- Gu Qi (Qi de los Alimentos; la energía que se extrae de los alimentos).
- Gong Qi (Qi del Aire).
- Zong Qi (Qi de Reunión o Torácico).
- Song Qi (Qi Vertical).
- Zhen Qi (Qi Refinado o Verdadero).
- Ying Qi (Qi Nutritivo o de la Sangre).
- Wei Qi (Qi Defensivo).
- Rong Qi (Qi de los Meridianos).

Esta clasificación es muy completa, y muchas veces podemos enredarnos con tantas definiciones sobre todo cuando la intentamos comparar con otros manuales, por ello, a continuación, voy a exponerla de forma simplificada, reuniendo las funciones del Qi, como aparece en algunos textos; de hecho, si cogemos el manual de la *"Universidad de Medicina y Farmacología China de Beijing"* podemos ver la siguiente clasificación;

Qi Primordial	Yuan Qi, Jing Qi
Qi Pectoral	Gu Qi, Gong Qi, Zhong Qi
Qi Nutritivo	Song Qi, Zhen Qi, Ying Qi
Qi Defensivo	Wei Qi, Rong Qi

Características: Yuan Qi y Jing Qi (Qi Original y Qi Esencial).

El Yuan Qi es el **Qi Congénito**, original, genuino o fundamental, que se almacena en los Riñones. Se trata de esencia en forma de Qi. Depende de la nutrición de la Esencia del Cielo Posterior, aunque deriva de la Esencia del Cielo Anterior[10].

Por este motivo, si la Esencia del Cielo Anterior es insuficiente, o si es lesionada por enfermedades graves o crónicas, se establecerá una tendencia a cierto tipo de alteraciones.

El nacimiento, es decir, el contacto del nuevo ser con el mundo exterior; ahora su Jing y su Yuan Qi se emplean en hacer crecer y funcionar todo el cuerpo; este Yuan Qi del neonato, impulso de todo su crecimiento y desarrollo, es el Yuan Qi al que nos referimos como base de toda la vitalidad.

Formando parte del desarrollo, el nuevo ser crece, y a su debido tiempo se reproduce; en ese momento transmite su Yuan Qi y Jing, es decir, el suyo individual (entendido aquí como capacidad generadora y como portador de energía y de información), y éste lleva el de sus progenitores y el de la especie.

---

[10] Cuando se habla de *"Cielo Anterior y Posterior"* se hace para referirse al tiempo transcurrido antes y después del nacimiento.

En resumen, Yuan Qi representa la energía y la información, lo inmaterial que permite la perpetuación de la especie tanto desde el punto de vista reproductivo como puramente individual, mientras que Jing representa la materia primordial, configurada por el Yuan Qi y portadora de este[11].

Sabemos que el Yuan-Qi en Medicina China se deposita en la fase Agua, y en concreto es en el órgano Zang Riñón.

Entendido en su acepción de vitalidad última y capacidad reproductora, el Yuan Qi proviene del Qi congénito del Riñón más los principios inmediatos que vienen del Bazo/Estómago (Gu Qi). Es la combinación del Qi Congénito más el Qi de los principios inmediatos.

El Nan Jing nos dice que circula por las vías de paso del San Jiao para llegar a todo el cuerpo

Funciones:

- Estimula el crecimiento y desarrollo del cuerpo humano, función última que se le atribuye a los genes en genética moderna.
- Puede promover las actividades fisiológicas de los órganos y meridianos.

La función principal es promover el crecimiento, la maduración, y el

---

[11] Como metáfora, podemos pensar en el Yuan Qi como el software y en Jing como el disco duro, siendo el ordenador el cuerpo.

desarrollo del cuerpo y también estimular las actividades de los Órganos (todos en general).

Cuando existe una insuficiencia de Yuan Qi puede aparecer:

- Fatiga frecuente.
- Ánimo bajo.
- Astenia.
- Propensión a coger cualquier patología.
- Defecto constitucional.
- Defecto de crecimiento.
- Retraso en el desarrollo.
- Envejecimiento prematuro.
- Debilidad de las funciones orgánicas.

«Es el Qi más importante del cuerpo humano porque representa la base de todas las actividades fisiológicas de la cual se derivan todas las demás formas de Qi».

Hay tres modos terapéuticos de tratar el Yuan Qi:

- Punturar los puntos Yuan (Fuente).
- Punturar y moxar los puntos del Ren Mai por debajo del ombligo:
  - *YinJiao* (**Ren7**)
  - *QiHai* (**Ren6**)
  - *ShiMen* (**Ren5**)
  - *GuanYuan* (**Ren4**).
- Punturar y aplicar moxa en *MingMen* (**Du4**).

2.3.2 Gu Qi (Qi de los Alimentos).

Es la primera etapa de la conversión del alimento en Qi. Los alimentos primero entran en el Estómago, donde son "descompuestos y madurados", para después ser convertidos en Gu Qi por el Bazo. Sin embargo, en esta fase todavía no puede ser aprovechado por el organismo.

El Bazo hace ascender este tipo de energía al Pulmón, donde se unirá al Qi de los Pulmones (Gong Qi) para formar el Zong Qi. El Gu Qi también sube al pecho, pasando primero al Pulmón, y luego al Corazón, para participar en la formación de la Sangre. Esta transformación es auxiliada por el Qi Renal y el Yuan Qi.

> Deducimos aquí que el movimiento del Qi de Bazo es ascendente, hacia el pecho. Si fluye hacia abajo los alimentos no se transforman correctamente, provocando diarreas.

2.3.3 Gong Qi (Qi del Aire).

Se trata del Qi que los Pulmones extraen del aire que respiramos. Se une al Gu Qi (Qi de los Alimentos) para formar el Zong Qi (Qi de Reunión o Ancestral).

2.3.4 Zong Qi (Qi Torácico).

Decíamos antes que lo conforman la fusión del Gu Qi y el Gong Qi en el Pulmón. Es lo que también conocemos como "Qi Torácico". En los cursos internacionales de acupuntura se suele traducir como "Qi Esencial".

Este Qi se concentra en el Tórax formando un "**Mar de Qi**". El Nei Jing dice: «*se concentra en el pecho, sale por la garganta, y conecta con el Corazón y los vasos, y mueve la respiración*».

Se distribuye desde el tórax al resto del cuerpo a través de los Meridianos.

Funciones:

- Nutre al Corazón y los Pulmones.
- Coordina el ritmo respiratorio, la ventilación y la fonación.
- Controla el pulso.
- Controla el ritmo cardiaco y la capacidad de contracción y de dilatación del Corazón.
- Facilita la movilidad de las articulaciones.
- Permite y ayuda en la circulación de la sangre hacia las extremidades (especialmente las superiores).

LA FUERZA Y REGULARIDAD DE LA RESPIRACIÓN, DE LA VOZ, DEL PULSO Y DEL MOVIMIENTO DE LA SANGRE ESTÁN RELACIONADOS CON ESTE QI.

Es un tipo más denso de Qi que el Rong Qi (Qi de los Meridianos), pero más etéreo que el Gu Qi (Qi de los Alimentos). Se le menciona como algo parecido a una neblina que ocupa el volumen de la caja torácica. Si queremos conocer su estado, lo podemos palpar tomando el pulso en el punto *"Xuli"* (18 Estómago).

2.3.5 Song Qi (Qi Vertical).

Nace de la fusión de la Sustancia Basal Adquirida con la Sustancia Basal Fundamental en el *"Ming Men*[12]*"*

---

[12] La teoría del *Ming Men* se desarrollará con mayor profundidad más adelante.

(Qi Pectoral + Qi Primordial). Según la teoría del Ming Men en los Riñones se almacena el Yuan Qi (Qi Original) y el Jing Qi (Qi Esencial). Para conseguir la energía que consumimos día a día el Yuan Qi debe "calentar" una pequeña cantidad de Jing Qi que unido al Zong Qi crea la energía que procurará el funcionamiento del resto del cuerpo; el Song Qi.

Este Qi asciende de los Riñones a los Pulmones donde se convertirá en Zhen Qi (Qi Verdadero).

2.3.6 Zhen Qi (Qi Verdadero).

El Song Qi se transforma en Zhen Qi bajo la acción catalizadora del Yuan Qi. Es la última etapa de transformación del Qi, pudiendo circular por los Meridianos y alimentando los órganos.

Básicamente, asume dos formas: Ying Qi (Qi Nutritivo) y Wei Qi (Qi Defensivo). Este Qi cuando circula por los Meridianos se llama Rong Qi (Qi de los Meridianos).

2.3.7 Ying Qi (Qi Nutritivo).

- Es el producto resultante de los alimentos del Bazo y Estómago. Es la sustancia nutritiva de la energía alimenticia. Circula por los Meridianos junto a la Xue para alimentar a todo el cuerpo.

- Es el tipo de Qi más relacionado con la Xue. Se manifiesta en la Xue y se mueve con ella por los vasos sanguíneos. Ayuda a transformar en Sangre los nutrientes más puros derivados de los alimentos.

- Se dice que es el tipo de Qi que se activa al insertar una aguja en un punto de acupuntura.

2.3.8 Wei Qi (Qi Defensivo).

Se considera la manifestación más Yang del Qi. Se mueve dentro de las cavidades torácicas y abdominales y viaja por el "Cou Li[13]".

Es una de las formas de Qi provenientes del Zhen Qi. Es un tipo de Qi más burdo y menos elaborado que el Ying Qi. Mientras que el Ying Qi circula principalmente por los órganos y las capas internas, el Wei Qi es más Yang, y circula por las capas externas.

En el capítulo 18 del Ling Shu encontramos este texto:

«El ser humano recibe el Qi de la comida; ésta entra en el estómago, es transportada al Pulmón... es transformada en Qi, la parte refinada se

---

[13] *Cou-Li* es la red de cavidades que conectan los órganos internos, sus tejidos, las membranas, los músculos y la piel.

convierte en Qi defensivo. El Qi nutritivo fluye en los vasos sanguíneos y canales, el Qi defensivo fluye fuera de los canales».

Y el capítulo 43 nos dice:

«El Qi Defensivo deriva de la parte burda de la comida y el agua, tiene naturaleza escurridiza, por lo que no puede entrar en los canales. Por esto circula bajo la piel, entre los músculos, se vaporiza entre las membranas y se difunde por el pecho y el abdomen».

Al ser difundido bajo la piel, el Wei Qi está bajo el control del Pulmón. Su circulación se genera en el Ming Men, asciende y se sitúa en la capa externa de la piel. Su circulación es rápida, libre e independiente de los Meridianos y de los Vasos.

Forma parte de la energía Yang del organismo. Circula fuera de los Vasos y se desplaza y reparte por los órganos-entrañas, por la superficie del cuerpo, piel, músculos, pelo, glándulas sudoríparas, tejido conjuntivo, etc.

Funciones:

- Sirve como Sistema Inmunológico.
- Controla la calidad de la piel y sus funciones (apertura y cierre de los poros; diaforesis). El estado de la piel indica la capacidad del Sistema Inmunológico.

- Humedece y protege la piel y el pelo. Difunde los líquidos orgánicos de la piel y músculos. Estos líquidos se mezclan con el Wei Qi

Por eso, la debilidad del Wei Qi causa sudores diurnos espontáneos, ya que el Wei Qi no puede mantener los líquidos en el exterior.

Este es el motivo por el que provocamos sudoración cuando el cuerpo es invadido por Viento-Frío externo, ya que este FPE bloquea la circulación del Wei Qi en la piel y músculos, cierra los poros y altera la función dispersante del Pulmón. Si recuperamos la función dispersante del Pulmón y estimulamos el sudor, los poros se desbloquean, los líquidos salen en forma de sudor, y mezclados con ellos, el Viento-Frío es expulsado.

En vigilia, el Wei Qi es más externo que durante el sueño, en el que es más interno. El Qi Defensivo tiene su raíz en el Jiao Inferior (Riñón), es nutrido por el Jiao Medio (Estómago y Bazo), y se extiende hacia fuera en el Jiao Superior (Pulmón).

2.4 El origen del Qi.

Según el Ling Shu, las energías del Cielo, del Hombre y de la Tierra interactúan para formar el verdadero Qi, y es en el Ming Men o Puerta de la Vida, en el espacio inter-renal, donde las energías se transforman para convertirse en el "Qi Fuente" del cuerpo.

Textualmente, este tratado, en su capítulo 75, dice: «*el verdadero Qi es el Qi prenatal proveniente de nuestros padres. El Qi de la respiración proviene del Cielo, y el Qi del alimento y del agua, proviene de la Tierra, mezclándose todos ellos*».

La génesis del Qi en el ser humano tiene dos fuentes fundamentales desde donde obtiene su necesaria nutrición. Por un lado tenemos el Qi del Cielo (Aire que respiramos) y el Qi de la Tierra (Alimento y Agua que ingerimos). Se trataría de lo que conocemos como Qi Post Natal, es decir, adquirido después del nacimiento. Se trata de las diferentes fuentes de Qi en su estado más burdo obtenidas del entorno.

Por otro lado tenemos el Qi del Hombre, el Yuan Qi, extraído de nuestra herencia energética, es decir, de la Esencia renal pre-natal concedida por nuestros padres en el momento de la fecundación antes de nacer. Ambas energías se combinan en un fluido proceso energético (adquirida y heredada).

Los pulmones extraen el Gong Qi (Qi torácico) del aire que respiramos, y el Bazo extrae la energía de los alimentos en forma de Gu Qi, para que pueda ser útil en el circuito energético. El Bazo envía (hacia arriba) la energía más refinada de la separación/descomposición que se da en el Estómago. Ambas, el Gong Qi y el Gu Qi, se reúnen en el pecho para formar el Zong Qi, por lo que algunos autores lo denominan "Qi de Reunión".

El Zong Qi fluye hacia abajo para ayudar a los Riñones en sus funciones, y el Yuan Qi fluye hacia arriba para ayudar en la respiración y ayudar al Zong Qi a descender (otro aspecto de la ayuda mutua Riñón-Pulmón). El Zong Qi unido al Yuan-Jing forma el Song Qi que asciende al San Jiao Alto, especialmente el Pulmón, para formar el Zhen Qi.

Esta se considera la última etapa en la formación del Qi. Este Qi es el que circula por los canales y alimenta los órganos. Su génesis en los Pulmones es el motivo por el que el Pulmón controla el Qi en general. Zhen Qi forma el Ying Qi y el Wei Qi.

En este otro esquema podemos ver con más detalle como el Zong Qi baja hasta el Ming Men, impregnándose de su esencia para formar el Song Qi. Qi que hace ascender llamado también Qi Vertical. Este vuelve a subir al Jiao Alto donde finalmente se alcanza el estado más puro de refinamiento del Qi, formando el Zhen Qi. Este es el tipo de Qi que irá formando los restantes tipos de Qi de naturaleza más funcional (Rong Qi, Ying Qi, Wei Qi…).

La idea de que las energías descendían hacia el Ming Men o al "espacio inter-renal", es hallada típicamente en todos los textos clásicos. El Ming Men estaba visto como el punto de reunión donde estas tres energías se alquimizaban para transformarse en el Qi Verdadero.

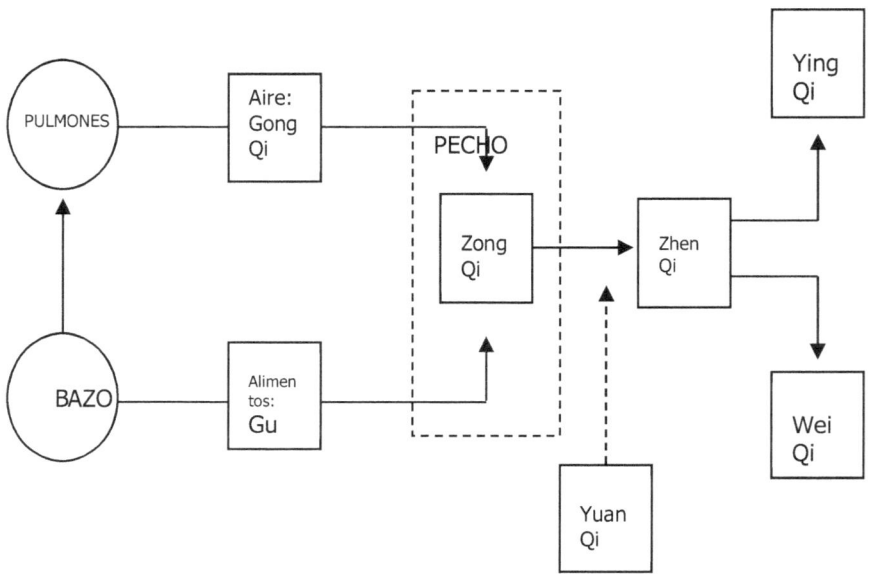

Se deduce de esto, que el Qi o "energía vital" deberá su calidad al tipo de alimentación, de la respiración y de la herencia genética de cada individuo. Si bien, para los chinos la herencia genética o "energía ancestral" no se podía modificar, se ocuparon extensamente de cuidar y optimizar las otras dos fuentes de energía a través de la Dietoterapia y de las técnicas de respiración (Qi Gong).

Durante la separación de las energías y nutrientes en el Estómago, la parte más refinada asciende a los Pulmones en forma de Gu Qi, pero un tipo de Qi más denso y bruto es empujado hacia abajo por el Estómago, hacia el Intestino Delgado, donde volverá a realizarse otro proceso de refinamiento que abordaremos algo más adelante, más relacionado con el refinamiento de los líquidos (aunque también aportan una importante relación con la calidad del Wei Qi) por lo que este estadio será estudiado con más detalle en el apartado dedicado a los "Jin Ye" (líquidos orgánicos).

2.5 Patología del Qi.

En general, podemos encontrar cuatro grandes grupos de situaciones patológicas que afectan al Qi:
- **Qi Insuficiente (Qi Xu)**
- **Qi Agotado (Qi Xian)**
- **Qi Estancado (Qi Zhi)**
- **Qi Rebelde (Qi Ni)**

Qi Insuficiente.

Se trata de situaciones donde el Qi es insuficiente para desarrollar sus funciones. Por ejemplo, resfriados crónicos debidos a que el Qi no realiza su función de calentamiento. Sucede especialmente en el Qi de Bazo, Pulmón o Riñón.

Por ejemplo, ahogos y voz baja y sin fuerza son síntomas de un Qi de Pulmón insuficiente. Anorexia e indigestiones señalan a una insuficiencia de Qi de Bazo-Estómago. Enuresis y espermatorrea son signos de insuficiencia de Qi de Riñón.

Qi Agotado.

En este caso, el Qi es ya muy escaso. Entonces son habituales los casos en los que no se realiza su función de sostén, produciéndose prolapsos, varices, etc. Sucede principalmente con el Qi de Bazo. También es conocido como "Hundimiento del Qi". Sus manifestaciones clínicas son: abatimiento, fatiga, depresión mental, prolapso de los órganos (estómago, útero, intestinos, vagina y vejiga), pulso vacío.

Además, aparecerá en cualquier síntoma de Insuficiencia de Qi. De hecho, el Hundimiento de Qi se trata de un tipo de Insuficiencia de Qi que necesita una distinción diagnóstica y un tratamiento específico, ya que además de tonificar el Qi necesitaremos hacer que el Qi ascienda, utilizando hierbas o el punto Du20 con Moxa.

Qi Estancado.

Esta situación la podemos encontrar cuando el flujo del Qi se bloquea o se ralentiza. Puede suceder por un simple golpe, produciendo un bloqueo en algún meridiano. Si afecta órganos internos puede ocasionar trastornos más graves.

Se aplica especialmente al Qi de Hígado. Sus manifestaciones son: sensación de distensión en el hipocondrio, epigastrio, garganta, abdomen e hipogastrio, con dolores erráticos, masas abdominales que aparecen y desaparecen, depresión, irritabilidad, ideas pesimistas, cambios de humor frecuentes, suspiros frecuentes, pulso de cuerda, lengua de color púrpura. Los suspiros en caso de Bloqueo de Qi de Hígado son muy frecuentes.

Qi Rebelde.

Sucede cuando el Qi fluye en sentido contrario al adecuado. Un ejemplo habitual son las náuseas que produce el Qi del Estómago cuando su flujo se invierte ascendentemente en lugar de su natural tendencia descendente. Se manifiesta de modo diferente en función del órgano afectado. Existen dos tipos: uno por Exceso y otro por Insuficiencia. Por regla general, todos son del tipo exceso, pero en caso del Hundimiento del Qi de Bazo sería por Insuficiencia.

3 LA SANGRE: XUE 血

El concepto de Sangre que nosotros tenemos en occidente no es absolutamente coincidente con el que nos expone la MTC. Aunque a veces se identifica con el fluido rojo, no siempre comparte las características conocidas en la Fisiología occidental. La Sangre (Xue) es un fluido, pero también tiene aspecto de Qi y está especialmente asociada a la activación de los sentidos.

«(…). La Sangre y el Qi son diferentes en nombres, pero son de la misma categoría»

Ling Shu, sección IV, capítulo18.

En la Medicina China, la Sangre es una forma de Qi muy densa y material. Se considera que está constituido por dos aspectos:

- Una parte energética (Ying Qi) que sería la parte Yang de la sangre. Aportaría la parte energética que infunde la vida a la Sangre.
- Otra parte material; los fluidos físicos (rojos) que conforman la Sangre (serían la parte Yin). Aportaría la sustancia física.

3.1 La formación de la Xue (Sangre).

Los líquidos sanguíneos se generan en el Bazo, al fundirse la Sustancia Basal Adquirida y la Sustancia Basal Congénita.

El Bazo envía este Qi nutritivo hacia arriba, y durante su ascenso ya empieza a transformar la Esencia en Sangre. Al llegar a los pulmones, esta Esencia se combina con la parte "clara" de los Pulmones, produciéndose la Sangre. Los Pulmones la mueven y el Corazón la lleva a través de los vasos impulsada con el Qi del Corazón junto con el Qi de Pulmón.

Al ser un líquido, es una sustancia fundamentalmente Yin.

«El Calentador (San Jiao) Medio recibe el Qi
(aquí significando la esencia del alimento) del
cual se obtiene una sustancia que es

transformada y coloreada de rojo que se llama Sangre. (Ling Shu, sección VI, capítulo 30).

Hay tres factores que, combinados, producen la Sangre:

La esencia de los alimentos (Jing Qi). En el capítulo 18 del *Ling Shu* se dice:

> «(…). Después de pasar por el Calentador Medio (situado en la zona del Bazo y del Estómago), el alimento sube al Calentador Superior (Corazón y Pulmones) donde recibe el Qi, excreta los residuos y transforma la esencia concentrándose en el meridiano de Pulmón para ser transformado en Sangre».

La energía nutriente (Ying Qi). El *Ling Shu* en su capítulo 71 dice:

> «(…). El Ying Qi segrega los líquidos del cuerpo, se concentra en los vasos y se transforma en Sangre».

El principio esencial (Jing de la Médula). Esto se puede leer en el *Yi Tong*:

> «(…). El Jing Qi no utilizado por el cuerpo va hacia el Hígado donde se transforma en Sangre pura».

También la energía renal tiene una estrecha relación con la transformación de la Sangre, ya que produce la médula, favoreciendo la hematopoyesis.

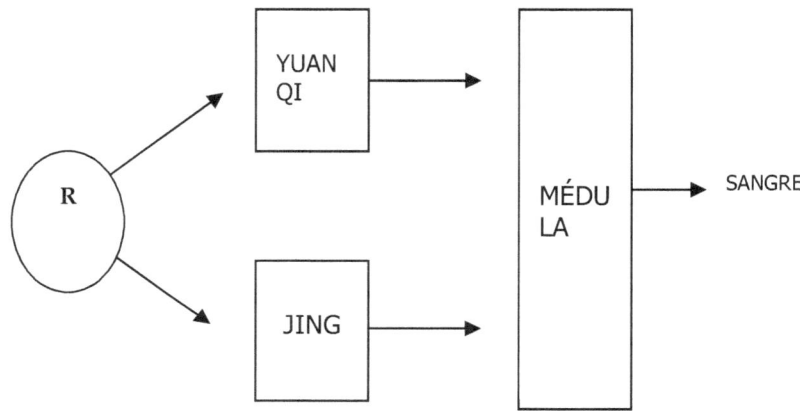

El Riñón almacena la Esencia. Esta produce Médula, generando la médula ósea, que tiene una función hematopoyética, de un modo muy similar al que encontramos en la fisiología occidental. De este modo, podemos afirmar que la génesis de la Xue depende de dos vías:

- Transformación de los alimentos
- Acción de la Médula

Establecemos por lo tanto que Bazo-Estómago y Riñones serían los órganos más importantes en la construcción del fluido sanguíneo. Finalmente, el Hígado la almacena y regula la cantidad de Sangre que circula.

3.2 Relación de la Sangre con los órganos.

Tres órganos mantienen, especialmente, relaciones directas con la Sangre:

- **Corazón**
- **Hígado**
- **Bazo.**

Corazón.

Del Corazón depende su armoniosa, suave y continua circulación a través del cuerpo; de aquí que se diga que el Corazón "ordena la Sangre".

Hígado.

El cuerpo necesita menos Sangre en reposo; el Hígado la regula en este estado; se dice que el Hígado es su "atesoramiento".

> «Cuando la persona es activa, la Sangre circula en los vasos sanguíneos, cuando la persona descansa la Sangre vuelve al Hígado». Wang Pin (Dinastía Tang).

Cuando nos tumbamos, la Sangre se regenera en el Hígado. Por eso es tan importante un descanso adecuado (y tumbado) en casos de Insuficiencia de Sangre de Hígado.

Bazo.

Finalmente, el Bazo es el que mantiene la Sangre en sus cauces, evitando hemorragias y destrucción de vasos. El Bazo "regula la Sangre".

Otros dos órganos relacionados con la Sangre de un modo importante son el Pulmón y los Riñones:

Pulmones.

Controla todos los canales y los vasos sanguíneos. Infunde el Qi en los vasos sanguíneos para ayudar en la acción de empuje del Corazón.

Riñones.

Hemos visto que es importante en la hematopoyesis. En la práctica clínica debemos tonificar el Bazo y los Riñones para nutrir la Sangre.

3.3 Relación de la Sangre con el Qi.

La Sangre y el Qi son conceptos inseparables. El Qi es responsable del movimiento de la Sangre y ésta, a su vez, nutre a los órganos que producen y regulan el Qi. Por todo esto decimos que:

«El Qi es el comandante de la Sangre… La Sangre es la madre del Qi».

$$\text{Sangre} + \text{Qi} = \text{Xue}$$

De hecho, se dice que la Sangre es una forma de Qi muy densa.

El Qi produce Sangre:

El Qi de los Alimentos es la base de la Sangre. El Qi de Pulmón es esencial en la producción de la Sangre. Por esto, si el Qi es insuficiente, la Sangre también será insuficiente. Es inevitable que un vacío de energía conduzca a un vacío de Sangre, apareciendo signos concomitantes de Vacío de Sangre y de Energía: Respiración débil, astenia, cara pálida, vértigo, deslumbramientos, palpitaciones, etc. La fórmula clásica estandar para tonificar el Qi y la Xue es: V20 + V21 + E36 + B6 cuando existe una insuficiencia de Qi de Bazo / Estómago.

El Qi transporta la Sangre por el cuerpo:

El Qi es la fuerza que mueve la Sangre por dentro de los vasos sanguíneos.

El Qi retiene la Sangre en los vasos sanguíneos:

Esto evita las hemorragias. Esta función pertenece al Qi de Bazo.

La Sangre nutre al Qi:

El Qi depende de la función nutritiva de la Sangre. También proporciona una base material y "densa" que previene que el Qi "flote", dando síntomas de Calor por Insuficiencia

3.4 Funciones de la Xue.

La Sangre nutre el Cuerpo.

Esta es la principal función de la Sangre: El aporte de nutrientes. Nutre los tendones y los huesos, flexibilizando las articulaciones.

La Sangre hidrata el Cuerpo.

La Sangre asegura que los tejidos del cuerpo no se sequen. Por ejemplo, la Sangre del Hígado humedece la piel y el pelo. También hidrata los ojos y los tendones, para que los ojos puedan ver bien y para que los tendones sean flexibles y saludables.

La Sangre ayuda a la Mente.

Regula el estado emocional y psíquico. Alimenta la actividad mental.

«(…). Cuando la Sangre circula bien por los vasos, el Espíritu está bien lúcido»
(Ling Shu, capítulo 22).

3.5 Patología de la Xue (Sangre).

Los cambios de temperatura influyen sobre la circulación de la Sangre. El Calor (Yang) la hace más fluida (Yang). Sin embargo, el Frío (Yin) la hace más espesa (Yin).

Una circulación escasa provoca un estancamiento de la Sangre o una insuficiencia de esta.

Los tres casos más frecuentes de patologías de la Sangre son:
- **Vacío de Sangre.**
- **Éxtasis de Sangre.**
- **Calor de Sangre.**

Vacío de Sangre.

La insuficiencia de Sangre (Xu Xue), presenta signos de Sequedad sin sensación de Calor, este es el signo distintivo entre insuficiencia de Sangre e insuficiencia de Yin donde se produce una reducción generalizada de los fluidos corporales.

Puede ser debido a una pérdida abundante de Sangre con aporte retardado de sangre nueva, o a un desequilibrio de la función digestiva.

Se presentan los siguientes signos:
- Tez pálida
- Palpitaciones
- Adormecimiento, debilidad y temblor en los miembros
- Mareos o vértigo
- Insomnio
- Deslumbramientos
- Contracciones de los tendones y espasmos vasculares
- Sequedad de la piel
- Cabellos secos
- Pulso delgado y resbaladizo
- Lengua pálida y delgada

Ejemplo: anemia.

Suele ser debida a una insuficiencia de Qi de Bazo que no produce suficiente Sangre (hipoclorhidria). En casos graves y duraderos, una Xu Xue puede desembocar en Xu Yin. Esto se manifiesta con una lengua particularmente seca, boca seca, cabellos secos y uñas quebradizas. En casos más graves, el vacío de Xue puede producir Viento Interno de Hígado. Este, combinado con la sequedad, se traduce en enfermedades dermatológicas con características de piel seca y picores cutáneos.

Éxtasis de Sangre.

Es más sustancial, más material que el estancamiento de Qi, de manera que se pueden encontrar masas palpables y dolores fijos y punzantes. La patología ya no se mueve, está congelada.

Puede deberse a un Estancamiento de Qi, por Calor, o por Frío.

Se presentan los siguientes signos:

- Dolores severos en un lugar fijo
- Complexión oscura
- Pérdida de sangre oscura con coágulos oscuros
- Pulso resbaladizo y lleno
- Lengua oscura y púrpura;
- Labios púrpuras
- Masas abdominales fijas

Ejemplo: desde un simple "moratón", hasta una angina de pecho, pasando por una embolia, un coágulo...

El órgano más afectado es el Hígado. Otros órganos que pueden ser afectados son Corazón, Pulmón, Estómago, Intestinos y Útero.

Puede deberse a:
- Estancamiento de Qi: La causa más frecuente. Qi hace circular la Xue. Si se estanca, la Sangre se coagula.
- Insuficiencia de Qi: Si dura mucho tiempo puede provocar una plétora de sangre. El Qi se vuelve muy débil para mover la Sangre.
- Calor en Sangre: El Calor puede coagular y estancar la Xue.

- Insuficiencia de Sangre: Si dura mucho tiempo, producirá Xu Qi que se traducirá en falta de movimiento de Xue.
- Frío Interno: Enlentece la circulación de la Sangre.

Calor de la Sangre.

La Sangre puede estar caliente, debido principalmente al Calor de Hígado. Se manifiesta con una circulación anormal, desbordándose y produciendo diferentes tipos de hemorragias. Si penetra en el Corazón pueden aparecer signos como agitación mental, lengua roja oscura, pulso rápido. En casos graves, delirio y coma.

Las manifestaciones clínicas son:
- sensación de calor
- problemas dermatológicos con erupciones rojas
- boca seca
-hemorragias
-lengua púrpura
-pulso rápido.

Estos son los síntomas generales. Pueden darse otros según el órgano afectado por el Calor
- Sangre de Corazón: ansiedad, trastornos mentales (como estados maniacodepresivos) y úlceras bucales.
- Sangre de Hígado: alteraciones dermatológicas caracterizadas por enrojecimiento, calor y picores cutáneos

- Útero y *"Chong Mai"*[14]: pérdidas de Sangre excesivas en las menstruaciones.

Las pérdidas de sangre pueden ser debidas a una Insuficiencia de Qi para mantenerla en sus vías (Insuficiencia) o a Calor en Sangre que la acelera y hace que salga de sus vasos (Exceso). Ahora exponemos diferentes causas de hemorragias.

CAUSA	COLOR DE LA SANGRE	CANTIDAD
Calor en Sangre	Rojo fresco u oscuro	Abundante
Éxtasis de Sangre	Muy oscura y con coágulos	Poco abundante
Insuficiencia de Qi	Pálida	Abundantes y duraderas
Insuficiencia de Yin	Rojo Vivo	Poco abundantes

---

[14] El *"Chong Mai"* es el meridiano responsable de regular el Qi y la Sangre del resto de meridianos, por lo tanto, está muy relacionado con la menstruación.

4 LOS LÍQUIDOS ORGÁNICOS: JIN-YE 津液

Se trata de todos los líquidos y secreciones no patológicas. Los Líquidos Orgánicos, o Jin Ye, como son conocidos en China, representan a todos los fluidos corporales contenidos y producidos de la transformación del alimento. Se trataría del sudor, saliva, jugos gástricos e intestinales, orinas, etc. Cabe diferenciarlos de los Tan (mucosidades y flemas) que serían las secreciones patológicas.

El Su Wen habla del origen de los fluidos en el Capítulo 21 diciendo que:

«(...). Las bebidas entran en el Estómago; la esencia más pura, producto de la transformación, es conducida al Bazo. El Qi del Bazo transporta, hacia lo alto, una esencia que se reúne con los Pulmones y toma la llamada "Vía de los Líquidos", que adoptan desde allí, una dirección descendente hacia la Vejiga. La esencia de los líquidos se esparce en todas las direcciones, internándose en cada uno de los meridianos y substratos corporales».

Como podemos apreciar por el párrafo anterior, la función de los Fluidos Corporales es humidificar y nutrir el pelo, la piel, a todos los orificios, las carnes, los músculos, los órganos internos, las membranas, las mucosas, las articulaciones, la médula y los huesos. Aunque los Jin Ye son considerados fluidos fundamentales, se los categoriza como "menos refinados" que el Qi, la Xue, el Jing o el Shen.

4.1 Origen de los Jin-Ye.

Los líquidos orgánicos se originan a partir de la comida y bebida que ingerimos. Estos alimentos son transformados y separados por el Bazo. La parte "clara" sube a los Pulmones. Estos extienden parte de ella bajo la piel (lo veremos con más detalle en el capítulo dedicado al Cou-Li), y otra parte son enviados hacia el Riñón.

La parte "sucia" obtenida de esta separación es enviada al Intestino Delgado, donde vuelve a producirse una separación entre una parte "pura" y otra "impura".
La parte "pura" de esta segunda separación es enviada a la Vejiga, y la parte "impura" al Intestino Grueso, donde parte del agua es reabsorbida.

También la Vejiga hace una separación de los líquidos recibidos, la parte "pura" subirá hacia arriba y hacia el exterior del cuerpo, formando el sudor. La parte "impura" fluirá hacia abajo, formando la orina. Esta transformación y separación de la Vejiga se realiza gracias al Qi del Riñón, originada en el Yang de Riñón.

Veamos ahora los órganos más relacionados con el proceso de creación, transformación, difusión y eliminación de los Líquidos Orgánicos:

Bazo.

Es el órgano más importante en la fisiología y patología de los líquidos orgánicos. Controla la transformación y separación inicial, y también la dirección (arriba o abajo) de todos los pasos de la producción de los Jin-Ye.

Por esto, el Bazo siempre es tratado en cualquier tipo de desorden de los Líquidos Orgánicos.

Pulmón.

Cómo he comentado antes, el Pulmón controla los Líquidos Orgánicos recibidos del Bazo, hacia el Cou Li (debajo de la piel). También manda parte de los líquidos hacia abajo, al Riñón y Vejiga.

Por estas dos funciones se dice que el Pulmón regula las "vías del agua".

Riñón.

Vaporiza algunos de los líquidos que recibe y los manda al Pulmón para humectarlo y prevenir su sequedad.

El Yang de Riñón controla muchos aspectos de la transformación de los líquidos:

- Proporciona el Calor necesario al Bazo para que transforme los Líquidos orgánicos.

  Por este motivo, suelen ir asociados la deficiencia de Yang de Riñón y de Bazo, con la acumulación de líquidos consecuente.

- Ayuda al Intestino Delgado a separar los Líquidos Orgánicos en puros e impuros.

- o Proporciona a la Vejiga su Qi para su función de transformación del Qi.
- o Ayuda al San Jiao en la transformación y excreción de los líquidos.

Vejiga.

Separa los líquidos que recibe en una parte pura que asciende para convertirse en sudor, y otra impura que se convierte en orina.

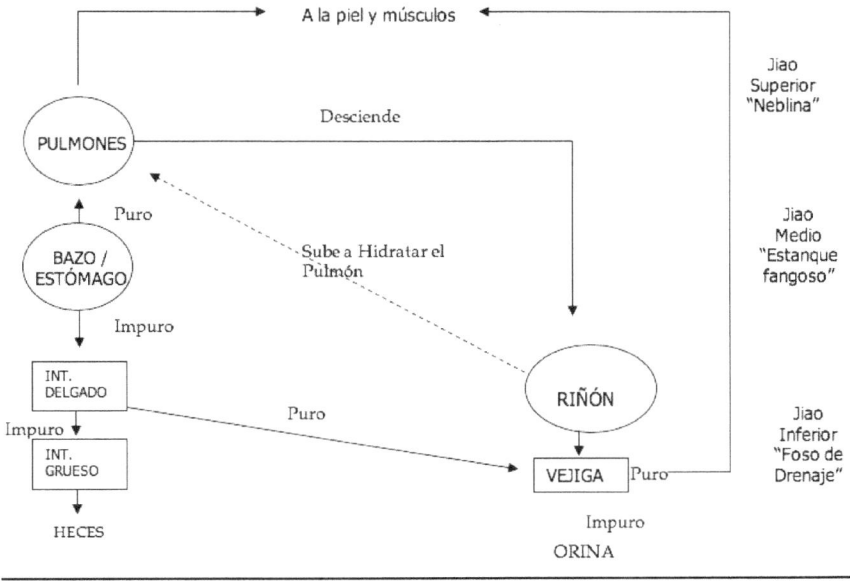

San Jiao.

Ayuda a la transformación, transporte y excreción en todas las etapas.

- El *Jiao Superior* ayuda al Bazo a dirigir los líquidos puros hacia arriba, y al Pulmón a dispersarlos bajo la piel.

- El *Jiao Medio* ayuda al Estómago en su función de agitar los líquidos y dirigir la parte impura hacia abajo.

- El *Jiao Bajo* ayuda al Intestino Delgado, Vejiga y Riñón en sus funciones para separar y excretar líquidos.

A continuación, veremos la composición y las funciones de los Jin Ye por separado: *Jin* como líquidos claros (Fluidos), y *Ye* como líquidos viscosos (Líquidos).

4.2 Jing: los Líquidos Claros.

Son los líquidos fluidos, ligeros, claros y transparentes como el agua. Todas las secreciones, líquidos intestinales, líquidos articulares, así como también las excreciones asociadas al normal funcionamiento de los órganos (lágrimas, flemas, sudores, orina y saliva espesa y líquida) son fluidos Yin por naturaleza y pueden transformarse unos en otros.

Funciones:

- Hidratación de los músculos y de la piel.
- Protección.
- Nutrición general.
- Están relacionados con las glándulas sudoríficas.
- Secreción de los órganos de los sentidos (lágrimas, saliva...).
- Hidratan el Cerebro, la Médula y los huesos.

Los Jin son más sutiles, circulan por la superficie siguiendo al Wei Qi, la piel, los músculos y los tejidos subcutáneos. Están controlados por los Pulmones, bajo el área de influencia del San Jiao Superior, que controla su transformación y movimiento hacia la piel.

También forman parte de los componentes de la parte fluida de la Sangre. Estos fluidos en la Sangre previenen su éxtasis. Por este motivo, si hay una pérdida constante de líquidos orgánicos durante mucho tiempo (sudores espontáneos crónicos, uso excesivo de sauna…) puede llevar a una Insuficiencia de Sangre. Y por otro lado, si existe una pérdida importante de Sangre debido a hemorragias, menorragia… puede producir una Insuficiencia de Líquidos orgánicos y sequedad.

4.3 Ye: los Líquidos Viscosos.

Son los líquidos viscosos y lentos. Los alimentos entran por el Estómago y los Líquidos Orgánicos (Jin Ye) se originan por la metabolización de esos alimentos en el Bazo a través de la acción de la Sustancia Basal Congénita y de la Sustancia Basal Adquirida. En el Intestino Delgado se separan los sólidos de los líquidos y circulan por los tres Calentadores (San Jiao).

Funciones:

- Constituir el Cerebro, la Médula y los huesos.
- Constituir el líquido sinovial, el semen y el líquido encefálico.
- Lubrican los orificios de los órganos de los sentidos (ojos, nariz y boca).

Los Ye son pesados, turbios y viscosos, circulan por el interior del cuerpo, en los vasos, siguiendo al Ying Qi (energía nutritiva), por las articulaciones, Cerebro, Médula y orificios somáticos, a fin de alimentarlos. Están controlados por los Riñones y por el Bazo. Esto establece una fuerte relación entre los Riñones, la Médula y el Cerebro.

4.4 Relación entre los Jin-Ye y el Qi.

Veamos las relaciones más importantes entre los Líquidos orgánicos y el Qi:

- Los Líquidos orgánicos necesitan de la función de transformación y transporte del Qi para que no se acumulen produciendo enfermedades.
- El Qi, al igual que con la Sangre, mantiene a los Líquidos Orgánicos en sus cauces. Si el Qi es insuficiente los líquidos se derramarán dando lugar a incontinencia urinaria o enuresis (Xu Qi Riñón), sudores espontáneos (Xu Qi Pulmón) o leucorreas crónicas (Xu Qi de Bazo).
- Aunque con un papel minoritario, también nutren al Qi.

4.5 Patología de los Líquidos Orgánicos.

Las alteraciones patológicas de los Líquidos orgánicos pueden manifestarse fundamentalmente en estos síndromes:

- Insuficiencia de los Líquidos Orgánicos.
- Extravasaciones: hemorragias, sudación, vómitos...
- Anomalías en el transporte: estancamiento, edemas.
- Producción de *"Tan"* (flemas y mucosidad).

Insuficiencia de Líquidos orgánicos. Extravasaciones.

Estos se manifiestan con piel seca, nariz seca, boca seca, tos, labios secos, lengua seca… Forman parte del Yin. Su insuficiencia siempre se traduce en sequedad.

La carencia de Líquidos orgánicos precede a la Insuficiencia de Yin. Por esto, debería ser considerado y tratado como una forma suave de insuficiencia de Yin. A la inversa, a largo plazo una insuficiencia de Yin también producirá una Insuficiencia de Líquidos Orgánicos.

La insuficiencia de Jin-Ye puede deberse a pérdidas importantes y prolongadas de líquidos, por ejemplo, debidas a transpiraciones profusas (episodio febril…). Por otro lado, existe un intercambio constante entre la Sangre y los Líquidos Orgánicos, por lo que la Insuficiencia de Líquidos Orgánicos puede ser debida a hemorragias importantes (un parto, por ejemplo). También una pérdida de Sangre grave y crónica puede producir esta deficiencia.

La insuficiencia de Líquidos afecta sobre todo al Pulmón, Estómago, Intestino Grueso y Riñón. Anomalías en el Transporte; edemas.

Proviene de una Insuficiencia de Bazo o Pulmón o Riñón, o de los tres a la vez. Si uno, dos o estos tres órganos sufren alguna anomalía en su función de transformación y transporte de los Líquidos Orgánicos, estos se extravasarán y acumularán bajo la piel (*Cou Li*). Este es el origen del edema.

Si el edema es por una Insuficiencia del Pulmón, afectará a la parte superior del cuerpo, cara y manos. También podría deberse a una invasión de Viento-Frío externo que altera la función dispersante y de descenso del Pulmón.

Si el edema es por una Insuficiencia de Qi de Bazo afectará a la parte media del cuerpo, como en el abdomen (ascitis).

Si el edema es por Insuficiencia de Yang de Riñón, afectará a la parte inferior del cuerpo, como piernas y tobillos.

Producción de Tan; Flemas.

Su principal causa es una Insuficiencia de Bazo. Si el Bazo no puede transformar y transportar los líquidos orgánicos, se acumulan produciéndose Flema. También, si el Pulmón no cumple su función de dispersión y descenso, y el Riñón no cumple la suya de transformar y excretar, estos también se acumulan formando Flemas. Sin embargo, el motivo principal es la Insuficiencia de Bazo.

En MTC distinguimos dos tipos de Flema: Material e Inmaterial. Las Flemas Materiales son visibles, y se acumulan en los Pulmones. Se traducen en los esputos que aparecen en las patologías del Pulmón. Las Flemas Inmateriales no son visibles. Pueden ser retenidas bajo la piel o en los canales. Podemos encontrar su ubicación en:

- *Debajo de la Piel:* en forma de nódulos subcutáneos (ojo, no todos los nódulos son debidos a la Flema), hinchazón en ganglios nerviosos, ganglios linfáticos, aumento del volumen de la tiroides, ciertos fibromas y lipomas.

- *En los Canales:* no se aprecia hinchazón, pero si entumecimiento. Es más común en personas de edad, y frecuente en los ataques de Viento.

- *En el Corazón obstruyéndolo:* al obstruir los orificios del Corazón, nubla la mente. Esto se traduce en esquizofrenia, psicosis bipolar, epilepsia…

- *Vesícula Biliar o Riñón:* se trata de los cálculos biliares y renales. Son debidas a la "evaporación" durante largo tiempo de la Humedad bajo el efecto del Calor que provoca la acumulación de sólidos formando piedras.

- *Articulaciones:* su presencia en las articulaciones puede convertirse en las deformaciones óseas que aparecen en las artritis crónicas reumatoides.

4.6 Relación entre Jin-Ye, Xue y Qi.

Estas tres son sustancias interdependientes entre sí, albergando una dependencia mutua absoluta.

Relación entre la Xue y el Qi.
- La Sangre genera Energía.
- La Energía contiene y controla la Sangre.
- La Sangre es un vehículo de la Energía.

Relación entre el Qi y los Jin Ye:
- La Energía participa en la génesis de los Líquidos Orgánicos.

Relación entre Xue y Jin Ye.
- La Sangre está formada por Líquidos Orgánicos.
- La Sangre aporta materia para generar los Líquidos Orgánicos.
- Si la Sangre no tiene Líquidos Orgánicos, se puede estancar.

5 LA ESENCIA: JING 精.

El Jing es considerado el puntal de toda forma de vida orgánica. Es la parte material del Yuan Qi. Es la sustancia vital, se define como la esencia de la vida. Es diferente de la energía. El cuerpo convierte a la esencia, Jing, en energía (Qi).

Puede adoptar una serie infinita de formas; alimento y respiración son las dos fuentes externas más importantes de Jing.

Es la sustancia que precede a toda vida, la fuente de los cambios orgánicos. Generalmente considerado como un fluido, es la base de la reproducción y del desarrollo.

En MTC hablamos habitualmente de tres tipos de Esencia:

- **Esencia del Cielo Anterior o Prenatal**

- **Esencia del Cielo Posterior o Postnatal**
- **Esencia del Riñón**

Esencia del Cielo Anterior o Prenatal *(Xian Tian Zhi Jing)*.

Es heredada de los padres en el momento de la concepción, y resulta muy difícil influir sobre ella. Alimenta al embrión y al feto durante el embarazo. Es la que determina la vitalidad, fuerza y constitución básicas de cada persona. Podríamos identificar una parte de este concepto con la idea moderna del ADN.
En él van prefijadas todas nuestras posibles expresiones genotípicas.

Lo podríamos comparar con la batería de un automóvil; ésta es muy importante ya que sin ella no podríamos encender todos los días el coche y si se estropea, éste ya no arranca y por lo tanto la vida para él se termina. La batería es nuestro Jing, y la gasolina podría ser el Jing adquirido.

La mejor manera de afectar positivamente a esta Esencia es procurando un equilibrio en nuestras actividades. Cualquier exceso o irregularidad en el trabajo-descanso, dieta irregular e inadecuada, y el exceso sexual, provocará un consumo extra que hará disminuir esta Esencia. Un modo de influir en esta es mediante los ejercicios de *Qi Gong*.

Esencia del Cielo Posterior o Postnatal *(Hou Tian Zhi Jing)*.

No es específicamente un tipo de esencia, sino un término general que recoge las esencias producidas por el Estómago y Bazo después del nacimiento.

> "La Esencia del Cielo Anterior se origina en los padres, la Esencia del Cielo Posterior se origina en los alimentos".
>
> El Espejo Dorado de la Medicina.

Es el producto de la síntesis más pura de la transformación del alimento. También llamado "del Cielo Posterior", éste se forma por el Qi de los alimentos y del aire que respiramos. Una vez se nutre todo el organismo de este Qi, lo que sobra se trasforma en Jing postnatal, por ello una alimentación sana y equilibrada y respirar aire puro es de vital importancia para no desgastar nuestro Jing Ancestral.

El mecanismo fisiológico consiste en que recibimos el Jing original cuando se produce la unión del óvulo con el espermatozoide. Se denomina Yuan Jing. El Yuan Jing es diferente para cada persona, cada uno tiene una cantidad finita de Sustancia Basal original, que nos sostendrá a lo largo de nuestras vidas. Para mantener nuestra vida debemos de preservar el Jing Original.

El Jing innato trae las condiciones posibles de salud y de enfermedad que se manifestarán a lo largo de nuestra vida. Una buena alimentación puede detener o mejorar esos estados, materializando las combinaciones óptimas, evitando aquellos problemas constitucionales que, si se ven agravados con una mala dieta, acelerarán su aparición. La mala alimentación puede producir alteraciones que no estaban previstas en nuestro Jing ancestral (herencia genética). Por ejemplo, tomar aguas no yodadas por largo tiempo producirá problemas de tiroides a pesar de que, constitucionalmente, no se presenta esa tendencia.

El desarrollo individual está relacionado con los cambios del Jing de cada persona, así, el *Nei-jing* habla del desarrollo de la mujer asociado a impulsos biológicos de siete años de duración cada uno, explicándolo de esta manera:

«...a los siete años el Jing es ascendente, los dientes se cambian y el pelo crece. A los catorce años "el rocío del cielo" llega, por el meridiano del "vaso de la concepción", comienza a fluir el Qi de la vida, la menstruación viene regularmente y la mujer puede concebir. A los veintiún años, la fuerza atesorada en los Riñones (Jing) continúa avanzando, aparecen las muelas del juicio. A los veintiocho años los músculos y los tendones se fortalecen y el pelo crece hasta su pico máximo, el cuerpo en general se ve fortalecido.
A los treinta y cinco años la tez comienza a oscurecerse y el pelo empieza a caerse. A los cuarenta y dos años la tez continúa oscureciéndose y el pelo deviene canoso.

A los cuarenta y nueve años el meridiano del "vaso de la concepción" se debilita, el "rocío del cielo" comienza a secarse. El "camino de la Tierra" (la menstruación) se cierra, se debilita y la infertilidad se asienta".

Un proceso similar, pero asociado a ciclos de ocho años cada uno es descrito para el hombre (Nei Jing, sección I, capitulo I).

«...en el hombre, a los ocho años, la energía del riñón comienza a crecer, el pelo se hace más abundante y fuerte y las encías se endurecen. A los dos ochos (16 años), la energía del riñón es abundante, aparece el "tian gui", ya se produce semen y es posible establecer el equilibrio entre yin y yang, por lo cual aparece la capacidad reproductiva. A los tres ochos (24 años), los tendones y los huesos se fortalecen más y surge el tercer molar. A los cuatro ochos (32 años), los huesos se hacen más prominentes y los músculos se encuentran en su máximo desarrollo. A los cinco ochos (40 años), la energía del riñón comienza a debilitarse, el pelo empieza a caerse y las encías pierden su lustre. A los seis ochos (48 años), la energía de los canales yang comienza a volverse deficiente en la región superior del cuerpo, por lo que la cara pierde su lustre y el pelo de la patilla se torna blanco.
A los siete ochos (56 años), la energía del hígado se vuelve deficiente y los tendones se tornan flácidos. A los ocho ochos (64 años), hay un desgaste del "tian gui", la capacidad de almacenamiento del riñón se debilita, el organismo se hace débil, el pelo y los dientes se caen y el organismo revela cansancio».

La Esencia Renal.

Deriva de la Esencia Prenatal y la Esencia Postnatal. También se trata de un tipo de energía heredada que determina la constitución de una persona, pero esta si interactúa con la Esencia Postnatal y es reabastecida por esta.

Aunque también recibe parte de su nutrición de la Esencia Prenatal, en el aspecto clínico necesitamos comprender que, cuando la Esencia Renal se vea afectada, echará mano de la Esencia Prenatal, consumiéndola y lesionándola tempranamente.

La Esencia Renal determina el crecimiento, la reproducción, desarrollo, madurez sexual, concepción y embarazo. Se encuentra en los Riñones, aunque también circula por todo el cuerpo, especialmente por los 8 Canales Extraordinarios.

5.1 Funciones del Jing.

Las funciones fundamentales de la Esencia son:

Regula el crecimiento, reproducción y desarrollo.

Controla el crecimiento de los huesos en los niños, los dientes, el pelo, el desarrollo normal del cerebro, y la madurez sexual. Después de la pubertad controla la función reproductora y la fertilidad. Forma la base de la concepción satisfactoria y el embarazo.

El declive natural de la Esencia a lo largo de nuestra vida conlleva la consunción natural de la energía sexual y la fertilidad. La Esencia del hombre fluye en ciclos de 8 años y la Esencia de la mujer en ciclos de 7 años.

Problemas derivados: raquitismo en niños, desarrollo pobre de los huesos, infertilidad, abortos habituales, retraso mental en niños, deterioro de los huesos en adultos, pérdida de los dientes y caída del pelo, canas prematuras.

Favorece al Qi de Riñón.

La Esencia puede considerarse un aspecto Yin del Riñón. También proporciona la materia básica al Yin de Riñón para producir el Qi de Riñón gracias a la intervención del Yang Renal.

Problemas derivados: mala función sexual, impotencia, debilidad de las rodillas, emisiones nocturnas, acúfenos y sordera.

Produce la Médula.

La Esencia produce Médula, y esta produce la médula de los huesos llenando la médula espinal y el cerebro. No tiene relación con la médula en la fisiología occidental. Por este motivo la Esencia es tan importante para la salud de la médula de los huesos, el cerebro y la médula espinal.

Problemas derivados: falta de concentración, pérdida de memoria, mareos y sensación de vacío de la cabeza.

Forma la base de nuestra constitución.

La Esencia determina nuestra constitución y nuestra resistencia a los Factores Patógenos Externos. Aunque el Wei Qi es el principal factor en la defensa de los PFE, su raíz está en la Esencia Renal.

Problemas derivados: predisposición constante a resfriados, gripes, y otras afecciones producidas por FPE. Rinitis crónica y rinitis alérgica.

Podemos deducir debilidad del Jing a través de la historia clínica del paciente (muchas enfermedades en la infancia), falta de brillo en la base de la lengua, pulso "disperso" o "piel de tambor".

6 QI, XUE, JIN-YE Y JING EN LA FISIOLOGÍA DEL APARATO LOCOMOTOR: BREVE INTRODUCCIÓN.

El Bazo controla los músculos y los miembros al formar nutrientes de los alimentos, y además, les sirve como sostén.

El Hígado lleva el alimento a los músculos y lo retira en el reposo. Los tendones y los ligamentos mantienen su libre movimiento gracias a este órgano. Una Xu Xue de Hígado dificultará este proceso.

Una Insuficiencia de Xue en el Hígado también se traducirá en problemas articulares, ya que la falta de nutrición de estos provocará diferentes patologías. También una deficiencia en la creación y mantenimiento de los Jin-Ye se puede traducir en problemas articulares importantes debido a problemas de carencia del líquido sinovial.

En los Riñones, el Jing forma la Médula, la cual se almacena en el hueso, sube hasta la cabeza y forma el Cerebro. La Xu de Riñón impide la formación tanto de los huesos, como de la Médula.

6.1 Fisiología y patología.

Cualquier trastorno que afecte a la Xue (Sangre), afectará al Hígado (porque es él quien la almacena), y viceversa. Si no hay un buen drenaje y dispersión del Hígado, las emociones estancarán las energías en los meridianos y surgirán problemas emocionales.
Esto sucede a nivel emocional, pero a nivel físico se pueden crear éxtasis de Qi, que poco a poco, se convertirán en éxtasis de Xue, y por este mismo procedimiento se irá creando un cúmulo de sustancias que darán lugar a tejidos cancerígenos.

Por poner algún ejemplo:

- Bloqueo de Qi → bloqueo Qi y Xue → tumores;
- Bloqueo de Qi → bloqueo de Jin Ye → adenomas, edemas…
- Bloqueo de Qi → problemas emocionales.

En este capítulo nos hacemos una ligera idea de la importancia del sistema holístico de la MTC, es decir, cualquier desequilibrio energético que se mantenga en el tiempo, acabará por afectar al resto del organismo. Por ejemplo; una mala alimentación que no aporte suficiente Qi, degenerará en Xu Qi Bazo. Este no podrá producir suficiente Xue para nutrir correctamente los tejidos y órganos, y empezarán a aparecer síntomas en el cuerpo físico como la anemia. Pero aún hay más; no sólo el cuerpo físico se ve afectado, los órganos desabastecidos de nutrientes no serán capaces de gestionar sus emociones adecuadamente y estas también manifestarán síntomas. En este caso la Xu Xue se transmitirá al Corazón provocando Xu Xue de Corazón, como consecuencia este no podrá "alimentar" su energía emocional que es la Alegría y aparecerán síntomas como depresión, ansiedad, … Como podemos observar, no es vana la idea que se da en nuestro tiempo sobre que una buena alimentación nos hace sentirnos mejor en todos los aspectos.

7 EL SHEN COMO SUSTANCIA VITAL.

La MTC también considera al Shen como una más de las sustancias de nuestro organismo. De hecho, se trataría de la sustancia más etérea e inmaterial. Alberga todo el complejo aspecto psico-emocional del ser humano.

El Qi surge de un proceso de refinamiento del Jing, y el Shen nace de un refinamiento del Qi. Su naturaleza refinada y voluble es la que hace que el proceso cognitivo se localice en la parte superior de nuestra anatomía.

> «En lo más alto del cuerpo humano se encuentra el Tiangu Niwan. Éste es el lugar donde el Shen es almacenado… Tiangu es el Palacio Original, la residencia del Shen Original, donde la mente y el espíritu brillantes existen. El más importante aspecto del Shen»
>
> *Zheng Li Lun*

El Shen es el conjunto de todas las actividades de nuestra mente, incluyendo la conciencia, los pensamientos, los sueños, la personalidad, el ego. Consideramos pues, el objeto de estudio del Shen a todo lo referente a "lo mental".

Antes de seguir, en todos los manuales de MTC que hemos estudiado y repasado, podemos ver que al Shen no se le presta toda la atención que se debiera, de hecho, pienso que esto es un grave error, hay una ciencia que se dedica al estudio profundo de este fascinante mundo del Shen y es la *"Psiconeuroacupuntura"*[15], por ello, voy a describir desde este nuevo paradigma que se entiende por Shen, ya que creo que

es de vital importancia poder tratarlo desde todos los frentes posibles.

«El Shen es el conjunto de todas las actividades de nuestra mente, incluyendo la conciencia, los pensamientos, los sueños, la personalidad, el ego, y por supuesto, no lo olvidemos, el entorno».

Consideramos pues, que el objeto de estudio de la Psiconeuroacupuntura es el Shen y por lo tanto todo lo referente a "lo mental".

Marco Aurelio, en su libro de *"Pensamientos"* dice: «*la felicidad de tu vida depende de la calidad de tus pensamientos*». La verdad es que Marco Aurelio, en tiempo de los romanos, en ningún momento se refería al Shen, pero dio en el clavo, ya que el ser humano es realmente eso, un ser que piensa y es consciente de su entorno. Somos conscientes de nuestra propia existencia, y esto lo conseguimos gracias al Shen.

---

[15] Textos extraídos de los tomos I y II "Introducción a la Psiconeuroacupuntura" editorial Dilema, autor Juan Pablo Moltó.

Para las Neurociencias, está muy clara la explicación del pensamiento, y, por deducción, la del Shen[16]: «*es el producto de un órgano llamado cerebro*». Esto y sólo esto sería el Shen; "pensamiento". Su razonamiento hasta cierto punto es lógico, ya que un muerto no piensa, no habla, no percibe, no se enfada... por lo tanto se concluye que no tiene pensamiento o Shen, y por ello, en Neurociencias, el objeto de estudio es el funcionamiento del cerebro. Es importante que entendamos este punto, porque nosotros no sólo estudiamos el cerebro si no también su función.

Los neurocientíficos piensan que una vez se entienda este "cerebro", tendrán el dominio de lo que nosotros llamamos Shen y que ellos consideran, a grandes rasgos, personalidad. Pero ahora no quiero matizar estos términos ya que se hará más adelante.

Por lo tanto, si nos atenemos a esto, ya tenemos claro qué es el Shen, y terminaríamos ahí, pero no, por supuesto que no. El pensamiento o el Shen, no se puede cuantificar u objetivar como los demás elementos de la ciencia, pues el Shen no puede medirse de momento con el método positivista o método científico, aunque cada vez más en nuestros tiempos, estamos encontrado en los avances científicos posibles explicaciones a las teorías de la medicina china, que unos pocos años atrás serían explicaciones puramente metafísicas.

---

[16] Para la Psiconeuroacupuntura, el Shen no es sólo pensamiento, es algo más que ya desarrollaremos en los siguientes capítulos.

Volviendo a lo anterior, nos preguntamos; ¿El Shen tiene color?, ¿tiene forma?, ¿pesa?, ¿se mueve?, ¿dónde está? Las Neurociencias no tienen respuestas a estas preguntas. Se limitan a mirar Resonancias Magnéticas Funcionales y ver que cuando un individuo ve una mariposa, esta enciende ciertas partes del cerebro diferentes a otras que se encienden cuando leemos un libro. Pero como dice Alfred Korzybski: «*el mapa no es el territorio*». Los estados cerebrales son el efecto de las causas, y esas causas no son noéticas; una imagen del cerebro no es una imagen del Shen, no se puede fotografiar el Shen, pues éste no es material. Es la máxima expresión de la energía, pues esta cobra conciencia en nuestra materia Yin; el Mar de la Médula.

El Shen se origina en el cerebro, y éste refleja el Shen, pero el Shen no está en el cerebro, es su producto; por ello, es la parte Yang del cerebro, y, por la misma causa, no se puede ver, y, por supuesto, tiene propiedades diferentes a él.

Además, no se rige por las mismas normas o reglas, como dice Lou Marinoff: «*Un abeto lleno de luces rojas, amarillas y con una estrella en lo alto refleja la Navidad, pero no es la Navidad*». El Shen es la fuente de nuestra vida; por lo tanto, el pensamiento es la función del cerebro, pero no es el cerebro.

Se dice en muchos clásicos que el Shen es lo más importante a la hora de recuperar la energía del paciente.

El Shen se alimenta de las siete Emociones. Cuando más entendamos éstas, más dominaremos nuestra vida o Shen, y esto es lo que se intenta conseguir en la Psiconeuroacupuntura. Pero no solo intentamos reflexionar sobre las siete Emociones, sino también sobre los Rasgos y Cogniciones que más adelante expondremos, como, por ejemplo, la percepción (recordemos lo que decíamos en la introducción). Hay un autor que entendió la esencia de la percepción; éste fue George Berkeley, y en su libro, "Principios del conocimiento humano", escribe; «La vista me da la idea de la luz, del color en sus diferentes grados, variaciones y matices. Mediante el tacto percibo, por ejemplo, lo blando y lo duro, el calor y el frío, el movimiento y la resistencia, y de todo esto el más y el menos, bien como cantidad o como grado. El olfato me depara olores; el paladar, sabores; y el oído lleva a la mente los sonidos con sus variados tonos y combinaciones».

Todo esto se combina y da lugar a una idea, esta idea es evidente que no es material, por lo tanto, es Qi, o lo que nosotros consideramos, parte del Shen. Así concluimos también que parte del Shen es una representación energética de la materia, pero esa materia percibida como tal es diferente a otra materia percibida en otro Shen; ya sé que esto resulta extraño, pero en los próximos temas lo desarrollaremos de forma más extensa. Como decía, la materia que nosotros percibimos por nuestro Shen es diferente, según sea la mía o la suya.

Este concepto un poco extraño no tiene que confundirnos. Deducimos que nosotros sólo percibimos la materia convirtiéndola en energía para percibirla en nuestro cerebro. Por lo tanto, aunque esto sea difícil de captar, es justo lo que la teoría antigua siempre dijo: «*la materia y la energía son uno*». Llegados a este punto, mi pregunta sería: ¿existe materia sin un Shen que la perciba?... Supongo que sí.

Por lo tanto, la materia y la energía son la misma cosa, "son lo mismo", sólo que expresado en diferentes estados, como el agua y el hielo…. únicamente cambia su forma de expresión. No existe una materia única o universal, existen tantas materias como "Shenes" pensantes.

Concluimos señalando que el Shen es el conjunto de todas las actividades de nuestra mente:
- Conciencia.
- Pensamientos.
- Sueños.
- Personalidad.
- Percepción.
- Entorno.

De forma didáctica nosotros lo desarrollaremos en:
- **Shen Emocional.**
- **Shen de los Rasgos.**
- **Shen Cognitivo.**
- **Shen Social.**

Y ahora quiero exponer una teoría fundamental en el pensamiento central de la Psiconeuroacupuntura la famosa; *"Teoría Convergente del Shen"*

7.1 Teoría Convergente del Shen[17].

Imaginen una olla y que cada apartado del esquema anterior, (cinco emociones, cinco rasgos, etc…) con sus cinco fases correspondientes fueran alimentos distintos; por ejemplo, que las Emociones fueran verduras, los Rasgos fueran cereales, y, por último, las Cogniciones fueran cinco tipos diferentes de carnes. Todos los seres humanos tendríamos una olla[18], esta olla es diferente cuantitativamente de unos sujetos a otros, pero no cualitativamente.

En esta metáfora la olla correspondería con las estructuras neuroanatómicas que dan soporte a todo el mundo psíquico del ser humano, el "cerebro". En la teoría china lo llamamos el Mar de la Médula, que, como sabemos, descansa en la Fase Agua en la que se encuentran los Riñones.

Todos tendríamos más o menos agua dentro de esta olla, es decir, la base de nuestro Yin renal. En cada uno de nosotros lo que cambia, aparte de la estructura dimensional de la olla ya que sabemos que no todos los cerebros son iguales,

---

[17] Con esta metáfora en PNA intentamos explicar cómo entendemos el Shen; como observar el Shen es un concepto amplio y es justo en este estudio donde se basa el poder de la Psiconeuroacupuntura, ya que una vez analizado el Shen en profundidad utilizamos técnicas terapéuticas muy peculiares e interesante desde terapias verbales y acupunturales hasta fitoterapia china, basada en plantas occidentales.

[18] Evidentemente estamos hablando del concepto Ming-Men, pero ya lo describiremos profundamente en el apartado que corresponda.

es el desarrollo de ciertas partes del cerebro que evoluciona de forma diferente de un sujeto a otro dependiendo de la estimulación y la vida personal del individuo. Sucede algo así como en los músculos del cuerpo humano; todos tenemos los mismos, pero no son iguales en todos los sujetos. En esta olla depositaríamos las verduras, cereales y carnes.

Si bien todos tendremos las mismas verduras, carnes y cereales, pero no la misma cantidad, (ya que cualitativamente todos somos iguales pero cuantitativamente no). Para que se llevara a cabo la cocción necesitaríamos fuego. Aquí es donde entra el Yang renal: de está cocción saldrá un caldo, este caldo tendrá sabores diferentes de una olla a otra, o sea, de un sujeto al otro y todos los caldos estarán más o menos buenos, por ello todos los sujetos más o menos vivimos bien con referencia a nuestra forma de ser.

Pero habrá algunos caldos que por lo que sea no estén todo lo buenos que debieran, y serán de mal tomar: por ello hay sujetos que no se desenvuelven bien en su entorno. La función de la Psiconeuroacupuntura es identificar las estructuras del Shen de ese sujeto, ver qué verduras, cereales o carnes se han echado de más o de menos, con referencia a la cantidad más o menos normal.

Y así se intentará regularlas o equilibrarlas, para que su caldo tenga un sabor más agradable y se pueda manejar mejor por la vida. Además, no olvidamos el entorno, que también influye, como ya verán en temas siguientes, en el sabor del caldo.

Pues esto sería el Shen, la esencia de todas sus partes integrantes. Todos los que practicamos acupuntura sabemos el gran poder que ejerce esta sobre el estado de ánimo. Pues bien, con las teorías chinas a saber; las teorías de las Cinco Fases, con referencia al ciclo Ke y Zhen, más todo el arsenal terapéutico de la diferenciación de síndromes clásicos, podemos elaborar tratamientos para cambiar esos "alimentos" inestables por algo, si cabe, más estable. En Psiconeuroacupuntura, la unión con técnicas psicológicas refuerza aún más este tipo de tratamientos. De todo esto surge un nuevo enfoque de análisis y tratamiento del Shen.

Teniendo pues una base teórica del constructo, llamado Shen y utilizando la base terapéutica de la MTC, podemos crear un sistema revolucionario en el tratamiento de las alteraciones mentales.

La terapia que desarrollaremos estará basada en:

- Una formulación primaria, basada en los ciclos Ke y shen.
- Una formulación secundaria, basada en la teoría de la diferenciación se síndromes.
- Una formulación terciaria, basada en puntos específicos mentales.
- Un asesoramiento psicoemocional.
- Un apoyo con fitoterapia.

TEMA 6, CONSTITUCIONES:
Las diátesis de los Cinco Elementos

DESPUÉS DE HABER ESTUDIADO LA TEORÍA DE LOS CINCO ELEMENTOS, PASAMOS A VER LAS CARACTERÍSTICAS DE CADA UNO DE ELLOS TAL Y COMO SE PRESENTARÍAN EN LOS ASPECTOS PSÍQUICOS Y FÍSICOS DE CADA PERSONA.

1. CONSTITUCIÓN MADERA

Debilidad natural del Hígado, de la Vesícula Biliar y de los Meridianos correspondientes. Aunque no se traduce necesariamente por debilidad hepática, dificultades digestivas, crisis de hígado o vesícula biliar.

1.1. Morfología:

- Espalda ancha y buena musculatura.
- Tez verdosa (característica de los pueblos mediterráneos).

- Mano, parecida a un árbol (con muchas líneas y ramificaciones muy marcadas).
- Uñas muy sólidas o, por el contrario, frágiles, con puntos blancos o mordisqueadas.
- Palma de las manos y dedos con muchas estrías profundas (cuando más hay y más profundas sean, más posibilidades de ser elemento Tierra).

1.2. Infancia:

- Intolerancia a las comidas copiosas (chocolate, huevos...).
- Crisis de acetona.
- Crisis alérgicas (al sol, a las fresas...).
- Niño turbulento, intrépido, nervioso o, algunas veces, tímido. Se muerde las uñas, tiene tics, etc.
-

1.3. Comportamiento adulto:

- Fatiga por las mañanas.
- Se acuesta tarde.
- Intelectualmente inestable, le puede fallar bastante la memoria.
- Optimista, ansioso, nervioso, agresivo y colérico.

1.4. Enfermedades del adulto:

- Alergias a medicamentos, a picaduras, al polen, al sol, etc.
- Eczemas.
- Asma.

- Conjuntivitis.
- Migrañas en la región occipital o en la frontal, desencadenadas por el alcohol, por las comidas abundantes, por contrariedades, por el viento, la menstruación, etc.
- Estreñimiento.
- Hemorroides.
- Crisis dolorosas en las articulaciones que suelen ser fugaces, es decir, que cambian de una a otra, más o menos con relación al ácido úrico. A la larga, pueden aparecer cálculos renales como consecuencia del ácido úrico.
- Taquicardias.
- Hipertensión arterial en crisis.
- Hipotensión con desvanecimiento o debilidad.
- Vértigo del viajero, es decir, tendencia a marearse en el avión, en el coche…
- Vértigo.
- Temor a las aglomeraciones, claustrofobia.
- Reglas dolorosas por exceso de foliculina, con dolor e hinchazón de pecho
- Tendencia a constituir fibromas.
- Exceso de tiroides con adelgazamiento.
- Tendencia a tener bocio e hipertiroidismo.
- Tendencia a enfermedades oculares.
- Espasmofilia.

1.5. Afinidades:

- Asma en Primavera;

- acusa los cambios de estación con una gran fatiga o con alergia;
- el viento lo enerva, tiene sensación de vértigo y dolor de cabeza;
- Madera es la única constitución que no es friolero;
- le gustan las comidas ácidas y agrias (aunque se puede dar el caso de que las aborrezca y de que le dé por el chocolate).

2. CONSTITUCIÓN FUEGO

Debilidad natural del Corazón, del Intestino delgado y de sus meridianos, o bien de las dos funciones chinas del Maestro Corazón y del Triple Calentador. El fallo de estas funciones no produce necesariamente crisis cardiacas. El sujeto Fuego no será el único que presente trastornos en este órgano.

2.1. Morfología:

No hay un criterio especial, excepto que:
- La tez sea roja o que se le enrojezca fácilmente, posiblemente por Shi Xue en la cara.
- Los dedos de las manos son más largos que la palma, son muy ágiles, elegantes y su pulpa suele ser roja.
- Se puede dar el caso de que la mano sea pequeña.

2.2. Infancia:

- Hipersensible e hiperemotivo.

- Agitado, turbulento, mentiroso o, por contra, tímido y replegado sobre sí mismo.
- Alternancia de risas y llantos.
- Cuando tiene fiebre, ésta alcanza con facilidad los 40°, con peligro de convulsiones, llegando incluso algunas veces, a ataques de epilepsia.
- Las enfermedades físicas son escasas.

2.3. Comportamiento adulto:

- Fatiga global y brutal de golpe.
- Periodos de depresión.
- Sueño corto (entre 4 y 6 horas diarias);
- La memoria es superior a la media, tiene una concentración fuera de lo común o se puede dar el caso totalmente contrario.
- Psicológicamente, es una continuación de la infancia: es hipersensible.
- Suele luchar contra las injusticias.

2.3. Enfermedades del adulto:

- Hipertensión arterial o Hipotensión.
- Trastornos del Sistema Simpático (Maestro Corazón).
- Espasmos intestinales y estomacales.
- Trastornos cardiacos (arritmias, taquicardias...).
- Trastornos circulatorios, venosos (varices, hemorroides...), y arteriales (arteriosclerosis, angina de pecho, artritis en los miembros inferiores, etc.).

- Suele sufrir cefaleas difusas, como un "picoteo" en el cuero cabelludo.
- Espasmofilia.
- Colitis espasmódica.
- Artrosis.
- Trastornos en la eliminación del colesterol, del ácido úrico y de la urea.

2.4. Afinidades:

- No le gusta el Verano.
- Le atrae tanto el dulce como el salado.
- Le gusta lo amargo (como el café, principalmente).

3. CONSTITUCIÓN TIERRA

Debilidad natural en bazo, páncreas, estómago y tejidos correspondientes (carne, articulaciones, colágeno, sector intersticial y metabolismo acuoso, terminación de los nervios).

3.1. Morfología:

- Rechonchos.
- Obesos o en buena forma.
- Labios y mejillas gruesos, puede existir papada.

- Tez roja.
- La mano es amplia, rolliza, con la palma cuadrada y los dedos amarillentos.
- Las uñas son cuadradas y crecen poco.

3.2. Infancia:

- Bebé grande.
- Es obeso en la edad de la pubertad (igual se reabsorbe o igual no).
- Es alegre.
- Frecuentemente presenta un defecto en el lenguaje.
- Segrega mucha saliva.
- Es dormilón, glotón y goloso.
- Le gustan los dulces y los lácteos.
- Se queja de hipos frecuentes y de dolores de vientre.
- Enuresis.
- Sensibilidad respiratoria (como el Metal).
- Facilidad de coger enfermedades víricas.
- Parásitos intestinales, hongos.
- Igual que el Metal, puede tener un testículo que no desciende o irregularidades en la regla.

3.3. Comportamiento adulto:

- Salud sólida.
- Se fatiga, sobreviene en él cuándo tiene él estomago vacío.

- Hambre súbita y canina.
- Tiene la cabeza vacía y es de difícil concentración, una golosina basta para remediarlo.
- Se distrae y olvida fácilmente.
- Toma el lado bueno de la vida (es optimista).
- Es responsable.
- Es un filósofo.
- Puede ser melancólico.

3.4. Enfermedades del adulto:

- Exceso de apetito.
- Gastralgias, gastritis, ulceras.
- Diabetes, celulitis, obesidad.
- Colitis derecha.
- Diarreas o estreñimiento.
- Asma, bronquitis.
- Hipertensión arterial.
- Alteraciones cardiacas.
- Artritis.
- Prostatitis.
- Edemas.
- Frigidez, eyaculación precoz.
- Hipotiroidismo.
- Artrosis.
- Eczemas.
- Psoriasis.

3.5. Afinidades:

- Teme a la humedad.
- Es poco friolero.
- El calor le sube a las mejillas, le deja somnoliento.
- Le encanta comer y no termina una comida sin una golosina.

4. CONSTITUCIÓN METAL

Debilidad de Pulmón, Intestino Grueso y meridianos correspondientes. No se traduce necesariamente por enfermedades, pulmonares o intestinales, pero es lo más frecuente junto con enfermedades de la piel.

4.1. Morfología:

- Talla alargada.
- Cifosis dorsal.
- Anchura de la espalda moderada o estrecha.
- Suele ser delgado.
- Con la piel blanca lechosa o al contrario, raíz fuerte y larga.
- La mano es alargada con los dedos lisos y con tres pliegues.
- Es sensible al frío.

4.2. Infancia:

- Delgadez, palidez e, incluso, anorexia.
- Rinofaringitis, bronquitis, laryngitis.
- Puede presentar asma y eczemas desde su infancia.
- Estreñimiento e intolerancia a la leche.
- Enuresis.
- Criptoquidea.
- En las niñas, ausencia de regla en la pubertad.
- Se crece "a golpes", con lo cual se expone a la escoliosis.
- Razonable, gruñón y lento.
- Resultados mediocres en los primeros años de la vida.
- Se acuestan pronto.
- Acné.

4.3. Comportamiento adulto:

- Fatigable, le falta tono.
- Por la tarde nota el "bajón".
- Economiza su Qi, por eso lo hace todo lento.
- Duerme mucho.
- Se organiza buenas vacaciones.
- Falta de memoria.
- Se fatiga y se descorazona pronto.
- Es calmado.
- Es triste y pesimista, pertenece al Otoño (de hecho, le encanta).

4.4. Enfermedades del adulto:

- Catarros con la menor corriente;
- Esfera otorrinolaringológica sensible.
- Propenso a la tuberculosis (lo que en Medicina Tradicional China se conoce como enfermedad de "las Tres Pasiones Tristes").
- Colitis crónicas a lo largo de todo el colon.
- Una intolerancia alimentaría o una amebiasis puede ocasionar diarreas crónicas matinales.
- Hemorroides crónicas, de gran tamaño (suelen ser intervenidas).
- Inflamación de ganglios. Los Pulmones (Metal) en Acupuntura, dominan a los ganglios.
- Las manos están hinchadas, con muchos pliegues sobre su cara dorsal.
- Las uñas suelen curvarse.

4.5. Afinidades:

- Le gusta el otoño.
- Aprecio los alimentos muy picantes.
- Globalmente, prefiere lo dulce a lo salado.
- Le atraen la leche y los lácteos: mantequilla, quesos, yogurt. Tiende a consumirlos en exceso.
- Gusto por el chocolate (con leche).

5. CONSTITUCIÓN AGUA

Los sujetos con esta constitución tienen una debilidad natural del Riñón, de la glándula suprarrenal o de la gónada (función única en MTC llamada globalmente Riñón), de la vejiga y de los meridianos correspondientes.

5.1. Morfología:

- Talla longilínea.
- Rasgos del rostro agudos y salientes.
- Tendencia a enderezarse, columna vertebral rígida, cabeza alta (hipersuprarrenal, Shi de Vejiga).
- Tendencia a curvarse hacia delante, bajando cabeza y mirada (hiposuprarrenal, Xu de Riñón).
- Tez negra (como la de los pueblos de Oriente Medio).
- Nariz como pico de águila.
- Ojos con ojeras o hinchados con edema palpebral, con bolsas en la parte inferior.

5.2. Infancia:

- Delgadez.
- Vulnerable a nivel de ORL.
- Anginas rojas o anginas blancas de repetición varias veces al largo del año.
- Otitis infecciosa con tímpano perforado (a veces los dos oídos, a veces de forma consecutiva).

- Reumatismo articular agudo.
- Impétigo, furúnculos, y presencia de albúmina en orina.
- En la adolescencia, retraso de la pubertad, ausencia de reglas.
- Muy friolero, a menudo débil, frágil.
- Afectado por enfermedades frecuentes, sobre todo infecciosas.
- Hipersensible.
- Secreto, triste, replegado sobre si mismo.
- Ojeras.
- Desgraciado, con traumatismo afectivo.

5.3. Comportamiento adulto:

- Defensas muy débiles; a menudo está enfermo.
- Friolero.
- Agotamiento permanente.
- Por el contrario, también puede tener una constitución sólida (hipersuprarrenal).
- Mala memoria o superior a la media.
- Muchas crisis de depresión.
- Periodos de desinterés por todo, acompañados por un profundo sentimiento de soledad.

5.4. Enfermedades del adulto:

- Cistitis de repetición.

- Edema de tobillo.
- Cálculos.
- Aunque no sufran de enfermedades renales, se pueden quejar de la zona lumbar.
- Lumbagos.
- Reumatismos crónicos evolutivos (artritis, espondilitis anquilopoyética, osteoporosis...).
- Disminución del Sistema Inmunológico, osteomielitis.
- Meningitis.
- Infecciones de cualquier naturaleza.
- Diabetes insulinodependiente.
- Estados melancólicos y depresivos.

5.5. Afinidades:

- Teme al Invierno.
- Prefiere lo salado a lo dulce.

	Morfología	*Infancia*	*Comportamiento Adulto*	*Enfermedad Adulto*	*Afinidades*
M A D	-Espalda ancha - Musculosos -Mano con muchas líneas	-Intolerancia a atracones --Acetona Crisis alérgicas -Nervioso y/o tímido -Tics	-Fatiga matinal -Nocturno -Fallos de memoria -Optimista, ansioso, nervioso, agresivo y colérico	-Reacciones alérgicas -Eczemas -Asma -Conjuntivitis -Migrañas por excesos, viento, menstruación -Estreñimiento	-Asma primaveral -Cambio de estación cansancio -Afecta el viento -No es friolero

E R A	-Uñas muy sólidas o débiles -			-Hemorroides -Artritis fugaces -Taquicardias -Vértigo viajero -Vértigo -Claustrofobia -Agorafobia -Fibromas Hipertiroidismo -Oculopatías -Espasmofilia	-Agrio y ácido
F U E G O	-Tez roja y/o fácilmente rubor -Dedos de las manos largas	- Hipersensible -Mentiroso, agitado o tímido -llanto/risas -Fiebres altas -poca enfermedad	-Fatiga global y repentina -Periodos de depresión -4 a 6 horas de sueño. -Concentración y memoria muy elevada, o lo contrario -Emocionalmente continúa en la infancia -Lucha por injusticias	-HTA o hipo -Trastornos del Sis. Simpático -espasmos intestinales -Alteraciones cardiacas y circulatorias -Cefaleas difusas -Espasmofilias -Artrosis -Colesterol, urea y ac. úrico	- No le gusta el verano -Dulce y salado -Amargo
T I E R R A	- Rechonchos -Obesos en forma -Papada, labios gruesos -mano amplia, palma cuadrada y dedos amarillos -Uñas cuadradas y poco crecimiento	-Bebé grande -Obesidad pubertad -Alegre -Problemas de lenguaje Hipersalivación -Dormilón, glotón, goloso -Hipos y dolor ventral -Enuresis -Sensibilidad respiratoria -virosis -parásitos intestinales, -Criptoquidia	-Buena salud -Fatiga c/ hambre -Hambre súbita -Poca concentración -Optimista -Responsable -Filósofo -A veces melancólico.	-Bulimia -Gastropatías -Diabetes, celulitis, obesos -Colitis derecha -Diarreas y/o Estreñimiento -Asma, bronquitis -HTA -Artritis -Prostatitis -Edemas -Frigidez, eyaculación precoz -Hipotiroidismo -Artrosis -Eczemas -Psoriasis	-Mal c/ humedad -Poco friolero -Calor en la cara produce somnolencia -Guloso y goloso

		-Alteraciones menstruales			
M E T A L	-Alto -Cifosis dorsal -Espalda estrecha -Delgado -Pálido -Friolero	-Pálido -Delgado -Anorexia -ORL -Asma -Eccemas -Enuresis -Criptoquidea -Amenorrea -Crece a golpes -Razonable, gruñón y lento -Fracaso escolar inicial -Se acuesta pronto -Acné	-Fatigable -Astenia vespertina -Lento, reserva el Qi -Dormilón -Falta de memoria -Poca motivación por fatiga -Tranquilo -Triste, pesimista	-Catarros -ORL sensible -Tuberculosis -Diarreas de día -Hemorroides -Manos c/ pliegues dorsales - Uñas curvas	-otoño -Picantes -Mejor dulce que salado -Productos lácteos -Chocolate c/ leche.
A G U A	-Altos -Rostros agudos -Postura militar (Shi de Vejiga) - Encorvados (Xu de Riñón) -Tez negra -Nariz aguileña -Ojeras c/ bolsas	-Delgados -ORL -Reumatismo articular agudo -Impétigo, furúnculos -Álbumina alta orina _friolero -Débil y frágil -Enfermizo - Hipersensible -Introspectivo -Trauma afectivo	- Inmunodepresión -Friolero -Agotamiento crónico -Mala memoria o muy alta -Depresivo -Astenia emocional -Prefieren la soledad	-Cistitis repetición -edema maleolar -Cálculos -Lumbalgia -Reumatismos crónicos evolutivos - Inmunodepresión -Meningitis -Infecciones varias -Diabetes -Introspectivo -Depresivo	-No le gusta el frío -Salado

TEMA 7, SAN JIAO: El Triple Recalentador.

1 SAN JIAO: EL ÓRGANO SIN FORMA

El San Jiao es un concepto un poco difícil de entender para una mente occidental. La descripción más común lo define como un órgano, aunque en realidad no se trataría de un órgano físico concreto. En este caso sería la función la que crea al órgano, existiendo este como tal, sólo en el aspecto de su función energética. En MTC se dice «tiene nombre, pero no tiene forma». Sin embargo, si está compuesto por varios órganos, los cuales están agrupados según la función que le atribuye el San Jiao a cada uno de ellos.

En la relación de órganos que recoge la MTC, el San Jiao sería un órgano Yang (de movimiento) y su función principal sería la gestión de la distribución de los líquidos corporales. También sería responsable de la impulsión para el ascenso del "Vapor Vital" del *Ming Men*, coordinar la función interna entre los tres Calentadores, y coordinar y armonizar las funciones de los *"Tres Tesoros"* entre sí, organizando la mente, el cuerpo y el espíritu.

Físicamente se repartiría más o menos en tres secciones conocidas como Jiao Alto, Jiao Medio y Jiao Bajo, situadas en la cavidad torácica, la cavidad abdominal superior, y la cavidad abdominal inferior junto a la cavidad pélvica.

Esta sería su ubicación más difundida, y la función de cada uno estos tres "órganos" sería como el "resumen" de las funciones que realizan los órganos que se encuentran ubicados en cada Jiao.

1.1 El Jiao Alto: la cavidad torácica.

Generalmente se le ubica desde la altura de los hombros hasta la parte superior del estómago, aunque algunos escritos lo consideran desde la lengua. Básicamente se trata de la cavidad torácica, lo que recogería al corazón y los pulmones.

Este Jiao sería el responsable de la distribución y dispersión de los diferentes tipos de Qi y de la Xue, a través de los que haría llegar a todo nuestro cuerpo los nutrientes y los diferentes tipos de Qi que necesitamos. Mediante la labor conjunta del Corazón y los Pulmones, principalmente, este Jiao se encargaría de la distribución del agua, de los alimentos, y del Qi esencial (que después iría adoptando la forma de los diferentes tipos de Qi de los Zhang Fu) al resto del cuerpo.

También se encargaría de regular la temperatura y de la diaforesis, nutrir la piel, los huesos y los Ying (ligamentos, tendones y músculos). También nivela la cantidad adecuada de grasas y la distribución del Wei Qi (Qi defensivo).

Tradicionalmente su función se define como de vaporización.

1.2 El Jiao Medio: la región epigástrica.

Como es fácil deducir, se encontraría en la sección media del tronco. Suele ubicarse desde el diafragma hasta el ombligo. Se trata de la cavidad abdominal superior.

Recogería principalmente las funciones de digestión y absorción de las materias esenciales por parte del Bazo y el Estómago, para después convertirlas en Xue (sangre) y fluidos esenciales. Esto es, tomar los nutrientes de los alimentos sólidos y líquidos. Esta acción es descrita como una "fuente burbujeante", refiriéndose a la apariencia de los alimentos en descomposición en su proceso digestivo.

Otra función de este Jiao sería el facilitar el transporte de estos nutrientes por todo el cuerpo.

1.3 El Jiao Bajo: el abdomen inferior.

Se situaría bajo el ombligo e incluiría también a los riñones, vejiga e intestinos. Se trataría de la cavidad abdominal inferior y de la cavidad pélvica.

Su función sería la de separar y eliminar los alimentos y fluidos del cuerpo, para de este modo aprovechar la esencia que nos es útil a nosotros y eliminar los desechos. De esto se encargan las funciones de Riñones, Vejiga, Intestino Delgado e Intestino Grueso.

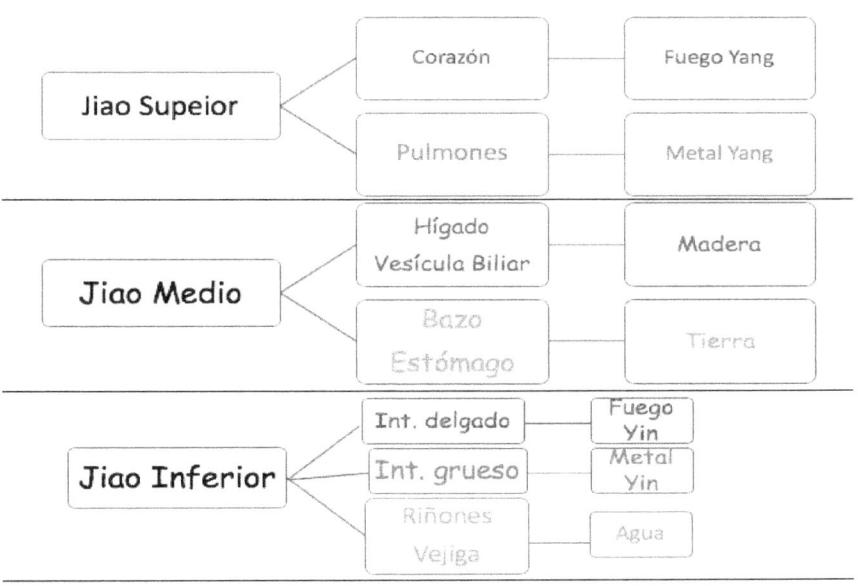

2 EL SAN JIAO Y LAS CAVIDADES CORPORALES.

Se puede afirmar que el San Jiao es el sistema de las cavidades del cuerpo. Recoge las tres actividades principales, pero también rige todo el entramado de cavidades anatómicas, controlando el movimiento de entrada-salida del Qi en todas ellas. Este movimiento de entrada-salida, una de las funciones del Qi, es extremadamente importante para la adecuada circulación del Qi, y para la transformación y transporte de los

---

LAS CAVIDADES DEL CUERPO

- Cavidad Corporal.
- Cavidad Abdominal.
- Cavidad Pélvica.
- Las Cápsulas Articulares.
- Espacio entre Piel y Músculos (Cou Li).
- Espacio sobre el Diafragma.
- Espacios entre las Membranas.
- Espacio entre las Membranas y la Cavidad Abdominal.

---

fluidos corporales dentro y fuera de las cavidades.

Las cavidades del cuerpo son generalmente irrigadas y lubricadas por varios fluidos, y el San Jiao controla estas cavidades, ya que también controla la transformación, transporte y excreción de fluidos en todas las partes del cuerpo.

La cavidad abdominal contiene las Membranas (**Huang**), que incluye la fascia superficial y profunda, el mesemterium, nomentum y stroma, envolviendo los órganos internos.

Las Membranas tienen la función de recoger, anclar y conectar los órganos. El Sam Jiao es el responsable del movimiento del Qi entrando y saliendo de las Membranas.

> «Es un Fuego Ministerial en el cuerpo que
> se mueve en las cavidades y sube y baja
> entre las membranas. Se llama San Jiao».
> Clásico de las Categorías. Zhang Jing Yue.
> 1624

En la cavidad pectoral, el San Jiao controla la entrada y salida del Qi, bajo el gobierno del Zong Qi. En las cavidades abdominal y pélvica, el San Jiao controla que la entrada y salida del Qi en las membranas sea correcto, asegurando la transformación y excreción de los fluidos en los "pasajes del agua".

En el espacio entre la piel y los músculos (**Cou Li**), el San Jiao controla la difusión del Wei Qi y la entrada y salida del Qi dentro y fuera de este espacio. Esta función del San Jiao regula el flujo del Wei Qi en este espacio, la apertura y clausura de los poros y sudor.

En las cavidades articulares el San Jiao controla la entrada y salida del Qi y fluidos en las cápsulas articulares, lo que contribuye a irrigar y lubricar las membranas sinoviales.

TEMA 8, HUANG, GAO Y COU-LI: Membranas, Tejido Graso, Cavidades y Texturas

1 INTRODUCCIÓN.

Este es uno de los apartados dedicados a los fundamentos de la MTC menos tratados, pero sin embargo de gran importancia si queremos profundizar y conocer la función de los diferentes aspectos de esta disciplina.

Dentro de la fisiología y la anatomía específica de la MTC encontramos los conceptos de:

- **Huang: Membranas.**
- **Gao: Tejido Graso.**
- **Cou Li: Cavidades y texturas.**

Repito que necesitamos entenderlo desde el paradigma de la Medicina Clásica China. Su pretensión es la de organizar y comprender su función, no su anatomía ni su fisiología. No tiene una correspondencia con la idea occidental de estos.

El Qi de los canales a los órganos de la cavidad abdominal no fluye en vacío. La cavidad abdominal está rellena por estas membranas y tejido graso (Huang y Gao).

2 HUANG: LAS MEMBRANAS

Se encuentran entre la cavidad abdominal y las fibras musculares.

> «Cuando el Qi fluye al Intestino Grueso, este es enviado a las membranas. El origen de las membranas está en el ombligo».

Cuestiones Simples

2.1 Los Cinco tipos de Tejidos.

En Medicina Tradicional China consideramos cinco tipos diferentes de tejidos: Uno por cada uno de los órganos internos:

Piel → Pulmones
Músculos → Bazo
Tendones → Hígado

Vasos de Sangre → Corazón
Huesos → Riñones

Se dice que estos órganos rigen y controlan estos tejidos básicos en la fisiología.

2.2 Las Siete Capas Energéticas.

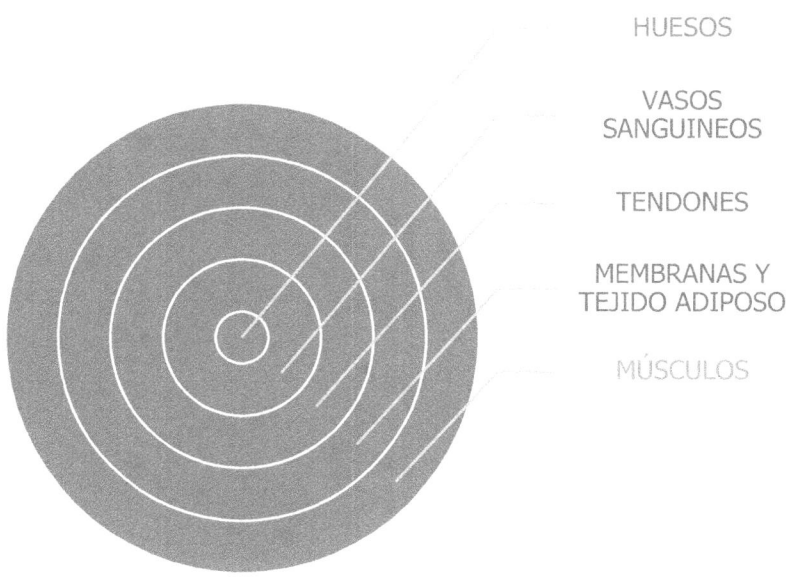

Cada grupo de Meridianos corresponde a una Capa de Tejido.

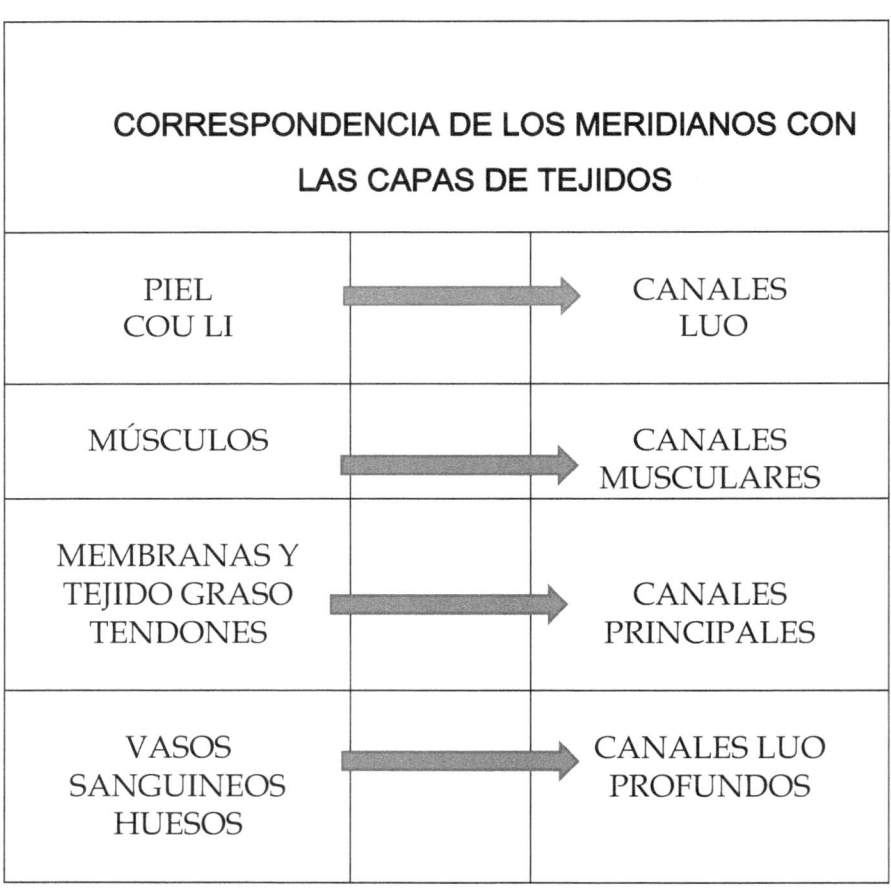

En la MTC las Membranas tienen tres funciones principales:

- Anclan (sujetan) los órganos a la cavidad abdominal.
- Conectan los órganos entre sí.
- Envuelven los órganos.

Es de gran importancia que comprendamos que la energía en el abdomen no sólo circula por los meridianos. También lo hace por las Membranas. Y son los canales **Chong Mai** y **Ren Mai**[19] quienes controlan las membranas abdominales.

Giovanni Maciocia atribuye los puntos acupunturales del abdomen a las membranas. Dice este autor que esta diferencia es la que hace que el Die-Qi del abdomen es distinto; es lento, no como una corriente tal y como si sucede

en los puntos de los miembros.

- El punto Yuan de las Membranas es el Ren6.
- El punto Yuan del tejido graso es el Ren15.

El espacio entre el Corazón y el diafragma se llama **Gao Huang**, en este lugar es donde se asientan las patologías crónicas y de más difícil curación.

Las Membranas ocupan el espacio entre la cavidad y los músculos abdominales. Estas, junto al tejido graso (Gao) completan el mapa de la anatomía en Medicina China.

---

[19] Estos son dos meridianos maravillosos, de los ocho que estudiaremos más adelante.

Son todos los tejidos que rellenan la cavidad abdominal y rodean los órganos con la fascia superficial y la profunda, el peritoneo. Las Membranas también están relacionadas con el San Jiaoya que es responsable de la circulación del Qi por estos tejidos.

El Bloqueo de Qi en las membranas del abdomen produce dolor y distensión. Para tratarlo utilizamos puntos del Ren Mai y del Chong Mai.

OTROS PUNTOS HUANG

- **R16** (Huang Shu): *Punto Transporte de las Membranas*
- **V43** Gao Huang Shu): *Punto Shu Dorsal del Gao Huang*
- **V51** (Huang Men): *Puerta de las Membranas*
- **V53** (Bao Huang): *Membranas Vejiga*
-

3 GAO: EL TEJIDO GRASO.

Gao es especialmente importante en el abdomen. Rodea los órganos y otros tejidos. Junto a las membranas, el *Gao* completa todo el espacio de los órganos, y entre órganos y canales en la cavidad abdominal. Es en esta cavidad donde adquiere una especial importancia, ya que rodea los órganos y los otros tejidos conectivos de esta área.

Su **punto Yuan es Ren15** (Jiu Wei). Puede utilizarse para afectar a la constitución de la persona, esta acción es muy importante, ya que ayudará a tratar patologías de componente crónico. También podemos utilizarlo para tratar la acumulación de fluidos en el abdomen (ascititis)

Gao no es tan sólo tejido graso, ya que también es un componente de la Médula. Actuando sobre el tejido graso podemos actuar a nivel de la médula y a un nivel constitucional profundo.

COMO CURIOSIDAD DECIR QUE, EN EL SEGUNDO MES DE EMBARAZO, EL EMBRIÓN ES GAO.

4 COU-LI: LAS CAVIDADES.

El San Jiao es la suma de todas las cavidades del cuerpo. Aunque las grandes cavidades (pecho, abdomen superior y abdomen inferior) corresponden con los Tres Calentadores, también las distintas cavidades pequeñas forman parte de este "órgano" tan peculiar.

Las grandes cavidades del cuerpo junto con las pequeñas forman una red cohesionada que conecta los órganos internos, sus tejidos, las membranas, los músculos y la piel. En esta red que conforma la totalidad del San Jiao es el lugar de tránsito, del ascenso y descenso de los fluidos y el Qi, y de entrada y salida entre el exterior y el interior. Las cavidades en el tronco están más asociadas a los órganos internos y los canales Luo profundos. En los miembros están asociadas con la piel, músculos y canales Luo.

La obra *"Prescripciones de la Cámara Dorada"*, en su capítulo 1 nos dice:

«Las cavidades son el lugar de convergencia del Qi Original (Yuan Qi) y el Qi Verdadero (Zhen Qi), formando una importante asociación que asegura el normal funcionamiento de todos los órganos y sus tejidos y espacios. Junto al Wei Qi (Qi Protector) que circula entre la piel y los músculos, estas tres formas de Qi (Yuan Qi, Zhen Qi y Wei Qi) proveen la resistencia ante los Factores Patógenos Externos».

Por este motivo, nuestra resistencia a los FPE depende del Wei Qi, como ya sabemos, pero también del Yuan Qi y Zhen Qi. El Qi Original entra en los órganos internos para asistir sus actividades psicológicas y en el interior de las cavidades Cou Li para asistir al Wei Qi en su función protectora ante los FPE.

El Yuan Qi surge desde el Ming Men, entre los riñones, y es distribuido por todo el cuerpo, siendo terminado de preparar para pasar por el San Jiao. El San Jiao permite que el Qi Original pueda ser separado en diferentes formas en distintas partes del cuerpo. Así, el Sam Jiao es el responsable de la excreción líquida, de la orina y del sudor.

4.1 Cou Li: El Espacio entre Piel y Músculos.

Cuando hablamos del espacio entre la piel y músculos (Cou Li) hacemos referencia más a una entidad energética que a una localización anatómica. Este es el lugar por donde circularía el Wei Qi. La piel y músculos de este espacio deben estar perfectamente "afinado", ni demasiado abierto ni demasiado cerrado.

Este espacio es irrigado y nutrido por los canales Luo superficiales. Si los FPE atraviesan la piel, entrarán en el Cou Li, llegando a invadir los canales Luo si no es tratado con prontitud.

*Para consolidar el espacio entre la piel y los músculos, cerrando, debemos tonificar **P9** (Tai Yuan) + **IG4** (He Gu) + **V13** (Fei Shu).*

*Si el Cou Li está cerrado o demasiado "apretado" evitando que el paciente sudé durante la invasión, podemos abrirlo con la fórmula **P7** (Lie Que) + **IG4** (He Gu)*

Muchas patologías relacionadas con la piel están relacionadas con el Cou Li, especialmente el acné y el eczema.

TEMA 9, MERIDIANOS: Descripción y funciones generales

1 DEFINICIÓN DE LOS MERIDIANOS O CANALES.

El término "Meridiano" hace referencia a las líneas de energía que circulan a lo largo del cuerpo humano. Esta nomenclatura pertenece a la tendencia francesa, pero, aunque es la más conocida, la mayoría de las profesionales prefieren la expresión "Canales", ya que estas líneas que recorren el cuerpo, actúan como las vías de transporte del Qi, distribuyéndolo por todo el cuerpo, haciendo que nuestra energía vital llegue hasta la última célula de nuestro organismo a través de ellos. Por esto pensamos que la nomenclatura más adecuada sería la de "Canales".

Es en el recorrido de estos canales donde encontramos la mayoría de los puntos en los que insertamos las agujas para conseguir los efectos terapéuticos de la acupuntura, influyendo en el Qi y la Xue que circula por estos.

> «Se refiere a una serie de líneas que surcan todo el cuerpo estableciendo multitud de conexiones entre los diferentes órganos»

El término chino utilizado es *"Jing Mai"*, y recoge un término colectivo para los canales que recorren todo el cuerpo. *Jing* es el nombre chino para los canales. Su traducción sería "camino", "trayectoria" o "ruta". *Jing* es el nombre que recoge a todos los canales.

Tenemos:

- 12 Canales Principales.
- 12 Canales Distintos.
- 8 Canales Extraordinarios.
- 15 Canales Colaterales.

Ahora vamos a realizar una breve descripción de las funciones de los canales según su categoría:

1.1 Los 12 Canales Principales (Jing Mai).

Son los principales por varios motivos, pero el principal es por su función ya que trasportan el Qi y la Xue por todo el cuerpo, y a demás son los que poseen los puntos de acupuntura, (más el Du Mai y Ren Mai que más abajo nombraremos), sabemos que cada uno conecta con un órgano Zang o con un órgano Fu.

Son los siguientes:

- Canal del Pulmón.
- Canal del Intestino Grueso.
- Canal del Estómago.
- Canal del Bazo.
- Canal del Corazón.
- Canal del Intestino Delgado.
- Canal de la Vejiga.
- Canal del Riñón.
- Canal del Pericardio.
- Canal del Triple Calentador.
- Canal de la Vesícula Biliar.
- Canal del Hígado.

1.2 Los 12 Canales Distintos.

Son ramificaciones de los anteriores, sirven de refuerzo a las funciones de los anteriores, profundizan por dentro del organismo.

Son los siguientes:

- Canal Distinto del Pulmón (P).
- Canal Distinto del Intestino Grueso (IG).
- Canal Distinto del Estómago (E).
- Canal Distinto del Bazo (B).
- Canal Distinto del Corazón (C).
- Canal Distinto del Intestino Delgado (ID).
- Canal Distinto de la Vejiga (V).
- Canal Distinto del Riñón (R).
- Canal Distinto del Pericardio o Maestro Corazón (MC).
- Canal Distinto del Triple Calentador o San Jiao (TR).
- Canal Distinto de la Vesícula Biliar (VB).
- Canal Distinto del Hígado (H).

1.3 Los 8 Canales Extraordinarios o Maravillosos.

Son meridianos que compensan las insuficiencias o los excesos de los principales, se entrecruzan y lo curioso es que no tienen puntos de acupuntura exceptuando dos el Du Mai y el Ren Mai, que, si que los tiene, esto hace que los acupuntores los utilicemos como un meridiano principal sin serlo. El resto de los meridianos extraordinarios no poseen puntos directos sobre ellos, pero si puntos llave, que en su momento estudiaremos.

Son los siguientes:
- Canal Du Mai
- Canal Ren Mai
- Canal Chong Mai
- Canal Dai Mai
- Canal Yang Qiao Mai
- Canal Yin Qiao Mai
- Canal Yang Wei Mai
- Canal Yin Wei Mai

1.4 Los 15 Canales Luo Longitudinales.

Son **ramas que surgen de los meridianos principales** y van allí donde estos no llegan. Siguen una trayectoria paralela a la del Canal Principal pero no son ni tan profundos, ni complejos, ni largos. Nacen del "punto Luo" de cada meridiano.

¿Por qué son 15 si hay 12 meridianos principales? Pues esto es así, por que hay 12 de cada meridiano principal, excepto el bazo que tiene dos, bueno pues ya tenemos 13, y ¿los otros dos?, se deben a los meridianos extraordinarios Ren mai y Du mai.

1.5 Los 12 Canales Luo Transversales.

Estos realizan la **comunicación Biao-Li**, es decir**, une los meridianos principales Yin con sus acoplados Yang** y su función es la de comunicar energéticamente los órganos Zang con sus respectivos Fu. Esta conexión se realiza desde el "punto Luo" de cada meridiano. Los 12 Canales Transversales están entre el codo y la mano o entre la rodilla y el pie.

1.6 Los 12 Canales Tendinomusculares (Jing Jin).

Estos son muy importantes en algunos trastornos, sobre todo del aparato osteo-muscular, ya que su Qi y Xue circula por los tendones y músculos. Hay 12 porque de cada principal parte uno, en concreto, del "Punto Ting" de cada uno de ellos.
Este punto se encuentra en la punta del dedo, bien de la mano o bien del pie, por el que circula el meridiano.

Son los siguientes:
- Región Tai Yin mano (P).
- Región Jue Yin mano (MC).
- Región Shao Yin mano (C).
- Región Tai Yin pie (B).
- Región Jue Yin pie (H).
- Región Shao Yin pie (R).

- Región Tai Yang mano (ID).
- Región Shao Yang mano (TR).
- Región Yang Ming mano (IG).
- Región Tai Yang pie (V).
- Región Shao Yang pie (VB).
- Región Yang Ming pie (E).

1.7 Las 12 Regiones Cutáneas.

Son áreas externas de la piel que corresponden con las zonas por donde circulan los meridianos principales. Representan el estado del Qi y la Xue de estos canales, por lo tanto, la observación de cambios de color, de forma o de temperatura en estas áreas puede ayudarnos en el diagnóstico de un desequilibrio energético en el órgano al que refiera esa zona.

Son las siguientes:

- Región Tai Yin mano (P).
- Región Jue Yin mano (MC).
- Región Shao Yin mano (C).
- Región Tai Yang mano (ID).
- Región Shao Yang mano (TR).
- Región Yang Ming mano (IG).
- Región Tai Yin pie (B).

- Región Jue Yin pie (H).
- Región Shao Yin pie (R).
- Región Tai Yang pie (V).
- Región Shao Yang pie (VB).
- Región Yang Ming pie (E).

TIPOS DE MERIDIANOS	
12 CANALES PRINCIPALES Tienen puntos punturales propios	Canal Pulmón Canal Intestino Grueso Canal Estómago Canal Bazo Canal Corazón Canal Intestino Delgado Canal Vejiga Canal Riñón Canal Pericardio Canal Triple Calentador Canal Vesícula Biliar Canal Hígado
12 CANALES DISTINTOS	Canal Distinto de Pulmón Canal Distinto de Intestino Grueso Canal Distinto de Estómago

Son ramificaciones de los principales y refuerzan la acción de los primeros	Canal Distinto de Bazo
Canal Distinto de Corazón
Canal Distinto de Intestino Delgado
Canal Distinto de Vejiga
Canal Distinto de Riñón
Canal Distinto Pericardio
Canal Distinto de Triple Calentador
Canal Distinto de Vesícula Biliar
Canal Distinto de Hígado
8 CANALES MARAVILLOSOS

Compensan los excesos de los Canales Principales | Du Mai *tienen puntos propios*
Ren Mai *de puntura*
Chong Mai
Dai Mai
Yang Quiao Mai *tiene puntos*
Yin Quiao Mai *llave*
Yang Wei Mai |

	Ying Quiao Mai
15 CANALES LUO LONGITUDINALES Nacen en el punto LUO de cada Canal Principal	Canal Luo long de Pulmón Canal Luo long de Intestino Grueso Canal Luo long de Estómago Canal Luo long de Bazo 1 Canal Luo long de Bazo 2 Canal Luo long de Corazón Canal Luo long de Intestino Delgado Canal Luo long de Vejiga Canal Luo long de Riñón Canal Luo long de Pericardio Canal Luo long de Triple Calentador Canal Luo long de Vesícula Biliar Canal Luo long de Hígado

	Canal Luo longitudinal de Ren Mai
	Canal Luo longitudinal de Du Mai
12 CANALES LUO TRANSVERSALES Hacen LA Combinación Biao-Li Une los Canales Principales Yin con sus acoplados Yang	Canal Luo Trans de Pulmón Canal Luo Trans de Intestino Grueso Canal Luo Trans de Estómago Canal Luo Trans de Bazo Canal Luo Trans de Corazón Canal Luo Trans Intestino Delgado Canal Luo Trans de Vejiga Canal Luo Trans de Riñón Canal Luo Trans de Pericardio Canal Luo Trans de Triple Calentador

	Canal Luo Trans de Vesícula Biliar
	Canal Luo Trans de Hígado
12 CANALES TENDINOMUSCULARES **Jinh – Jin** En ellos se encuentra los puntos Ting	Región Tai Yin mano (P). Región Jue Yin mano (MC). Región Shao Yin mano (C). Región Tai Yang mano (ID). Región Shao Yang mano (TR). Región Yang Ming mano (IG). Región Tai Yin pie (B). Región Jue Yin pie (H). Región Shao Yin pie (R). Región Tai Yang pie (V). Región Shao Yang pie (VB). Región Yang Ming pie (E).

2 LA NOMENCLATURA CLÁSICA DE LOS CANALES PRINCIPALES.

El nombre clásico de los meridianos regulares está compuesto de:

Mano o Pie:

    Los órganos que pertenecen a la fase:
    - Fuego o Metal   llegan → o salen de las manos.
    - Madera, Tierra o Agua → llegan o salen de los pies.

Yin o Yang:

Si el órgano del meridiano es Yin o Yang. Con esto además sabremos si el meridiano circula por una parte Yin o Yang del cuerpo.

Nombre del estrato por el que circula:

- Externo ⟶ Tai.
- Intermedio ⟶ Jue (para los meridianos internos).
          ⟶ Ming (para los meridianos externos).
- Interno ⟶ Shao.

Para conocer el estrato por el que circula cada meridiano tenemos que aprendernos esta tabla:

LOS + EXTERIORES   **LOS + INTERIORES**

Los más externos: Los – internos:
- ID/V: **TAI YANG**   - P/B: **TAI YIN**

Los intermedios: Los intermedios:
- IG/E: **YANG MING***   - MC/H: **JUE YIN**

Los – externos: Los + internos:
- SJ/VB: **SHAO YANG**   - C/R **SHAO YIN**

Ejemplos: El meridiano del Pulmón sería TAI YIN MANO.

El meridiano de Vejiga sería TAI YANG PIE.

* LOS ÚNICOS MERIDIANOS QUE ROMPEN UN POCO LA NORMA SON IG Y E, YA QUE PESE A QUE SON INTERMEDIOS NO SE LOS DENOMINA "JUE" SINO "MING" Y LA FORMULACIÓN CORRECTA CAMBIA EL ORDEN; SERÍA YANG MING MANO PARA IG Y YANG MING PIE PARA E.

Canal Pulmón	TAI YIN MANO
Canal Intestino Grueso	YANG MING MANO
	YANG MING PIE

Canal Estómago	TAI YIN PIE
Canal Bazo	SHAO YIN MANO
Canal Corazón	TAI YANG MANO
Canal Intestino Delgado	TAI YANG PIE
	SHAO YIN PIE
Canal Vejiga	JUE YIN MANO
Canal Riñón	SHAO YANG MANO
Canal Pericardio	SHAO YANG PIE
Canal Triple Calentador	JUE YIN PIE
Canal Vesícula Biliar	
Canal Hígado	

En la actualidad solemos utilizar la nomenclatura occidental para denominar a los Canales principales, pero es importante conocer la nomenclatura clásica ya que esta aporta mucha más información sobre el Meridiano, su ubicación, su recorrido e incluso sobre la gravedad de la patología ya que cuanto más interno sea el órgano afectado, de mayor gravedad será la desarmonía energética, siendo por lo tanto los desequilibrios en el Corazón y los Riñones los más críticos.

3. EL RITMO DE LA CIRCULACIÓN ENERGÉTICA.

La energía circula por los canales principales en un ciclo de 24 horas (12 horas chinas), impulsado por la fuerza del Zong Qi. Esta circulación es más concentrada cada dos horas en uno de los canales, lo que ayuda a explicar el por que hay patologías que empeoran o mejoran a distintas horas, y lo que hace posible poder utilizar este conocimiento para potenciar nuestra acción acupuntural, actuando sobre el canal que nos interese según se encuentre en plenitud o vacío.

CANAL	ÓRGANO AL QUE PERTENECE	HORARIO CIRCULACIÓN
Tai Yin mano	Pulmón	3:00-5:00
Yang Ming mano	Intestino Grueso	5:00-7:00
Yang Ming pie	Estómago	7:00-9:00
Tai Yin pie	Bazo	9:00-11:00
Shao Yin mano	Corazón	11:00-13:00
Tai Yang mano	Intestino delgado	13:00-15:00
Tai Yang pie	Vejiga	15:00-17:00
Shao Yin Pie	Riñón	17:00-19:00
Juen Yin mano	Maestro Corazón	19:00-21:00

Shao Yang mano	San Jiao	21:00-23:00
Shao Yang pie	Vesicula Biliar	24:00-1:00
Jue Jin Pie	Hígado	1:00-3:00

En este cuadro encontramos el nombre de los canales, el órgano que le pertenece, y el horario en el que se encuentra en máxima energía

4. FUNCIONES PRINCIPALES DE LOS CANALES.

Conexión, enlace, interacción y armonización de las estructuras.

- Los órganos internos con el exterior y viceversa.
- Los órganos internos entre sí.
- Diferentes partes del exterior entre sí.
- La parte alta del cuerpo con la parte baja.
- La parte izquierda del cuerpo con la parte derecha.

Conexión Entre Los Órganos Internos y el Exterior:

- Partimos desde la aclaración de que el *exterior* del cuerpo comprende la piel y los músculos, y el *interior* hace referencia a los órganos internos.

- En el contexto de los canales, el *exterior* del cuerpo comprende los Canales Luo y el *interior* comprende los Canales Principales y los Distintos.
- El Wei Qi circula en los Canales Luo y el Ying Qi circula por los Canales Principales y los Vasos Sanguíneos.
- Los canales Luo son como una red entre la piel y los Canales Principales.
- Los canales Luo conectan el exterior con el interior entre cada Canal Principal con su área Canal-Luo.

Los Canales conectan los Órganos Internos unos con otros:

- Los órganos internos están conectados entre sí a través de los trayectos internos de los Canales Principales donde circula el Qi Nutritivo.
- Cada Canal Principal tiene un trayecto superficial (donde se sitúan los puntos acupunturales, y donde insertamos las agujas) y uno profundo, dentro de la cavidad abdominal y pectoral.
- Los órganos internos están conectados internamente también a través de los Canales Distintos.

Los Canales conectan diferentes partes del exterior:

- Los Canales Luo conectan diferentes áreas del exterior del cuerpo con otras áreas (parte alta del cuerpo conectan con la parte baja, la derecha con la izquierda, el frente con la espalda).
- Los Canales Luo forman una red superficial de canales que fluyen en todas direcciones: esto facilita la conexión "arriba".

Los Canales conectan la parte alta y la baja del cuerpo:

- Los Canales Yang juegan un papel primordial en el equilibrio de la parte alta del cuerpo con la parte baja es como si el Yang de los Canales de brazos y piernas formara un círculo continuo.
- Los canales Yin también ayudan al equilibrio de la parte alta del cuerpo con la parte baja, ya que los canales Yin de brazos y piernas empiezan y terminan en el pecho.
- Los Canales Luo juegan un papel de gran importancia para equilibrar el flujo del Qi entre la cabeza y el tronco.

Los Canales conectan la parte izquierda y derecha del cuerpo:

- Los canales principales fluyen en dos trayectorias separadas en los lados izquierdo y derecho del cuerpo.
- Los canales Luo son como una red de canales que llegan de un lado al otro, haciendo puente entre el lado derecho y el izquierdo del cuerpo.

Los Canales equilibran y compensan.

- Los Canales Yang equilibran el Qi de la parte alta y la parte baja del cuerpo.
- Los Canales Yin equilibran el Yin y el Yang internamente.
- Los Canales Distintos equilibran en Yin y el Yang internamente.

- Los Canales Distintos equilibran el flujo de Qi entre la cabeza y el tronco
- Los Canales Luo equilibran el Yin y el Yang en los miembros.
- Los Ocho Canales extraordinarios equilibran el Yin y el Yang en el tronco.

Son el vehículo para la circulación de Qi y de Sangre.

- El Qi Nutritivo y la Sangre circulan por los Canales Principales y los Canales Divergentes.
- La Sangre fluye en los Canales Principales, los Canales Luo de Sangre y los Vasos Sanguíneos.
- Reúnen el Qi (Zong Qi) que circula en el pecho.
- El Qi Original (Yuan Qi) circula en el bajo abdomen.
- El Qi Defensivo (Wei Qi) circula en los Canales Luo.
- El Qi que circula por los canales se denomina Jing Qi (Qi de los Canales).

Los Canales nutren e irrigan.

- Los canales nutren y mantienen el cuerpo íntegro y sano.
- El Qi Nutritivo (Ying Qi) y la Esencia (Jing) nutren el interior y los Órganos Internos.
- El Qi Defensivo (Wei Qi) nutre y protege el exterior.
- Los canales principales nutren y agudizan los sentidos de los orificios facilitando un buen oído, sabor, etc.

Los Canales Protegen.

- Los canales protegen al cuerpo contra la invasión de FPE.
- Esta función protectora se compone principalmente de los Canales Luo (y sus ramas superficiales) donde el Qi Defensivo circula.
- Existe una interacción entre el Qi Defensivo y el Qi Nutritivo, y la resistencia a los FPE está determinado, no sólo por el Qi Defensivo y los canales Luo, sino también por el Qi Nutritivo, la Sangre y la Esencia de los Canales Principales.

TEMA 10, FISIOLOGÍA DE LOS ÓRGANOS ZANG

1 EL CORAZÓN.

El "**Órgano del Emperador**" (como también se le conoce al Corazón o **Xin**), está protegido por el "Maestro Corazón" (Pericardio).

Si el Corazón es atacado por factores patógenos, el primero en enfermar es el Maestro Corazón, que tiene similares manifestaciones clínicas que el Corazón.

> Se dice que el Maestro Corazón es el "Fuego Ministerial", mientras que al Corazón se le llama, también, el "Fuego Imperial".

1.1 Funciones principales del Corazón.

火 Control de la Xue y de los vasos.

Esto se debe a la fuerza motriz de impulso de la Xue que tiene el Corazón. Por ejemplo, un síndrome como "Xu Qi Corazón" (Insuficiencia de Energía en el Corazón), llevará a un síndrome de "Xu Xue" (Insuficiencia de Sangre) en su propulsión.

Esto se manifestará, entre otras cosas, con un pulso intermitente, vacío, filiforme y con un color patológico de cara. Si esto empeora, podrá crear un éxtasis de Xue y si esto sucediera a nivel de Corazón, se podría producir un síndrome "Bi Corazón" (infarto). Pero si funciona bien, la circulación será normal y los tejidos estarán bien nutridos y sanos.

火 Control de la Mente.

Esta función se le atribuye al Corazón por ser él quien gobierna la Xue y al decirse que el Shen se asienta en ella. Por lo tanto, si el Corazón controla la Xue, por influencia también controlará el Shen. Por ello, las actividades emocionales, la conciencia y la actividad del pensamiento, las domina él. Con el Shen se generalizan muchos términos del cuerpo humano como el ánimo o el pensamiento.

La formación de la mente depende del Qi, de la Xue, del Jing y de los Jin Ye (líquidos o fluidos corporales). El consumo de éstos causa cambios patológicos en la mente. Por ejemplo, un síndrome como "Xu Xue Corazón" hará que éste esté mal nutrido y dará síntomas como palpitaciones, inquietud, insomnio, amnesia... Por esa razón se dice que el Corazón es el "controlador del equilibrio psíquico Shen".

火 Esfera funcional.

- Se abre en la lengua y se refleja en la cara.
- Conecta en la lengua por los meridianos.
- Se relaciona con las Cinco Mentes mediante el espíritu.
- Con las Cinco Almas, por el Shen.
- Con las Siete Pasiones en la alegría.
- Con los Cinco Líquidos por medio del sudor.
- Con los Cinco Cuerpos, en los vasos.
- Con los Cinco "Qiao" (Sentidos) mediante la lengua.

火 Patrón patológico.

- Estrés;
- Desequilibrio energético entre el Corazón y los Riñones.

2 EL HÍGADO.

Al Hígado (**Hun**) se le conoce como el "**Órgano de la Guerra**", ya que es como el general de un ejército, pues planifica las estrategias. Tiene que ver mucho con la Xue y con el Qi, tiene la capacidad de tomar decisiones y es responsable del movimiento en todas las direcciones.

2.1 Funciones principales del Hígado.

木 Almacenaje de la Xue.

El Hígado almacena la Xue y cuando el cuerpo se mueve, ésta surge y va a los meridianos y a los órganos. En reposo, la Xue se desplaza hacia el Hígado.

Por tanto, cualquier trastorno que afecte a la Xue, afectará al Hígado y al revés. Y así es como regula el volumen sanguíneo o como aporta la Xue a las menstruaciones. En caso de Xu Xue, el aporte de ésta será escaso y con coágulos.

¿Como se mide la cantidad de Xue de Hígado? Con la menstruación y con el nivel físico.

木 Drenaje y dispersión.

Tiene la función de mantener libres todas las vías de paso de todos los meridianos, es decir, que se encarga de "que todo funcione correctamente". Esto es muy importante, por ello, el bloqueo del Qi de Hígado ocasiona, muchas veces, diversas alteraciones y patologías (hay que tener en cuenta que el Hígado es el único órgano que se bloquea). Además, garantiza los movimientos energéticos normales de los órganos Zang.

Esta regulación se divide, a su vez, en tres aspectos:

- *Las actividades emocionales:* en un principio, a éstas las controla el Corazón, pero el Hígado está estrechamente ligado con él, de hecho, es "la madre del Corazón" (Ciclo Zhen). Si el Hígado mantiene todas las vías de paso despejadas, las emociones serán libres; si se produce alguna alteración en alguna vía, habrá un cambio de ánimo.
 Los suspiros son frecuentes intentos de desbloquear el Hígado.

- *Distribución y transporte:* esto, en principio, depende del Bazo, pero él le ayuda a subir el Qi. Aparte, tiene que ver con la bilis en las digestiones, ya que la produce el Hígado y la almacena en la Vesícula Biliar. Mucha bilis sería un exceso de Hígado y viceversa.

 Una alteración en la función referente a la bilis, provocaría síntomas como ictericia, sabor amargo en la boca, vomito de líquido amarillo, pérdida del apetito, distensión en los costados...

- El Hígado mantiene, como hemos dicho, todas las vías despejadas. Esto también puede ser un arma de doble filo, ya que le dará poder al trasmitir sus energías patológicas a otros órganos como el Bazo, el Estómago, los Intestinos, la cabeza, etc.

木 Esfera funcional.

- Se abre en los ojos y se refleja en las uñas.
- Conecta con los ojos por los meridianos.
- Se relaciona con las Cinco Mentes mediante el coraje.
- Con las Siete Pasiones en la ira.
- Con los Cinco Líquidos por medio de las lágrimas.
- Con los Cinco Cuerpos, en las uñas, en los tendones y en los ligamentos.
- Con los Cinco "Qiao" (Sentidos) mediante la vista.

木 Patrón patológico.

- Irritabilidad, ira, agresividad reprimida.
- Desequilibrios emocionales; está constantemente mal con la gente.
- Falta de aporte nutritivo por los Riñones.
- Es el órgano más sensible al estancamiento.

木 Apéndice.

Veamos, a continuación, unos párrafos que complementan, un poco más, la información que acabamos de ver acerca de las partes orgánicas que están involucradas en el órgano Hígado.

Sobre tendones y ligamentos:
- Una buena función del Hígado permite el libre movimiento de los tendones y de los ligamentos, ya que éstos necesitan Xue y nutrientes. ¿Qué pasa, por lo tanto, con un síndrome de Xu Xue Hígado? Pues

que existirá adinamia, dolores, entumecimiento, calambres, relajación o contracciones irregulares en los músculos y en las articulaciones.

- También cabe destacar que uno de los orígenes del "Viento Interno" es la Xu Xue (habrá temblores y tics nerviosos).

Sobre los ojos:
- Si el Hígado está bien, los ojos pueden distinguir los colores. Cuando el Hígado recibe Xue, éstos pueden ver, por ejemplo, un ataque de "Viento Calor" al meridiano del Hígado, pudiéndose crear conjuntiva roja, alergia, prurito, etc.

- De igual manera, un "Fuego" de Hígado puede crear conjuntiva roja o problemas en la córnea, y el "Viento", temblores verticales.

Sobre las uñas:
- Se dice que las uñas son el "final de los tendones", por lo tanto, podemos hacernos una idea muy precisa del estado de éstos, fijándonos en ellas.

- La Xu Xue provocará que las uñas estén pálidas, secas, blandas y quebradizas.

3 EL BAZO.

Veamos cómo funciona el órgano Bazo (Yi) y cuales son sus principales características.

3.1 Funciones principales del Bazo.

土 Controlar el transporte y la transformación de los nutrientes.

El Bazo recibe los alimentos del Estómago, absorbe los nutrientes y pasa la esencia a los Pulmones, los cuales la distribuyen por el cuerpo a través de los vasos para nutrir a los Zang, a los Fu y a otros tejidos, transformándolos en Qi y en Xue. Por tanto, el Ying Qi (Qi nutritivo), el Wei Qi (Qi defensivo), la Xue, los Jin Ye y el Jing, son originados por el Bazo.

Cuando esta función es anormal, aparecen síntomas tales como la anorexia, distensión, heces blandas, Xu Qi Xue...

土 Control de transporte y de transformación de la Humedad.

El Bazo, al igual que con los alimentos, también transforma los Líquidos (Jin Ye) para nutrir y humedecer los tejidos. Los Líquidos restantes, pasan a la Vejiga y se expulsan en forma de orina. El equilibrio del metabolismo de los Líquidos no depende sólo del Bazo, sino que intervienen también los Pulmones, los Riñones y el San Jiao (Triple Calentador).

Una disfunción en el Bazo puede provocar un aumento de peso corporal, e incluso obesidad por exceso de Humedad (Tan).

土 Elevar el Qi.

Mientras que la función del Estómago es la de descenso, el Bazo, por el contrario, eleva el Qi para conectarlo con el Qi de los Pulmones (Zhong Qi o Qi torácico).

土 **Controla la Xue (hemostasis).**

Es la fuente de Xue y de Qi por su función antes descrita. Impide que la Xue se expanda fuera de los vasos. La Xu Qi de Bazo, hace que los poros de los vasos no se cierren bien y, como consecuencia, la Xue se escape, produciendo hemorragias funcionales (que hay que diferenciar de las traumáticas).

土 Controla los músculos y los miembros.

El Bazo utiliza los nutrientes formados por él mismo para alimentar a los músculos y a los miembros. Además, sostiene los tejidos orgánicos internos, para evitar los prolapsos.

Si hay una alteración en esta función, está claro que los músculos serán hipotróficos o darán síntomas de pesadez corporal, además de haber laxitudes y ptosis.

土 **Esfera funcional.**

- Se abre en la boca y se refleja en los labios.
- Se relaciona con las Cinco Mentes, produciendo ideas y potenciando la memoria.
- Con las Siete Pasiones en la preocupación, en la reflexión.
- Con los Cinco Líquidos por medio de la saliva clara.
- Con los Cinco Cuerpos, produciendo los tejidos.
- Con los Cinco "Qiao" (Sentidos) mediante la boca.

土 Patrones patológicos.

- Errores dietéticos, Shi (excesos), irregularidades, manías por ciertos alimentos.
- Exceso de esfuerzos intelectuales.
- Obsesiones, problemas que no nos dejan vivir.
- Factor patógeno climático, sobre todo, Humedad.
- Factores patógenos emocionales.
- Debilidad constitucional.

土 Apéndice.

Sobre los labios:
- Si hay una disfunción de Bazo, los labios están pálidos, secos o amarillos, por lo tanto, éstos manifiestan el estado energético de este órgano.

En el campo de los sentidos:
- Es el gusto y la función de diferenciar los sabores. Un mal funcionamiento creará un sabor de boca dulce, pastosa, y a veces, amarga, aunque este último es más típico en otros órganos como el Corazón o la Vesícula Biliar.

En el campo de las emociones (reflexión):
- Un Bazo fuerte influirá en la buena concentración y en la memoria. En este último aspecto hay otros órganos implicados, por ejemplo, los Riñones son más responsable de la memoria. Signos de alarma serían los olvidos. Un exceso de reflexión puede llegar a provocar preocupación y esto bloquea la Energía y crea anorexia, hinchazón, vértigo y Humedad a nivel del Bazo. Tanto por exceso (Shi) como por deficiencia (Xu), puede producirse una pérdida de memoria a corto plazo, falta de atención, de retención de conceptos... La mente se perturba.

4 LOS PULMONES.

A los Pulmones (**Po**), como complejo orgánico, se les llama "**Órgano Delicado**", ya que son como el "tapón" del organismo. Son muy sensibles a los factores climáticos, sobre todo al Calor y al Frío.

4.1 Funciones principales de los Pulmones.

金 Control de la respiración.

Intercambian el CO_2 por O_2. A esta función se la conoce como "desechar lo viejo y asimilar lo nuevo". Esta función, como hemos podido apreciar, es igual que la descrita por la Fisiología occidental.

金 Controlan el Qi.

Esta función está relacionada con la formación de Zhong Qi (Qi torácico). En los Pulmones se producen dos fenómenos diferentes: uno, la inhalación del Qi exterior, y otro, la transformación del Jing Qi, o Qi esencial, y el procedente de la ingesta, el Ying Qi.

Entre todos forman el Qi torácico o Zhong Qi, que es la finalidad de la respiración. El Zhong Qi entra en el Corazón para incitar así la circulación de la Xue, viajando por el Ying (sistema nutritivo) y por el Wei (sistema defensivo), distribuyéndose por todo el organismo para calentarlo y mantener todas sus funciones fisiológicas. La Xu Qi Pulmón produce debilidad respiratoria, voz baja, disnea, asma, astenia, etc.

金 Dispersión, purificación y descenso.

Sólo cuando la función de dispersión del Wei Qi y de los Líquidos puede ser distribuida por todo el cuerpo, se puede calentar y humedecer los poros de la piel.

El Qi de los Pulmones debe dirigirse hacia la parte baja del organismo. Si eso no ocurre, éste asciende y provoca opresión, tos, asma... El ritmo respiratorio controla los movimientos del Qi y éstos ayudan al Corazón a impartir el ritmo de la circulación de la masa sanguínea.

金 Control de los Jin Ye.

Controlan la normal distribución de los Líquidos, regulando su equilibrio metabólico y haciendo pasar una parte a la Vejiga para su expulsión.

La disfunción de los Pulmones provoca una obstrucción en la circulación de los Líquidos, provocando el descenso de éstos, originando flemas. La dispersión y el descenso van estrechamente ligados: una dispersión normal favorece el descenso y viceversa.

Los Pulmones hacen que el agua baje a los Riñones y así, por todo el cuerpo. Eso sí, los Riñones, con su energía los ayudan. Si hay una Xu Qi de Pulmones, este mecanismo no funciona bien y se pueden producir edemas altos y problemas urinarios, así como asma.

金 Esfera funcional.

- Los Pulmones se abren en la nariz y en la garganta. Aseguran la respiración normal. El olfato es sensible al ataque de FPE (puede causar rinorrea, obstrucción...).
- Se relaciona con las Cinco Mentes dando coraje y prudencia.
- Con las Siete Pasiones en la tristeza y en la melancolía.
- Con los Cinco Líquidos por medio de las mucosidades.
- Con los Cinco Cuerpos, en el vello y en la piel.
- Con los Cinco "Qiao" (Sentidos) mediante la nariz.
- Tendencia psíquica: tristeza y desesperación. Estos dos factores patógenos emocionales destruyen el Qi de los Pulmones. En una persona con un Qi de

Pulmones bajo, la tolerancia a los estímulos externos es muy baja.
- Las secreciones nasales tienen relación con los Jin Ye.
- Relación con los tejidos: el vello y la piel y el control de la vasodilatación de los poros. A esto se le llama termorregulación (que produce sudación).

金 Patrón patológico.

- Irregularidad en los hábitos de vida.
- Cambios frecuentes en el de ritmo de vigilia y sueño.
- Cambios externos de temperatura.
- Agentes químicos y mecánicos.
- Xu renal.
- Tristeza, melancolía. Se debilita el Qi de los Pulmones y del Corazón (cara pálida, respiración dificultosa, cansancio, depresión, llanto frecuente. Todo esto puede crear una Xu Xue que, a la larga, debilita el Wei Qi).
- Preocupación que bloquea el Qi del Bazo y de los Pulmones (se produce anorexia, sensación de plenitud abdominal, tórax cargado, cansancio, angustia, opresión, respiración dificultosa y superficial, tensión dolorosa en cervicales y hombros...).
- Sequedad y Calor van unidos, crean una Xu de Jin Ye en los tejidos sinoviales, en el Estómago, etc. (La deshidratación destruye los Jin Ye y el Yin, sequedad de boca, dolor de laringe, de faringe, tos y piel seca).

金 Apéndice.

Si hay Xu Wei Qi, no hay Qi y los poros se abren, y por ahí entran los FPE. Por ello, el principal síntoma de Xu Qi es la sudación al mínimo esfuerzo.

5 LOS RIÑONES.

«Son los "funcionarios que emanan la inteligencia". Por la relación de éstos con el Cerebro mediante el Jing, producen la suma de las bases de todas las energías».

5.1 Funciones principales de los Riñones.

水 Control del Jing.

El Jing es la materia fundamental del que está constituido el cuerpo. Éste se almacena en los Riñones y está dividido en dos partes:

El Jing Congénito:
- el que viene heredado de nuestros progenitores. Es intocable, ya que es como los genes, el material genético del cual estamos hechos y, por tanto, nos

marca la vida. No lo podemos aumentar, pero sí que podemos intentar mantenerlo lo más intacto posible.

El Jing Adquirido:
- que se obtiene después de haber procesado todas las energías. El Qi del organismo que sobra se convierte en Jing en los Riñones para usarlo en vez del congénito. Al Jing recordemos que también se le llama "esencia" y "energía vital", pues es la base de la producción de Yin y de Yang de Riñón. Se ve en los dientes, en los huesos y en los nervios.

水 Equilibrio entre el Yin Agua y el Yang Fuego.

El Jing Qi tiene influencia en el crecimiento. En el desarrollo de la mujer, por ejemplo, se manifiesta en dos ciclos de siete años cada uno, hasta que aparece la menstruación, y en el hombre lo hace en dos ciclos de ocho años, hasta que aparece la emisión seminal. Si el Jing Qi es débil, aparece la infertilidad.

El mal funcionamiento del Yin y del Yang de los Riñones, afecta, incuestionablemente, a otros órganos, como por ejemplo: una Xu en el calentamiento de los Líquidos para que se evaporicen, creará deshidratación y tos seca a nivel de los Pulmones (ya que estos se hidratan del "vapor" que se produce en los Riñones). El Hígado privado del aporte trófico de Riñón creará síndrome Yang de Hígado, y puede evolucionar hasta la producción de Viento Hepático. También puede afectar al Corazón creando la Xu Yin de Riñón y Fuego de Corazón.

水 Control de los Líquidos.

Los Líquidos llegan al Estómago, son transportados a los Pulmones por el Bazo y éstos los bajan a la Vejiga. Tras esta función de descenso, los Riñones los metabolizan y separan los puros de los turbios, a través del Yang de Riñón, luego se transportan los puros a los Pulmones y los impuros se expulsan.

Cuando hay Xu Yang de Riñón, la orina es clara y profusa, aparece enuresis, poliuria…

Todos estos movimientos de los Líquidos se realizan por medio del San Jiao o Triple Calentador.

水 Control de la ventilación de los Pulmones.

Los Riñones reciben el Qi Esencial del aire. El Qi puro procede de los Pulmones, pero éste desciende con la ayuda de los Riñones. Si los Riñones están en Xu, no pueden controlar esta función y se presentan, entonces, cuadros asmáticos y de disnea, los cuales se agravan por el movimiento (es el asma llamado de tipo Xu).

水 Generan la Médula, influyen sobre el Cerebro y determinan las condiciones óseas.

El Jing se trasforma en Médula, y ésta, a su vez, se almacena en los huesos a los cuales nutre. La Médula asciende hasta la cabeza mediante la Médula Espinal donde se reúne y forma el Cerebro. «*El Cerebro es el "Mar de la Médula"*».

La Xu de Riñón impide la producción de Médula Ósea, con la consiguiente desnutrición de los huesos, produciendo debilidad en las rodillas, hipoplasia, cierre tardío de las fontanelas, etc. Por lo tanto, si hay Xu de Riñón y Vacío de Médula que no llena el Cerebro, se observan mareos, tinitus, amnesia e incluso coma.

A los Riñones se les considera los responsables de la memoria a largo plazo (por esa razón, una Xu Renal puede derivar en problemas de amnesia).

Los dientes están considerados como restos de huesos, entonces, si hay Xu Renal, éstos se debilitan y se caen.

水 Esfera funcional.

- Se abren en los oídos.
- Forman el órgano urogenital: domina la reproducción y tiene influencia en la orina y en la defecación. La Xu Yang de Riñón puede crear enuresis y orina frecuente. Si hay una Xu Yin Renal, tendremos estreñimiento.
- El crecimiento del cabello depende del Jing Qi.

- Se relaciona, con las Cinco Mentes en la voluntad.
- Con los Cinco Líquidos mediante el semen, el flujo vaginal y la saliva espesa.
- Con los Cinco Cuerpos con el cabello.
- Con los Cinco Quiao a través del oído, del ano y del aparato urogenital.

水 Patrón patológico.

- Enfermedades graves y crónicas.
- Estrés.
- Shi sexual.

5.2 Concepto "Ming Men" (Puerta de la Vitalidad).

Veamos unas citas transcritas de textos originales:

«El izquierdo es el verdadero, el derecho es la vitalidad Qi fundamental».

«Hay dos Riñones y la Puerta de la Vitalidad está situada en medio. La Puerta de la Vitalidad es la fórmula entre el Agua y el Fuego, es la vivencia del Yin

y del Yang y el almacén de la Esencia.
Determina la vida o la muerte».

Esa "Puerta de la Vitalidad" es lo que se conoce, en MTC, como el Ming Men.

5.2.1 Características y funciones del Ming Men.

- Es la base del Yang Qi, el cual se puede activar gracias al calor del Ming Men que lo hace ascender

- Es la raíz de todos los "fuegos" del organismo. Nos referimos a la actividad fisiológica de cada uno. Es como la madre de todos los órganos y cuando hay falta de actividad de éste, lo notamos con la aparición de astenias, frialdad, estados depresivos, signos como falta de Fuego…

- Controla el Sistema Reproductor.

- Controla el Sistema Digestivo, pues calienta el Bazo y el Estómago, los cuales funcionan cuando están calientes, y entonces absorben bien los principios. Si no va bien este mecanismo, aparece Xu Yang de Bazo y como consecuencia de ésta, diarreas, somnolencia, astenias, hipotensión, etc…

- Armoniza la función sexual. Calienta el Útero y la Sustancia Basal, base para la potencia sexual y para la maduración. La disfunción de éstos presenta impotencia, eyaculación precoz, espermatorrea…

- Influye sobre el Aparato Respiratorio pues refuerza el Qi de Riñón. Pero si existe Xu, no lo puede captar, creando disnea, frialdad de manos, opresión torácica, etc.

- En la función psíquica apoya al Corazón para realizar dicha función, para que este albergue al Shen. Una disfunción trae consigo un estado de depresión, tristeza, etc.

5.3 Ejemplo de diferenciación entre un síndrome Yin y uno Yang.

Dependiendo de los síntomas que una persona pueda experimentar, se le puede diagnosticar, a nivel renal, una u otra patología ya sea de origen Yin o de origen Yang.

Si un sujeto siente estos síntomas: lumbalgia, sudor nocturno, boca y garganta secas, calor en los "Cinco Huecos", pómulos rojos, eyaculación precoz y pulso rápido, se le diagnosticará Xu Yin de Riñones.

Si, por el contrario, el paciente siente calor en las extremidades, dolor en las rodillas, astenia, impotencia e infertilidad, se le diagnosticará Xu Yang de Riñones.

6 EL PERICARDIO.

El Pericardio, o Maestro Corazón (como también se le conoce), no está muy desarrollado en la mayoría de los libros porque se le atribuyen las mismas funciones que al Corazón, por ello en muchas publicaciones se le pasa por alto.

6.1 Funciones y características principales del Pericardio.

- Sirve como "envoltorio" del Corazón, lo que en Medicina Occidental se conoce como pleura.
- Protege al Corazón de los FPE y de los ataques de las Emociones.
- Suele ser atacado por factores infecciosos, creando trastornos severos como estados comatosos, delirios, espasmos; etc.;

> SE SUELEN UTILIZAR SUS PUNTOS PARA TRATAR TRASTORNOS SITUADOS EN EL TÓRAX.

1 LA VESÍCULA BILIAR.

La Vesícula Biliar está ligada al Hígado, ya que su canal se comunica con éste. Esto se conoce como **relación "exterior-interior"**.

1.1 Funciones principales de la Vesícula Biliar.

Su función principal es almacenar y excretar continuamente la bilis a los intestinos para ayudar en la digestión. Esta función se relaciona estrechamente con la de drenaje y dispersión del Hígado. Por eso, la MTC considera que la función de drenaje y dispersión se cumple por asociación del Hígado y de la Vesícula Biliar. También tiene que ver mucho con el control de los tendones.

En un estancamiento de Qi de Hígado, las funciones de la Vesícula Biliar estarán en vacío, por eso, la función del Hígado en lo referente al drenaje y dispersión, estará afectada. Esto es bien sabido, y por esa razón, en los bloqueos de Hígado suele coexistir una alteración a nivel digestivo. Esto último se conoce como "dominancia del elemento Madera sobre el elemento Tierra", y es muy típico en las distonías neurovegetativas. Por lo tanto, el bloqueo de Qi de Hígado puede generar Xu en el drenaje y en la dispersión de éste y afectar, por tanto, a la Vesícula Biliar o al Bazo y al Estómago.

También los textos antiguos dicen que la Vesícula Biliar tiene gran relación con los factores emocionales:

- La decisión tiene que ver con la Vesícula Biliar, por lo tanto, la indecisión indica una Xu en la esfera energética de la misma (amargura). Un ejemplo típico de indecisión: «¿qué hago?, ¿qué no hago?».
- La rabia contenida crea amargura y ésta, a su vez, crea Fuego en la Vesícula Biliar.

Emocionalmente podría resumirse en la siguiente tabla, en cuyas columnas vemos algunos síntomas de Hígado y de Vesícula Biliar:

HÍGADO (YIN)	VESÍCULA BILIAR (YANG)
Impaciencia	Inseguridad
Ira	Amargura
Irritabilidad	Temor
Susceptibilidad	Rabia contenida
Cólera	Dureza
Odio	
Venganza	

La susceptibilidad aquí se refiere a ese estado en el cual por nada nos enfadamos. Podríamos decir que se encuentra en un nivel inferior a la Ira.

En un ejemplo típico de un caso de Shi Yang de Hígado aparecerán síntomas como: cefaleas, hipertensión, contracturas musculares, impaciencia, irritabilidad...

1.2 La Vesícula Biliar como Órgano Extraordinario.

La Vesícula Biliar almacena un líquido limpio y puro y, por ello, se le cataloga como un Órgano Extraordinario. Es la "residencia" de las esencias del San Jiao Medio.

木 Apéndice.

Se podría decir que la progresión del cuadro emocional de Hígado sería el siguiente:

IMPACIENCIA → IRRITABILIDAD → SUSCEPTIBILIDAD → IRA/CÓLERA → ODIO → VENGANZA

ACTOS AGRESIVOS YA CONSUMADOS

2 ESTÓMAGO.

Veamos un pasaje extraído del libro de Ted J. Kaptchuk, "Una trama sin tejedor": « (...). Es la raíz del Qi adquirido, es el mar del agua y de los cereales, y la gran fuente de nutrición para los seis órganos Yang. Los cinco sabores entran por la boca y se almacenan en el Estómago para nutrir a los cinco Yin. Por ello, derivan los cinco sabores de los cinco órganos Yin, y los seis órganos Yang, derivan todos del Estómago».

2.1 Funciones principales del Estómago.

- Controla la pre-digestión.
- Descompone los nutrientes y los dirige al Intestino Delgado.

- Controla el descenso.
- Es el origen de los líquidos.

Las disfunciones de este órgano producirán anorexia, halitosis, dolor y distensión en el epigastrio, náuseas, vómitos, eructos...

Al Estómago le gusta la humedad para funcionar correctamente, que es todo lo contrario que le ocurre a su acoplado (el Bazo).

Dicho todo lo anterior, el Estómago es un órgano muy importante y, ante toda patología crónica o de larga duración, tendremos que ejercer un tratamiento conservador del mismo, ya que mientras exista Qi de Estómago, habrá vida.

Este apartado es primordial, ya que muchas terapias fracasan en este punto; se tratan procesos patológicos sin tener en cuenta el estado del Estómago y, muchas veces, si no optimizamos su funcionamiento, el Qi nunca consigue establecerse correctamente. Y ya que estamos en este punto, también no está de más mencionar que tan importante es para la formación de energía el buen funcionamiento del Estómago, como dormir bien por las noches, ya que por las noches es donde, posiblemente, las energías no diferenciadas del Estómago capten parte de la Sustancia Basal Adquirida de los Riñones, y se diferencien las unas de las otras. Por ello dormir bien y alimentarse bien es de suma importancia.

El Estómago, como la Vesícula Biliar, a nivel emocional, se deja ver en comportamientos maníacos cuando existe Calor en este órgano.

3 INTESTINO DELGADO.

3.1 Funciones principales del Intestino Delgado.

- Separa las sustancias provechosas de las malas.
- Las clasifica en ligeras, pesadas, oscuras, claras...

Podríamos decir que es una sub-función del Bazo.

En el aspecto psíquico nos hace tener la capacidad de distinguir lo importante de lo superfluo.

4 INTESTINO GRUESO.

4.1 Funciones principales del Intestino Grueso.

Destacan, como principales funciones:

- Recibe los desechos del Intestino Delgado.
- Intenta purificar los desechos aprovechables.
- Expulsa los desechos que no sirvan.

5 VEJIGA.

5.1 Funciones Principales de la Vejiga.

Su principal función es la de almacenar el líquido y eliminarlo cuando es necesario.

En el desequilibrio psíquico estaría presente en los estados negativos, en los celos, en la desconfianza, en la envidia, etc.

6 SAN JIAO.

6.1 Funciones principales del San Jiao o Triple Calentador.

Empezaremos este punto enumerando sus funciones básicas:

- Dirige las acciones del Qi de todo el organismo.
- Es el vehículo de transporte de los alimentos y de las sustancias esenciales.
- Trasforma y genera Qi, Xue y Jin Ye.

En pocas palabras, es como el resumen de todos los órganos.

6.2 Teorías sobre el San Jiao.

Hay tres teorías sobre este órgano energético:

La primera teoría:
- en la que se dice que es una de las seis entrañas y funciona como ellas, asignándole la función de evacuación. En la vía superior (San Jiao Superior), es el responsable de la secreción del sudor por los Pulmones, por lo tanto, está relacionado con el Wei Qi. En el centro (San Jiao Medio), estaría relacionado con la función del Bazo y del Estómago. Y en la vía inferior (San Jiao Inferior), tendría que ver con la evacuación de la orina

La segunda teoría:
- lo incluiría como una vía de circulación. El origen de esta teoría esta en el libro del *Nan Jing*, y dice: « (...). *Es como una acumulación de tensiones, se localiza en el abdomen inferior entre los dos Riñones, más o menos por donde está el Ming Men, enlaza las cinco vísceras, entra en los doce meridianos y aparece en la superficie mediante los Pulmones*». A nivel superior genera gases, a nivel medio fermenta los alimentos y, a nivel inferior, tiene el efecto de evacuarlos;

La tercera teoría:
- es muy parecida a las anteriores: dice que en la parte superior reparte los Jin Ye a todos los órganos que

están por encima del diafragma, en la parte media ayuda a la fermentación, y en la baja, mantiene la evacuación.

TEMA 12, RELACIÓN ENTRE LOS ÓRGANOS ZANG-FU

Ya se ha comentado, en puntos anteriores, algunas de las relaciones que existen entre los diferentes órganos Zang-Fu. No obstante, a modo de repaso y de complemento, desarrollaré, en este tema, dichas relaciones.

1 RELACIÓN ENTRE LOS ÓRGANOS ZANG.

1.1 Relación entre el Corazón y el Hígado.

Ambos son responsables de la buena circulación de la Xue y, por consiguiente, del estado emocional de las personas.

Los une la Teoría de los Cinco Elementos mediante el Ciclo de Generación (Ciclo Zhen): el Hígado (Madera) es la "madre" del Corazón (Fuego).

Recordemos estas posibles combinaciones y observemos la siguiente tabla:

$$\text{Xu Xue Hígado} \rightarrow \text{Xu Xue Corazón}$$

Xu Xue Corazón→Xu Xue Hígado

Xu Xue Corazón	Xu Xue	Xu Xue Hígado
- Altera la Psicología. - Cuesta dormirse. - Angustia. - Palpitaciones. - Arritmias. - Palpitaciones que empeoran con el esfuerzo.	- Falta de memoria. - Falta de concentración. - Cara pálida. - Labios pálidos. - Patologías típicas de la falta de Xue en la cabeza.	- Insomnio. - Vértigo. - Rigidez en los pies y en las manos. - Amenorrea. - Visión borrosa. - Uñas débiles.

En estos cuadros se pueden observar los síntomas característicos de cada síndrome. En todos los casos, la lengua suele estar pálida y el pulso es filiforme. Los signos como mareos, vértigos, insomnio, depresión, irritabilidad, falta de memoria, etc., son signos típicos de que el Hígado no hace llegar la Xue a la cabeza.

Estos cuadros de Xu Xue provienen, posiblemente, de la misma etiología, pero habrá que determinar cuál de los dos es el más importante por la cantidad de signos que coincidan.

1.2 Relación entre el Corazón y el Bazo.

El Bazo es el encargado de la transformación de los alimentos en Qi y Xue; si no hay Qi en el Bazo no podrá generar ni Qi ni Xue para el resto de los órganos. Afectará en particular a la Xue de Corazón

Xu Qi Bazo → Xu Trasporte y Trasformación → Xu Xue → **Xu Xue Corazón**

Síntomas:

- Astenia.
- Distensión abdominal.
- Heces blandas.
- Edemas.
- Preocupación.
- Insomnio.
- Palpitaciones.
- Nerviosismo.
- Falta de memoria.
- Concentración.
- Amenorrea.
- Síntomas típicos de Xu.
- Cara pálida.
- Pulso filiforme.

Todos esos síntomas son significativos de una patología típica en la tercera edad, lo que se conoce como "Síndrome de la Yaya".

1.3 Relación del Corazón con los Pulmones.

El Qi de los Pulmones (Zhong Qi) entra en el Corazón para incitar así la circulación de la Xue; si la energía de los Pulmones es insuficiente también lo será la del Corazón:

Xu Qi Pulmones →Xu Qi Corazón

Síntomas:

- Astenia.
- Asma.
- Palpitaciones.
- Tos sin fuerza.
- Respiración superficial.
- Voz baja.

Estamos ante unos síntomas típicos de patología de Corazón. Por otro lado, se puede dar esta relación:

Gran Xu Qi Pulmones →Bloqueo Xue Corazón

1.4 Relación entre el Corazón y los Riñones.

El Corazón es Fuego: debe bajar para calentar el Yang de los Riñones. Los Riñones son Agua: debe subir para nutrir el Yin del Corazón. Por lo tanto, si el Yin de los Riñones es insuficiente, el Fuego de Corazón se descontrolará:

Xu Yin Riñones → Shi Fuego Corazón

Síntomas:

Xu Yin	Shi Fuego Corazón	Xu Yin Riñones

- Afecta al Corazón.	- Pómulos rojos.	- Eyaculación
- Palpitaciones.	- Febrícula	precoz.
- Nerviosismo.	vespertina.	- Lumbalgias.
	- Boca y garganta	- Orina escasa.
	secas.	- Heces secas.
	- Calor en los	
	Cinco Huecos.	

1.5 Relación entre el Hígado y el Bazo.

Tienen en común las funciones digestivas y también reflejan la armonía del Qi y de la Xue. Por lo tanto, la Insuficiencia de Qi de Bazo impedirá a este la creación de Qi y de Xue provocando que no haya suficiente Xue para abastecer al Hígado. Si el Qi de Hígado ataca al Bazo se producirá dolor y distensión en el hipocondrio.

Xu Qi Bazo / Estómago → Xu transporte y transformación → Xu Xue Hígado

También se puede crear Xu Xue de Hígado y de Corazón si la Insuficiencia de Qi de Bazo le hace perder la capacidad de mantener la Xue dentro de los Vasos produciéndose hemorragias internas.

Xu del control de la Xue por el Bazo → hemorragias → Xu Xue Hígado

Evidentemente, una fuerte hemorragia provocada por un accidente, operación, parto… conllevaría las mismas consecuencias.

Síntomas:
- Hemorragias uterinas.
- Mareos.
- Vértigos.
- Visión borrosa.
- Extremidades entumecidas y con hormigueos.
- Pérdida de memoria.
- Falta de concentración.

Otros síntomas muy comunes serían:
- Xu Qi Bazo / Estómago.
- Xu Xue Hígado.

1.6 Relación entre el Hígado y los Pulmones.

El Qi de Hígado asciende y el Qi de los Pulmones desciende. En un bloqueo de Qi de Hígado el Calor asciende,
si llega a la cabeza aparecerán síntomas como ojos rojos, cefaleas, etc… pero como los Pulmones están en medio de este recorrido y el Hígado los calienta consumiendo sus líquidos.

Síntomas:

- Dolor en el hipocondrio debido al estancamiento.
- Irritabilidad.
- Tos seca.

- Hemoptisis.

Esto se denomina "Fuego hepático invadiendo los Pulmones".

1.7 Relación entre el Hígado y los Riñones.

La Sustancia Basal nutre la Xue del
Hígado y viceversa.

De esa afirmación se puede deducir lo siguiente:

Xu Yin Riñones   ----   Xu Yin Hígado
Xu Yin Hígado   ----   Xu Yin Riñones

Los Riñones son la "madre" del Hígado, nutren el Yin y dominan al Yang, y viceversa.

Ejemplo: es como la madre que le da mucho dinero al hijo y éste asciende mucho en la vida, pero claro, cuando a la madre se le acabe el dinero, el hijo le transmitirá una gran demanda y ésta acabara deteriorándose.

Se puede producir, también:

Xu Yin Riñones   -----   Shi Yang Hígado

Esta situación terminará por agotar también al Yin de Hígado ya que el exceso de energía en el Hígado provocará Calor que consumirá el Yin.

Los bloqueos emocionales, sobre todo la frustración, pueden llevar a la misma consecuencia, de Xu Yin Riñón, puesto que un Bloqueo Emocional provocará es Estancamiento de Qi de Hígado y este Estancamiento produce Calor que consume el Yin de Hígado. En este caso se dará la siguiente secuencia:

Bloqueo emocional → Bloqueo de Hígado → produce Calor →consume Yin de Hígado
y éste consume Yin de Riñones.

Es importante destacar, que, el Hígado cambia, muy rápidamente, de un cuadro de Shi Yang Hígado a un cuadro de Xu Yang Hígado.

1.8 Relación entre los Pulmones y los Riñones.

Se relacionan entre sí mediante la Energía y los Líquidos Orgánicos. Los Riñones dominan el agua y los Pulmones, las vías de canalización de ésta. Cuando existe una disfunción en las canalizaciones, se estancan y se acaba provocando humedad y edemas.

Cuando el Qi de Riñones está en mal estado, el aire que es inhalado por los Pulmones se estanca en el San Jiao superior, provocando asma y respiración entrecortada, y hay que tener en cuenta que todo este cuadro se agrava con el movimiento. Recordar: «*todas las Xu Qi se agravan con el movimiento*».

Síntomas:

Xu Yin	Xu Yin Pulmones	Xu Yin Riñones
- Sudor nocturno. - Boca y garganta seca. - Calor en los cinco huecos.	- Tos seca. - Ronquera. - Afonía.	- Laxitud de rodillas. - Lumbalgias.

1.9 Relación entre los Pulmones y el Bazo.

Los Pulmones tienen que ver con el Qi, con el Agua y con la Humedad. El Bazo, en su función de transporte y transformación, forma Qi y Xue, por lo tanto, nutre a los Pulmones. Además, los Líquidos transportados, necesitan del Qi de los Pulmones.

Xu Qi Bazo ----- Xu Qi Pulmones

Síntomas:

- Astenia.
- Heces blandas.

- Anorexia.
- Tos débil.
- Pereza al hablar.

Por otro lado, una Xu Qi Bazo creará que los líquidos se acumulen y se conviertan en flemas que perjudicarán a los Pulmones. El Bazo los crea y los Pulmones los acumulan.

El exceso de Hidratos de Carbono (más concretamente los dulces) crean humedad (Tan).

Una Xu Qi de Pulmones originará una tos crónica. Se genera tos ya que la insuficiencia de energía en el Pulmón provoca que esta vaya a contracorriente (hacia arriba en vez de hacia abajo.

1.10 Relación entre el Bazo y los Riñones.

Los Riñones almacenan Sustancia Basal (Jing), el Bazo transporta y transforma. El transporte y la transformación necesita del Yang de Riñón y la Qi renal se nutre por el Bazo.

Por tanto, si existe:
Xu Yang Bazo ----- Xu Yang Riñones
Xu Yang Riñones ---- Xu Yang Bazo
Síntomas:

- Astenia.
- Frío.
- Extremidades frías.

- Lumbalgias.
- Poliurias.
- Impotencia.
- Frigidez.
- Esterilidad.
- Falta de apetito.
- Edema.
- etc

2 RELACIÓN ENTRE LOS ÓRGANOS ZANG Y LOS FU.

Relacionan el exterior con el interior del cuerpo. Ambos conectan por el meridiano "Luo" formando la relación llamada "exterior-interior" (*Biao Li*).

Veamos, a continuación, un esquema con la relación de todos los órganos Zang con sus respectivos Fu, a modo de recordatorio en el Ciclo de los Cinco Elementos:

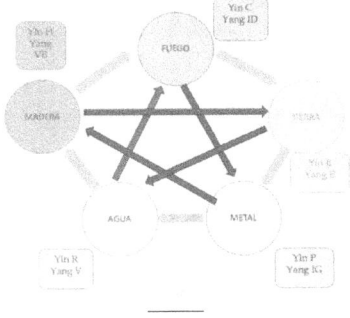

2.1 Relación entre el Corazón y los Intestinos Delgado.

Por la relación "Biao Li" (interio-exterior) entre el Corazón y el Intestino Delgado, cualquier desorden energético en uno de ellos acabará por afectar a su acoplado.

Shi Fuego Corazón ------ Shi Fuego Intestinos

Síntomas:

- Orina escasa y roja.
- Ardor y dolor al orinar.
- Hematuria.

Los síntomas tienen que ver con la orina ya que el Calor transmitido desde el Corazón, altera la función del Intestino Delgado de separación de líquidos en el Jiao Inferior, consumiéndolos.

Por el contrario, si el origen del Calor es del exterior hacia el interior:

Shi Fuego Intestinos ------ Shi Fuego Corazón

Síntomas:

- Agitación mental.
- Úlceras bucales.

2.2 Relación entre el Hígado y la Vesícula Biliar.

La Vesícula Biliar almacena la bilis y se encarga del drenaje y de la dispersión. Un bloqueo hepático crea patologías biliares y viceversa. Siempre hay que tratar a los dos órganos

2.3 Relación entre el Bazo y el Estómago.

Si hay Xu Qi de Bazo aparece una insuficiencia en el transporte y la transformación. Por lo tanto, no se crea Qi y los líquidos no se transforman.
Aparecerán síntomas como anorexia, distensión abdominal, diarrea, heces blandas, heces con alimentos sin digerir…

Igualmente ocurre si hay Xu Qi de Estómago, la diferencia entre uno y otro es que, en este caso, el Estómago tampoco puede albergar a los alimentos ya que no los puede digerir. Aparece anorexia, distensión gástrica, náuseas, vómitos, etc.

2.4 Relación Pulmones e Intestino Grueso.

El Qi de Pulmón desciende al Intestino Grueso para ayudarlo en su función de evacuación; si este es insuficiente aparece estreñimiento. Por otro lado, si la insuficiencia de energía se encuentra en el Intestino Grueso y aparece el estreñimiento, el Qi de Pulmón no puede descender produciendo disnea. En la función de dispersión y de descenso contribuyen tanto el uno como el otro.

2.5 Relación entre los Riñones y la Vejiga.

La función de la Vejiga es controlar la orina, y esto depende, a su vez del Qi de los Riñones. Si hubiese Xu Qi Renal, esto llevaría consigo incontinencia urinaria, oliguria, enuresis, etc.

¿Por qué puede existir una incontinencia o una oliguria? En una Xu Qi de Riñones, se pueden dar dos patologías diferentes desde el punto de vista de la medicina clásica, pero en la MTC pueden suceder dos síntomas totalmente opuestos. Por lo tanto, una Xu Qi de Riñones puede ocasionar que no salga ni gota de orina o, por el contrario, que ésta se escape.

TEMA 13, LAS VÍSCERAS CURIOSAS.

1 INTRODUCCIÓN.

Las Vísceras Curiosas en MTC, son aquellas que no están relacionadas con los Cinco Elementos pero que no por ello dejan de ser importantes. Quedan incluidas en otros Meridianos que más adelante estudiaremos.

Estas Vísceras son:

- **Útero.**
- **Testículos.**
- **Cerebro.**
- **Huesos.**
- **Médula Ósea.**
- **Vasos Sanguíneos.**
- **Vesícula Biliar.**

Principalmente, hay que resaltar una que ya hemos estudiado, la cual sí que se incluye en los Cinco Elementos: la Vesícula Biliar, que se considera Víscera Curiosa porque contiene, según la MTC, una materia muy importante como es la Bilis, y estas se distinguen por tener una masa o un **líquido** muy importante dentro de la Fisiología Orgánica.

2 RELACIÓN ENTRE VÍSCERAS CURIOSAS.

2.1 El Útero y los Testículos.

Estas vísceras se caracterizan de acuerdo con sus funciones:

- Control de la menstruación (Útero).
- Concepción (Útero y Testículos).
- Embarazo (Útero).

Guardan relación con los siguientes órganos y Meridianos:

- Con los Riñones, mediante los meridianos.
- Con el *Ren Mai* ("Vaso de la Concepción"): aporta la energía.
- Con el *Chong Mai*[20] ("Vaso Gobernador"): aporta la sangre.

---

[20] De los Meridianos Ren Mai y Chong Mai y de otros no nombrados aquí, se hablará más adelante.

Disfunciones de estos órganos:

- Trastorno del ciclo menstrual (Útero).
- Infertilidad (Útero y Testículos).

Un bloqueo hepático puede producir que el flujo menstrual se espese y que aparezcan coágulos. A una patología de Bazo se le atribuyen muchas metrorragias. Si aparece una Xu Xue de Bazo o de Corazón, puede causar
menorrea. Las náuseas en el embarazo se pueden deber, muchas veces, a una relación del Chong Mai con el Estómago.

2.2 El Cerebro.

Se crea a partir de la Sustancia Basal y se nutre, día a día, de la Xue. Se le conoce también como "Mar de la Médula".

Sus principales funciones son:

- Dirigir las actividades mentales como la concentración.
- Controla los órganos de los sentidos.

Todas estas funciones tienen que ver mucho con los Riñones.

Una disfunción cerebral puede ocasionar:

- Reacciones mentales lentas.
- No se pueden conseguir pensamientos.
- Falta de memoria.
- Visión borrosa.
- Acúfenos.
- Alteraciones del tacto y del olfato.
- Etc.

2.3 Los Huesos.

El origen, tanto de los Huesos como de la Médula Ósea, está en la Sustancia Basal de los Riñones (Sustancia Basal Congénita). Por ello, a todas las patologías en este campo en la Medicina clásica, se les llama "congénitas".

Para proteger la Sustancia Basal, es muy importante evitar las grandes exposiciones al estrés y al agotamiento. Su función principal es la de almacenar la Médula.

2.4 La Médula Ósea.

Sólo cabe destacar su función, que es, básicamente, la de nutrir al Cerebro y la Médula Espinal. Está íntimamente relacionada con los Riñones ya que la Sustancia Basal del Riñón produce la Médula.

2.5 Los Vasos Sanguíneos.

Simplemente nombrarlos porque contienen la Xue y por lo tanto estan relacionados con la producción de Sangre.

2.6 La Vesícula Biliar.

Se le considera, como antes he mencionado, un órgano curioso. Sus características se han descrito ya en capítulos anteriores.

TEMA 14. TEORÍA DE LOS MERIDIANOS.

1 INTRODUCCIÓN.

A pesar de que, como habíamos dicho anteriormente, la palabra "Meridiano" no es la más correcta para definir a los canales de energía que recorren el cuerpo humano, a partir de ahora sí que vamos a llamarlos "Meridianos", ya que es la denominación más utilizada en los textos modernos.

Los Meridianos **son corrientes por donde circulan el Qi y la Xue**. Conectan entre sí todas las partes del cuerpo, arriba y abajo, dentro y fuera, los órganos internos con los órganos externos de los sentidos… La teoría de los Meridianos estudia la relación fisiológica y patológica que hay entre los Meridianos y los Zang-Fu.

«Los meridianos Tsing son senderos (Tsing: formado por los elementos caminar – línea – recta – tortuosa – trabajo). Los senderos directos son los meridianos» I Sio Jou Menn (I, p. 1 r)

Debido a la conexión entre los Meridianos, también son la vía por dónde se transmiten los desequilibrios energéticos, por eso, el conocimiento de estos canales es fundamental para el entendimiento de la verdadera Acupuntura.

Sin este conocimiento, nos es prácticamente imposible entender las relaciones internas de los Órganos con sus Tejidos y anexos (sus relaciones externas ya que cuando los Zang-Fu están en desequilibrio pueden producirse síntomas externos). A través de los Meridianos podemos mantener en estado óptimo la vitalidad del sujeto y predecir la dirección de la enfermedad; las posibilidades de que avance hacia un sitio u otro.

«Si uno no lee los doce meridianos, se equivocará en el diagnóstico y el tratamiento» Medicina Elemental

Podemos acceder al Qi que circula por los Meridianos a través de unos puntos determinados situados en su recorrido. Estos puntos de energía son los "Puntos de Acupuntura".

Para intentar demostrar la existencia de los Meridianos vamos a comentar unos hechos que pueden esclarecer este tema. Se sabe que cuando un órgano está alterado, hay siempre una serie de "puntos" que se tornan muy sensibles y estos puntos siempre están dispuestos en unas líneas. Ejemplo de ello sería la sensación de molestias en el recorrido del Meridano del Corazón en el caso de un "ángor cardiaco" (cito este porque es muy característico e ilustrativo ya que el dolor se localiza en el área retroesternal, justo en su trayecto interno).

«Cuando el mal está situado en los órganos, el meridiano está enfermo, en cuanto a su respuesta y se torna doloroso. Todo ello ocurre al mismo tiempo y desaparece al mismo tiempo».
Ta Tchreng, (I, p 9r)

1.1 Clasificación de los Meridianos.

Existen 6 tipos de Meridianos:

12 Meridianos Principales o Jing.
15 Meridianos Colaterales o Luo Longitudinales[21].
12 Meridianos Colaterales o Luo Transversales[2].
12 Meridianos Divergentes o Distintos.
12 Meridianos Tendido-musculares.
8 Meridianos Extraordinarios o Vasos Maravillosos.

En algunos textos a los 12 Meridianos Principales (MP) se les suma los Meridianos Extraordinarios Du Mai y Ren Mai, formando así, 14 MP, pero hay que entender que estos dos

---

[21] Los Meridianos Colaterales Longitudinales y Transversales suelen agruparse bajo el nombre de "Meridianos Colaterales" y se suelen definir sus funciones en conjunto ya que pertenecen todos a los Meridianos Principales y nacen del mismo punto, pero hemos de saber que tienen funciones distintas y que existen 15 Longitudinales y sólo 12 Transversales.

últimos no son Principales sino Extraordinarios. Esta excepción se debe a que en estos dos Meridianos poseen puntos de acupuntura, y por ello se les suma a los 12 Meridianos Principales.

Los puntos de acupuntura se encuentran situados en los 12 Meridianos Principales y en el Meridiano de Ren Mai y Du Mai. Tenemos que saber que existen otros puntos fuera de los Meridianos llamados "Puntos Extraordinarios" que, pese a no estar vinculados a Meridianos, han demostrado su utilidad de forma empírica.

2 JING: MERIDIANOS PRINCIPALES.

Podemos decir pues, que los **Jing-Luo**[22] (Meridianos Principales y Meridianos Colaterales) relacionan internamente los Zang con los Fu y conectan estos, externamente, con los Tejidos y los Órganos de los sentidos. Por tanto, los Meridianos Principales mantienen, sin interrupciones, trayectos internos y externos formando así un todo integral.

---

[22] La traducción más común es "Meridianos Principales y Meridianos Colaterales" aunque también los podemos encontrar como "Canales o Mai Regulares" y sus combinaciones. Es habitual que en MTC haya diferentes nomenclaturas para todos aquellos términos, propios de la MTC, que precisan de una traducción pero que no existen, en otros idiomas, vocablos que signifiquen exactamente lo mismo.

En neurología se dice que sí se quitaran todos los tejidos no nerviosos de un ser humano, los nervios serían tantos que se podría reconocer a esa persona sin necesidad de ningún tejido más; esto también sucedería si los Meridianos fuesen físicos.

Los Meridianos Principales corren por partes profundas formando la estructura principal del cuerpo humano y los Meridianos Colaterales circulan con menos restricciones creando el tejido que une los órganos internos entre sí y con el resto de las estructuras orgánicas (huesos, tendones, músculos, piel, orificios,) formando así una estructura completa y conectada en todas sus dimensiones.

«Los doce meridianos regulares corren profundamente, por los límites que hay entre los músculos, en el interior del cuerpo…Los colaterales están más próximos a la superficie del cuerpo y se ven con más facilidad»

Eje del espíritu Cap. 10

Con respecto a la denominación de los Meridianos Principales, podemos afirmar que casi todos los órganos internos tienen su correspondiente Meridiano y que, además, son bilaterales; uno a la derecha y otro a la izquierda. Por tanto, llamaremos al Meridiano dependiendo del Órgano al que pertenezca.

Tenemos que saber que, los Meridianos de los Órganos pares, suelen tener unas características que no debemos ignorar, por ejemplo, si el riñón izquierdo (órgano físico) es el que está afectado, el Meridiano izquierdo será el que más sensación de dolor presente. En el caso del hígado, el Meridiano izquierdo del Hígado corresponde a los lóbulos anteriores y el derecho a los posteriores.

YIN	YANG
Riñón.	Vejiga.
Hígado.	Vesícula Biliar.
Corazón.	Intestino Delgado.
Bazo.	Estómago.
Pulmón.	Intestino Grueso.
Maestro Corazón o Pericardio.	San Jiao o Triple Recalentador.

Concretando; hay 12 Meridianos Principales que se denominan normalmente por el Órgano que representan. Hay 6 de naturaleza Yin y 6 de naturaleza Yang:

Como vemos, hay dos que no corresponden a ningún órgano en la anatomía occidental: el "Maestro Corazón o Pericardio" y el "San Jiao o Triple Recalentador". El primero, es la envoltura del Corazón, su función es prácticamente la misma que la del Meridiano del Corazón, sólo que como la función del Corazón es tan importante, la fisiología energética china entiende que esta envoltura desempeña el papel de escudo protector. El segundo, San Jiao o Triple Recalentador o Tres Fogones, no existe como órgano físico, es más bien una acción energética y sus funciones son de integración. San Jiao tiene sus teorías propias que luego explicaremos.

En adelante, para abreviar, denominaremos a los Meridianos con las siglas de los órganos que representen y SJ para el San Jiao y MC para el Maestro Corazón.

2.1 Funciones de los Jing.

- Transportan Qi y Xue en un orden concreto.
- Calientan y nutren los tejidos.
- Mantienen la relación energética Biao-Li (Exterior-Interior).
- A través de sus puntos podemos manipular el Qi para tratar los Excesos (Shi) y las Insuficiencias (Xu).
- Reequilibran el estado del Qi.
- En la patología, si conocemos el estado del Qi de cada Meridiano podemos determinar cuál va a ser la evolución de la enfermedad.
- Manifiestan las alteraciones de los Órganos internos en el exterior del cuerpo.
- Si están en vacío, a través de ellos el Qi perverso puede entrar y expandirse al resto de Meridianos.

2.2 Denominación de los Meridianos Principales según la nomenclatura clásica.

Como hemos mencionado antes, en occidente denominamos a los Meridianos de forma afín al Órgano que representan, pero en la MTC esto no es así. En primer lugar, se les denomina en binomios y se especifica cada uno dependiendo de si pertenece a la "mano o al pie". Por tanto, pasamos de tener 12 Meridianos Principales a tener 6 dobles.

- TAI YANG MANO (ID)
- TAI YANG PIE (V)
- TAI YIN MANO (P)
- TAI YIN PIE (B)
- SHAO YANG MANO (SJ)
- SHAO YANG PIE (VB)
- SH
- AO YIN MANO (C)
- SHAO YIN PIE (R)
- YANG MING MANO (IG)
- YANG MING PIE (E)
- JUE YIN MANO (MC)
- JUE YIN PIE (H)

A estos 6 Meridianos se les llama "Meridianos Antiguos". De cada uno salen dos para así formar los 12 Meridianos Principales. Actualmente podemos encontrar, en diferentes textos, cualquiera de las dos nomenclaturas, así que debemos aprender las dos formas de nombrarlos. La forma clásica tiene una ventaja respecto a la "moderna occidental", y es que aporta mucha más información sobre el Meridiano al que nos referimos.

2.2.1 Formulación de los nombres clásicos de los Meridianos Principales.

El nombre clásico de los Meridianos Principales depende de los siguientes términos:

MANO O PIE:

Los Meridianos de los Órganos que pertenecen a la Fase:

Fuego o Metal	→	Llegan o salen de las manos
Madera, Tierra y Agua	→	Llegan o salen de los pies

YIN O YANG:

Si el Órgano del Meridiano es YIN o YANG. Con esto además sabremos si el Meridiano circula por una parte Yin o Yang del cuerpo. Es decir que conecte con un Zang (yin) o un Fu (yang)

2.3 Distribución de los 12 Meridianos Principales.

¿Por dónde circulan los meridianos? La respuesta que se le da a esta pregunta es muy complicada ya que hay muchas posibles explicaciones. Se ha intentado buscar a los Meridianos de forma visual en disecciones con cadáveres, y los resultados han sido inciertos.

Según Sir Thomas Lewis[23], a través de sus trabajos, confirma que:

«Los Meridianos se encuentran en el tejido subcutáneo, ya que tengo la certeza que los Meridianos no pasan por las arterias, venas o nervios».

Los textos antiguos citan:

«TODOS LOS MERIDIANOS YANG CIRCULAN POR FUERA DE LOS VASOS, MIENTRAS QUE TODOS LOS VASOS SECUNDARIOS YANG CIRCULAN POR DENTRO, Y TODOS LOS MERIDIANOS YIN CIRCULAN POR EL INTERIOR DE LOS VASOS Y LOS VASOS SECUNDARIOS YING CIRCULAN POR FUERA».

NANN TSING DE PIÈNN-T´SIO (SIGLO V, A. DE C.) MATCH. VI, P7V.

Se entiende que la primera explicación, Thomas Lewis se basa en la mentalidad occidental la cual intenta encontrar siempre un dato objetivo, algo científico a lo cual acogerse. La segunda es muy a la oriental.

---

[23] Sir Thomas Lewis (1881-1945) fue un cardiólogo británico y la figura más significativa en la historia de la electrocardiografía por sus grandes contribuciones a esta nueva técnica y, además, por ser el propulsor de su utilización en todo el mundo.

Hoy en día, lo que sí se puede pensar es que los Meridianos no los vamos a encontrar al realizar una autopsia, si no que más bien son una corriente energética que unen puntos distantes que tienen propiedades en común, y lo que es lógico pensar es que parte de estas funciones que describe la MTC son trasmitidas por el Sistema Nervioso Periférico, y sirven como sistema de interconexión con todo el organismo.

Todos los puntos con una acción similar se unen y así de una forma más didáctica podemos construir los Meridianos, pero estos realmente no están de forma material, sino que son campos de fuerza, campos morfogenéticos (Juan Pablo, 2012)[24]. Con respecto a los Meridianos Yin y Yang, los Yang se alinearían mejor con la teoría del sistema nervioso y los meridianos Yin con el sistema endocrino.

Pero esto no deja de ser otra teoría; recomiendo al lector que consulte e investigue los trabajos de Shui-Yin Lo *"Meridians in Acupuntura and infrared imaging"*. Este artículo es muy interesante, también podemos entenderlos como fenómenos cuánticos como los expone el físico Dr. Amit Goswani, que describe otra posible teoría basándose en la física cuántica.

---

[24] Juan Pablo Moltó (2012); "Fundamentos de Psiconeuroacupuntura" editorial PNA. En PNA explicamos los fenómenos de la morfogénesis a partir de la teoría de los meridianos de acupuntura, ya que los entendemos como campos de fuerza, que compacta el yang en yin, dando forma a todas las manifestaciones que nos habla el I´Ching .

El recorrido de la circulación energética mantiene un orden bien definido con horas de máxima actividad para cada órgano. Esto es importante tenerlo en cuenta ya que, en la medida de lo posible, actuaremos sobre ese órgano en su hora punta de energía. Por tanto, también será importante conocer a qué hora se acentúan los síntomas.

En realidad, estas horas son relativas, pues las horas que en medicina china contabilizamos son las solares, es decir, justo cuando aparece el primer rayo de Sol es cuando en realidad tendríamos que empezar a contar, siendo el pulmón el meridiano donde se da este primer fenómeno.
Esto a demás coincide con dos ideas generales que se tienen en la visión oriental de la respiración, los ejercicios de Chi-Kung siempre suelen practicarse a primera hora del día, y la otra razón es que, en cada zona, país, amanece a una determinada hora, y hay que añadir que también esto varía evidentemente dependiendo de la estación. Siendo por lo tanto lo más lógico usar el sistema de rayo de luz, pues se adapta mucho mejor a la filosofía observacional de la cual mana la MTCh.

En realidad, estas horas son relativas, pues las horas que en medicina china contabilizamos son las solares, es decir, justo cuando aparece el primer rayo de Sol es cuando en realidad tendríamos que empezar a contar, siendo el pulmón el meridiano donde se da este primer fenómeno.
Esto a demás coincide con dos ideas generales que se tienen en la visión oriental de la respiración, los ejercicios de Chi-Kung siempre suelen practicarse a primera hora del día, y la otra razón es que, en cada zona, país, amanece a una

determinada hora, y hay que añadir que también esto varía evidentemente dependiendo de la estación. Siendo por lo tanto lo más lógico usar el sistema de rayo de luz, pues se adapta mucho mejor a la filosofía observacional de la cual mana la MTC.

MÁXIMA ACTIVIDAD	ÓRGANO/MERIDIANO	RECORRIDO
03-05	Pulmón (Tai Yin Mano)	Del tórax a la mano
05-07	I. Grueso (Yang Ming Mano)	De la mano a la cabeza
07-09	Estómago (Yang Ming Pie)	De la cabeza al pie
09-11	Bazo (Tai Yin Pie)	Del pie al tórax
11-13	Corazón (Shao Yin Mano)	Del tórax a la mano
13-15	I. Delgado (Tai Yang Mano)	De la mano a la cabeza
15-17	Vejiga (Tai Yang Pie)	De la cabeza al pie
17-19	Riñón (Shao Yin Pie)	Del pie al tórax
19-21	Maestro Corazón (Jue Yin Mano)	Del tórax a la mano
21-23	San Jiao (Shao Yang Mano)	De la mano a la cabeza
23-01	Vesícula Biliar (Shao Yang Pie)	De la cabeza al pie
01-03	Hígado (Jue Yin Pie)	Del pie al tórax

Si imaginamos un cuerpo con los brazos levantados podríamos decir que los Meridianos Yang circulan de arriba a abajo y los Yin de abajo a arriba.

De esto podemos deducir que:

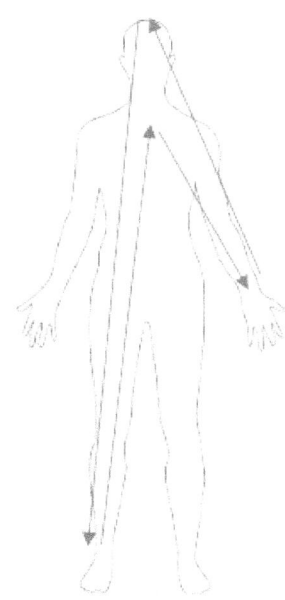

Los Meridianos Yang se reúnen en la cara.
Los Meridianos Yin se reúnen en el pecho.
Y entre ellos (relación Interior-Exterior o Biao-Li) en las extremidades.

Por la energía que trasportan, se dice que:

MC, H, ID y V tienen poco Qi y mucha Xue.
P, B, C, R, presenta lo contrario mucha Qi y poca Xue.
IG y E tiene mucho de las dos cosas Qi y Xue.

Según el orden de la circulación energética podemos decir que, en resumen, el Qi nace en el tórax, circula hasta la mano, de aquí asciende hasta la cabeza, de esta baja a los pies para volver a subir hasta el tórax.

A cada Meridiano Principal se le atribuye una zona en la superficie del cuerpo que se corresponde con el recorrido de este. Estas zonas son llamadas "Zonas Cutáneas" que manifiesta el estado del Qi del Meridiano en cuestión y por tanto del Órgano al que pertenece. Por ejemplo, el Fuego de Corazón puede generar úlceras bucales (el recorrido de la rama interna del Meridiano del Corazón asciende por la garganta), el Viento Calor del Hígado puede ocasionar prurito en el recorrido del Meridiano. Así mismo, debemos entender que la piel es la capa primera de defensa contra los Factores Patógenos Climáticos, por tanto, si falla el sistema de defensa, el Qi Invasor puede ir penetrando capa por capa hasta afectar a los Zang-Fu.

2.4 El sistema Biao-Li (Exterior-Interior).

La asociación entre los Zang y los Fu se denomina "Relación Biao-Li" (Exterior-Interior). Esta relación se da entre Órganos acoplados, es decir, la relación Biao-Li entre un órgano Yin y su acoplado Yang, por ejemplo, entre el Corazón y el Intestino Delgado. Los Zhang-Fu establecen una relación de interdependencia y concordancia en todas sus actividades energéticas. Por tanto, el estado energético de un órgano influirá directamente en su acoplado.

Se considera como **Externos (Biao)** a los Órganos Yin y como **Internos (Li) a los Yang**. La **relación Biao-Li** se refiere más a la funcionalidad de acuerdo con la idea de Yin-Yang que a la posición anatómica del órgano.

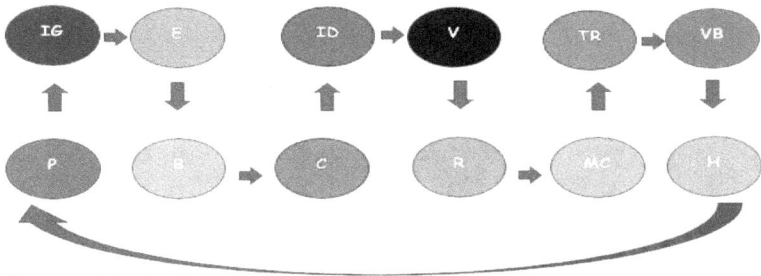

Como se puede observar, la unión que existe entre todos los Órganos nos hace entender que cualquier desequilibrio en el Qi acabará por afectar al resto de Órganos.

3 LUO: MERIDIANOS COLATERALES.

La función de los Meridianos Colaterales es la de **reforzar la comunicación entre los Meridianos Principales y las estructuras orgánicas a las que estos no llegan**. Existen dos tipos de Meridianos Colaterales; los Longitudinales y los Transversales que crean una "red energética" que abarca todas aquellas zonas que el Meridiano Principal no alcanza en su recorrido.

A pesar de que los Meridianos Colaterales surgen a la superficie, también se introducen en las capas más profundas del cuerpo subdividiéndose hasta alcanzar cada una de las células del organismo. Son 15 Longitudinales y 12 Transversales en total:

- 12 Longitudinales y 12 Transversales, uno para cada uno de los Principales.
- 1 Longitudinal del Meridiano Ren Mai.
- 1 Longitudinal del Meridiano Du Mai.
- 1 Longitudinal extra para el Bazo llamado "Gran Luo del Bazo".

Cada Meridiano Principal "posee" un Meridiano Colateral Longitudinal y otro Transversal (menos el Bazo que tiene además el Longitudinal "Gran Luo del Bazo[25]"). Ambos nacen del Meridiano Principal y del mismo punto de acupuntura llamado *"Luo"*. Este punto siempre se encuentra en las zonas comprendidas entre el codo y la mano o entre la rodilla y el pie.

---

[25] El Gran Luo del Bazo es una excepción; nace en el punto 21 del Meridiano del Bazo situado en el 6º espacio intercostal a 6 cun directamente por debajo del pliegue axilar. Este se ramifica en todas direcciones por todo el cuerpo.

Meridianos Luo o Colaterales Longitudinales:

Circulan de forma longitudinal a lo largo del trayecto del Meridiano Principal abarcando las zonas a las que el Principal no llega (tanto las superficiales como las profundas[26]).
Los trastornos que tratan son menos graves y a su vez más fáciles de regular.

Meridianos Luo o Colaterales Transversales:

Estos unen cada Principal con su acoplado (por tanto, sólo hay 12 Meridianos Transversales ya que Du Mai y Ren Mai no tienen Órgano acoplado); a esto se le llama "relación **Biao-Li" y su recorrido se desarrolla siempre entre el codo y la mano o entre la rodilla y el pie.** Por los Meridianos Transversales también circula Qi y Xue y sirven como estructura de trasvase de un Meridiano a otro. El Meridiano Transversal nace del punto Luo del Meridiano Principal y se une al Meridiano acoplado en su punto Yuan. Por ejemplo, el Luo de Pulmón nace en el punto 7P y se une al Meridiano del Intestino Grueso en el punto Yuan 4IG.

Meridiano de Pulmón

---

[26] La MTC entiende que también forma parte de los Meridianos Longitudinales los "vasos capilares", que son los conductos finales de la linfa y la sangre, tan finos que alcanzan cada célula del organismo.

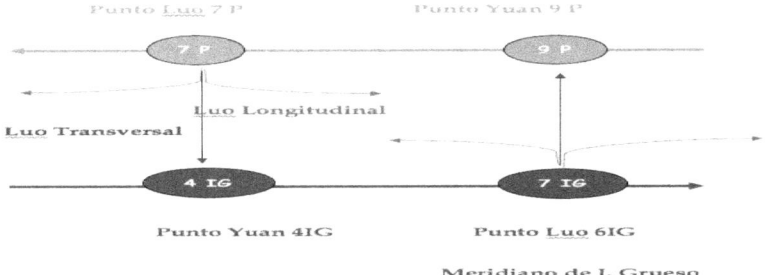

Los Luo (Colaterales) Longitudinales son trayectos de desviación vertical del Qi de los Jing (Principales) y por tanto no tienen relación Biao-Li (Interior-Exterior).

3.1 Funciones específicas de los Luo.

Como hemos desarrollado antes, los Jing-Luo mantienen funciones comunes. Por sus características particulares, los Luo tienen, además, unas funciones específicas propias. Refuerzan al Meridiano Principal en su relación Biao-Li. Forman el tejido energético en el interior y en el exterior del cuerpo. Complementan al Meridiano Principal abarcando las zonas que él no alcanza.

Ramificaciones de los Luo:

- Luo significa enlace, por ello tienen relación Biao-Li, que conectan con el punto Yuan de su meridiano acoplado:
- En los cuatro miembros, los vasos Luo Transversales se enlazan en la relación Biao-Li: conectan con el punto Tuan de su meridiano acoplado
- El Vaso Luo de Ren Mai se ramifica en el Abdomen
- El Vaso Luo de Du Mai se distribuye en la cabeza, espalda y Meridiano de Vejiga.
- El Gran Luo de Estómago va al tórax, conectando corazón y pulmones.

El Gran Luo de Bazo asciende hacia tórax e hipocondrio.

4 MERIDIANOS DISTINTOS.

Nacen de los Meridianos Principales, son una rama interna que refuerza la acción de estos y amplían el recorrido del Meridiano correspondiente.
Los Meridianos Distintos se separan del Meridiano Principal en un punto determinado, se dirigen al torso y circulan por el pecho, el abdomen y la cabeza, profundizando hasta penetrar en el Zang-Fu al que corresponda el Meridiano y seguidamente conecta con el Meridiano Distinto de su órgano acoplado, consolidando así la relación Biao-Li.

Por ejemplo:

El Meridiano Distinto del Corazón nace en el punto 1C, penetra en el tórax llegando hasta el corazón dónde se reúne con el Meridiano Distinto del Intestino Delgado.

Por tanto, cada Meridiano Yin se une a su Meridiano Yang en la profundidad del cuerpo creando lo que se conoce como "Las 6 Uniones".

MERIDIANO	LOCALIZACIÓN EN LA QUE COMIENZA EL MERIDIANO DISTINTO
Pulmón	1 P
Intestino Grueso	15 IG
Estómago	A nivel del muslo
Bazo	En la cara interna del muslo
Corazón	1 C
Intestino Delgado	12 ID
Vejiga	40 V
Riñón	10 R
Maestro Corazón	A 3 Cuns por debajo de la axila
San Jiao	A nivel de la cabeza
Vesícula Biliar	30 VB
Hígado	En el dorso del pie

GRACIAS A ESTA RELACIÓN, LA ENERGÍA DE LOS MERIDIANOS YIN ALCANZA LA CABEZA UNIÉNDOSE CON LOS MERIDIANOS DISTINTOS YANG QUE SE DIRIGEN HACIA LA CABEZA.

Algunas de estas uniones emergen a la superficie en unos puntos específicos llamados "*Ventanas del Cielo*[27]" situados en el cuello. La característica principal de estos puntos es que **regulan tanto el ascenso como el descenso del Qi por su relación entre Zang-Fu** (Yin-Yang).

Los Meridianos Distintos se unen a los Meridianos Principales en la cabeza. Al mantener un recorrido profundo, los Meridianos Distintos carecen de puntos propios, pero si podemos utilizar sus características desde los puntos en el que emergen.

UNIÓN	PUNTO DE SALIDA
Pulmón-Intestino Grueso: en los pulmones (6ª unión)	18 IG
Bazo-Estómago: en el 30 E (3ª unión)	9 E
Corazón- Intestino Delgado: en el corazón (4ªunión)	1 V
Riñón-Vejiga: en el 40 V (1ª unión)	10 V
Maestro Corazón-San Jiao: en el pericardio (5ªunión)	16 TR
Hígado-Vesícula Biliar: en el 13 H (2ª unión)	1 VB

18 IG Entre ambos vientres del ECOM,

---

[27] Desarrollaremos los "Puntos Ventanas del Cielo" en el tema de Puntología.

	a la altura de la nuez
9 E	Anterior al vientre del ECOM, a la altura de la nuez, 18 IG y 16 ID
1 V	En la depresión de la comisura interna del ojo
10 V	C2 a 1,3 cun de la línea media
16 TR	Detrás del vientre del ECOM, a la altura del ángulo mandibular
1 VB	Comisura externa del ojo

La unión de los Meridianos Distintos de los Zang-Fu, en su recorrido ascendente atraviesa el Corazón; de esto se deduce el porqué de la relación energética de todos los órganos con el Corazón y su importancia como órgano gobernador.

5 MERIDIANOS TENDIDO-MUSCULARES.

Se conoce como Meridiano Tendino-Muscular a las **zonas que están conectadas al recorrido de cada Meridiano Principal, y que afectan a los músculos y tendones**.

Acompañan al Meridiano Principal del mismo nombre, pero no entra en los Zang-Fu, es decir, forma los tejidos y músculos de alrededor del Meridiano Principal abarcando zonas donde este no llega. Los Meridianos Tendino-Musculares comprenden tendones, músculos y ligamentos.

Comienzan en los "Puntos Ting"[28] y terminan en cabeza o en el torso; forman una especie de escudo de protección en el organismo.

- Los 3 Yang de la mano llegan a la cabeza.
- Los 3 Yin de la mano llegan al tórax.
- Los 3 Yang del pie llegan a la cabeza.
- Los 3 Yin del pie llegan al vientre.

5.1 Funciones de los Meridianos Tendino-Musculares.

La principal función de los Meridianos Tendino-Musculares es **canalizar** la energía defensiva, el **Wei Qi**.

Son la primera capa de defensa del organismo; en caso de ser atacados por un FPC, la energía de los Meridianos Tendino-Musculares es la encargada de repeler el ataque. En caso de que esta energía invasora sea demasiado fuerte o los Meridianos Tendino-Musculares estén en vacío el FPC penetrará en los Meridianos Principales. Puesto que estos se nutren del Qi y la Xue de sus respectivos Meridianos Principales, depende de ellos que los Meridianos Tendino-Musculares se encuentren "llenos".

---

[28] Desarrollaremos los "Puntos Ting" en el tema de Puntología.

Los Meridianos-Tendinomusculares forman los "**Doce Tendones Musculares**" que son la unión entre ellos, en las articulaciones.

Los Doce Tendones Musculares se "**anudan**" **en las articulaciones** con el fin de **conectar los huesos** y mantener libre el movimiento de estas estructuras, es decir, **juntan grupos musculares** que mantienen una relación sinérgica.

Mediante las "anudaciones" y cruces se forman las siguientes relaciones:

Los 3 Meridianos Yang Mano suben a la cabeza y se unen en el 13VB, en el ángulo superior lateral del cráneo.

Los 3 Meridianos Yang Pie suben hacia el ojo y se unen en el 18 ID, justo por debajo del ángulo externo del pómulo.

Los 3 Meridianos Yin Mano se reúnen en la axila, en 22VB y alcanzan la región torácica, el diafragma.

Los 3 Meridianos Yin Pie pasan por los genitales y se unen en el 3RM, por encima del pubis.

5.2 Relación de los Meridianos Tendino-Musculares con sus Principales y los Zang-Fu.

Los Meridianos Tendino-Musculares no se relacionan directamente con los Zang-Fu, pero si con sus funciones, ya que estos los **nutren**. Esta función es realizada por el Bazo, el Hígado, el Estómago y el Riñón.

Las funciones más importantes de estas relaciones se dan en el Hígado, que almacena la Xue, genera los tendones y domina, además, los ligamentos, y en el Bazo que domina la transformación de sustancias y los músculos en última instancia.

Las relaciones de los Meridianos Tendino-Musculares con los Meridianos Principales son:

Jue Yin Pie HÍGADO	**El Hígado utiliza su Meridiano para transportar la Xue a la periferia del cuerpo; mediante los 12 Meridianos Tendino-Musculares se alimenta todo el cuerpo, especialmente los tendones.** Si Jue Yin Pie está en armonía se puede ejercer esta acción.
Yang Ming Pie ESTÓMAGO	Es rico en Qi y Xue y se le considera el Mar de los Zang-Fu. Interviene en la nutrición de tendones y músculos; el Qi de la nutrición del Bazo/Estomago discurre por el Yang Ming Pie alimentando y calentando tendones y músculos.

Tai Yang Pie VEJIGA	Tiene la distribución más extensa del cuerpo, ya que lo recorre prácticamente de punta a punta, es importante ya que mantiene ágil la espalda y por lo tanto todo el cuerpo.
Meridianos Extraordinarios Quiao	Comunica todo el Qi (Yin-Yang). Si hay un desequilibrio en la regulación de estos Meridianos se producirá un desequilibrio tensional de los músculos laterales del miembro, pudiendo dar como consecuencia escoliosis y lesiones similares. Cuando enferma Yin Quiao, este se tensa y Yang Qiao se relaja y viceversa.

5.3 Alteraciones patológicas de los Meridianos Tendino-Musculares.

Estas alteraciones guardan mucha relación con la tensión y la flacidez del sistema osteomuscular. El principal síntoma de su desequilibrio es la tensión de los tendones (**contractura muscular**) destacando:
- Contracturas
- Torceduras
- Calambres

- Inflamaciones
- Tensiones
- tiranteces, …

A esto se le considera un tipo determinado de "**Síndrome Bi**"[29].

Por ejemplo: La patología de los tendones de Tai Yang Pie (Vejiga) provoca: dolor del dedo pequeño del pie y del talón rigidez en la zona poplítea contracción de los músculos de la columna tensión en el cuello con imposibilidad de levantar la cabeza

Los Meridianos Tendino-Musculares también **se anudan en los órganos sensoriales** o las "**Nueve Aperturas**"[30], y es por eso por lo que, la tensión de estos puede producir síntomas:
- boca torcida
- ojos que no se pueden cerrar
- dolor de oído
- lengua desviada
- genitales encogidos…

Por ejemplo:
El Meridiano Tendino-Muscular de Shao Yin Pie (Riñón) pasa por el interior de la columna, es decir, se considera que discurre por la medula y por ello, su tensión, puede causar:

---

[29] El Síndrome Bi es producido por un estancamiento del Qi que provoca dolor. Estudiaremos con más detenimiento este término más adelante.

[30] Las Nueve Aperturas son los órganos de los sentidos (ojos, nariz, oídos y boca) más el ano y la uretra.

- epilepsia
- temblores
- convulsiones
- contracturas
- rigidez de miembros y tronco.

Los Meridianos Tendino-Musculares de Tai Yin Mano (Pulmón) y Jue Yin Mano (Maestro Corazón) se anudan en el centro del tórax. Su contractura hace que el paciente note como si se le "clavara algo bajo el corazón".

La invasión de Calor patógeno causa sequedad en la capa del tendón de los Meridianos Tendino-Musculares, que se traduce en **atrofia muscular**. La debilidad de estos Meridianos puede producir el síndrome de tipo "Wei"[31], en la cual podemos diferenciar:
- ptosis palpebral
- parálisis facial
- impotencia

"Mal del tendón de Yang Ming Pie" (con el Calor se relajan los tendones y no se pueden abrir los ojos)

"Mal del tendón de Jue Yin Pie" (no hay erección) …

En resumen, las ccausas de las enfermedades en el terreno de los Meridianos Tendino-Musculares y sus mecanismos patológicos son:

---

[31] El Síndrome Wei es el resultado de debilidad y atrofia de un músculo o grupo de músculos debido a la invasión de Calor patógeno en la superficie del cuerpo, es decir, en los Meridianos Tendino-Musculares y que produce el consiguiente desequilibrio energético en el Wei Qi.

Ataques de Frío:
- Encoge
- provoca contracturas
- calambres
- dolor
- dificultad de movimiento
- cuando hay frío la musculatura de la boca se contrae e inmoviliza (castañear de los dientes).

Ataques de Calor:

Crea gran desgaste de Qi y fluidos provocará carencia de Humedad, por lo tanto, los tendones se relajarán y fallará la contracción muscular tensión de los tendones, por Calor en Qi desprendido de Hígado/Vesícula Biliar (el Bloqueo de Qi de Hígado con el tiempo genera Calor interno).

Ataque de los tres Bi juntos: Viento – Frío – Humedad:

Si penetran a la vez en el sistema de Meridianos, esta triada crea imposibilidad de movimiento.

Debilidad de Bazo/Estomago.

El origen del Qi adquirido está en la Fase Tierra, si esta se encuentra en deficiencia no se producirá suficiente Qi para "llenar" todas las capas energéticas, con lo cual, la primera afectada será la de los Meridianos Tendino-Musculares.

Recordemos, además, que la musculatura es el tejido que pertenece a la Fase Tierra. Bazo/Estomago son la fuente del Qi y Xue; la mala alimentación y las preocupaciones lo dañan y esto causa flacidez y descoordinación muscular, por lo tanto, si el Meridiano del Hígado no se nutre, habrá tensión muscular.
Si hay una carencia del Yang Qi se relajan los tendones y aparecerá la flacidez. Cuando se nutre el Hígado hay buena tensión, si falta Qi y Xue aparecen calambres y rigidez de los tendones pudiendo llegar a darse casos de espasmos de la lengua y retracción de los testículos.

Exceso de trabajo físico, agotamiento del Hígado:

El binomio Hígado/Vesícula Biliar controlan los tendones, generan fuerza y esto se consigue consumiendo Xue, por lo tanto, el abuso de esta función creará una posible Xu Xue (ejemplo de ello sería el sobre entrenamiento de algunos deportistas).
Se dice que esta situación llega a "quemar" músculos y tendones, esto se traduce en tensiones y calambres.
Cuando se calienta la energía del Hígado, esta acabará atacando a la Vesícula Biliar y habrá amargor de boca y sequedad de la capa del tendón, y esto producirá más tensiones y calambres.
El agotamiento de Qi y Xue causa tensión muscular, pinchazos en la masa muscular, provocan flacidez de los tendones... este puede ser el origen de lesiones musculares, esguinces...
Las situaciones crónicas de Xu Qi de Hígado y Riñón no nutren los músculos y producen dolor, contracción y dificultad de movimiento de las articulaciones.

6 MERIDIANOS EXTRAORDINARIOS.

Los Meridianos Extraordinarios, o Vasos Maravillosos, son una **trama energética que no pertenece a los Zang-Fu**.
No están conectados directamente con los Meridianos Principales ni tienen conexiones directas con los Órganos.
Mantienen un recorrido diferente al de los Meridianos Principales; **modelan la estructura energética básica del ser humano**, conformando así la capa energética más profunda.

Los Meridianos Extraordinarios son:

- Du Mai (Vaso Gobernador).

- Ren Mai (Vaso Concepción).

- Chong Mai (Mar de la Sangre).

- Dai Mai (Vaso de la Cintura).

- Yin Qiao Mai (Vaso de Movilidad Yin).

- Yang Qiao Mai (Vaso de Movilidad Yang).

- Yin Wei Mai (Vaso de Enlace Yin).

- Yang Wei Mai (Vaso de Enlace Yang).

Sólo Du Mai y Ren Mai tienen puntos de acupuntura propios. Podemos actuar sobre la energía de los Meridianos Maravillosos a través de los "**Puntos Llave**32", que es donde conectan los Extraordinarios con los Principales a través de los Colaterales.

6.1 Funciones generales de los Meridianos Extraordinarios.

Refuerzan la conexión de los Meridianos Principales.

«El Meridiano Yang Wei actúa como una red del Yang y "conecta el Yang de todo el cuerpo". El Meridiano Yin Wei es también la red del Yin y "conecta el Yin de todo el cuerpo". El Meridiano Dai "controla los Meridianos" y junta todos los que corren por el abdomen y la región lumbar. El Meridiano Chong corre en dirección vertical, hacia arriba y hacia abajo, para regar los tres Yin y Yang. El Du rige los Meridianos Yang. El Ren es "el mar de los Meridianos Yin".

Teorías básicas de la Medicina Tradicional China.
Universidad de Medicina y Farmacología Chinas de Beijing.

Regulan el Qi y la Xue.

---

[32] Desarrollaremos los "Puntos Llave" en el tema de Puntología.

Los Meridianos Extraordinarios son como un "almacén" que acoge el sobrante de Qi y Xue cuando los Principales están llenos; cuando están vacíos, el Qi y la Xue almacenada en los Meridianos Extraordinarios se vierte en los Principales.

La energía de los Meridianos Extraordinarios determina las propiedades genéticas, controla el crecimiento, el desarrollo y la vejez de todo el proceso vital.

6.2 Funciones específicas de los Meridianos Extraordinarios.

Du Mai.

Significa "gobernar".
Pertenece a la línea media de la espalda y coincide prácticamente con toda la columna vertebral. Por la zona donde se localiza gobierna todos los Yang, ya que por la espalda y por la parte alta de la cabeza se cruza con los tres Meridianos Yang de las Manos y los Pies. Por esto a este Meridiano se le conoce como "**Mar de los Yang**". Como hemos dicho anteriormente este Meridiano no es uno Principal, pero sí que posee puntos y estos hacen una totalidad de 28, y el **Punto Llave es el 3ID**.

Ren Mai.

Significa "estar encargado o embarazar o concebir".
Este es similar al Du Mai, pero por la parte delantera del cuerpo cruzando los tres Meridianos Yin de las Manos y los Pies y el Yin Wei, y por esto mismo, se le denomina "**Mar de los Yin**". El término "embarazar" viene dado porque nutre al Útero y, por lógica, nutrirá también al feto. Este como el anterior tiene puntos siendo 24 en este caso y su **Punto Llave es el 7P.**

Chong Mai.

Significa "Paso Vital".
Se dice que es el "**Mar de los 12 Meridianos Principales**", y se le relaciona mucho con la Xue, hasta el punto de denominarlo también "**Mar de la Xue**".
Regula la Xue de todos los Meridianos y su **Punto Llave es el 4B.**

Dai Mai.

A este Meridiano es el único que circula horizontalmente abarcando el talle; se le considera como una especie de cinturón, atando así a todos los Meridianos, por ello todos están subordinados a él.
Su función es la de armonizar la parte superior con la inferior del cuerpo.
 Su **Punto Llave es el 41VB**.

Yin Qiao Mai.

Qiao significa "actuar con rapidez".
Controla el Yin de todo el cuerpo, empieza en el maleolo interno.
Al enfermar se relajan los músculos del lado externo y se contraen los del lado interno.
El **Punto Llave es el 6R.**

Yang Qiao Mai.

Prácticamente es lo mismo que el anterior, pero en el lado contrario, en el maleolo externo.
Al enfermar se relajan los músculos del lado interno y contraen los del lado derecho.
El **Punto Llave es 62V**.

Yin Wei Mai.

Significa "mantener y conectar".
Conecta todos los Meridianos Yin del cuerpo, tutelando estas energías.
Su **Punto Llave es 6MC**.

Yang Wei Mai.

Conecta todos los Meridianos Yang del cuerpo.
Su Punto Llave es 5SJ.

MERIDIANO EXTRAORDINARIO	PUNTO LLAVE	GLÁNDULA ASOCIADA
Du Mai	3 ID	Vejiga

Ren Mai	7 P	Riñones
Chong Mai	4 B	Tiroides
		Paratiroides
Dai Mai	41 VB	Suprarrenales
Yin Qiao Mai	6 R	Genitales
Yang Qiao Mai	62 V	Próstata
Yin Wei Mai	6 MC	Timo
Yang Wei Mai	5 SJ	Hipófisis

Según algunas teorías se les asocia con ciertas glándulas, esta asociación está incluida en el cuadro superior.

6.2.1 Sobre el Dai Mai.

Según los autores Wang L. y Wang R. en referencia a la atrofia concluyen que, mientras que se sostiene que todas las enfermedades atróficas proviene de los órganos internos, ellos explican: «Todo tendón ancestral del yin y yang convergen en la ingle, y el meridiano yang Ming (Estómago) es su gobernador, todos pertenecen al meridiano Dai Mai, que se conecta con el meridiano du Mai por el colateral, el tendón ancestral se encuentra débil cuando el meridiano yang Ming es deficiente y el meridiano Dai está estancado, entonces aparece la atrofia».

Aunque el recorrido de los Meridianos no los queremos exponer en este tema, vamos a resaltar una curiosidad, ya que el de Dai Mai es del todo incierto. Basándonos en la obra clásica de "Las 28 dificultades", se dice: *«el meridiano Dai comienza en el hipocondrio y rodea al cuerpo»*. Según esta descripción imprecisa, podemos deducir y así lo hicieron los doctores, Wang L. y Wang R., que comienzan en el punto 13H y de aquí rodea al cuerpo sin saber exactamente sus limitaciones superiores e inferiores. Zhang Zihe asegura que *«los doce meridianos y siete extraordinarios, corren de arriba abajo y solo el meridiano Dai comienza en un lateral, rodeando la cintura como una cinta»*.

Este Meridiano es congénito y está constituido por vitalidad primordial, es decir, la más pura de las energías, tanto las concernientes a los órganos como la de la mente.

Su desarrollo es anterior a todos los Meridianos existentes, comunica con el Bazo y Riñón lo que le da su gran vitalidad y energía, y controla el nacimiento, crecimiento vejez y muerte, es decir todo el proceso vital de la persona.

Forma una especie de línea que dividirá la parte Yin inferior con la parte Yang superior del cuerpo, y el **punto cruce del Yin y Yang será el 25V**. Este punto sirve para **tonificar los Meridianos que van de arriba abajo y de abajo arriba, armoniza el Yin y el Yang y por lo tanto es un punto muy importante dentro del sistema Yin-Yang del organismo.**

7 LOS MERIDIANOS Y LA EVOLUCIÓN DE LA ENFERMEDAD.

Según la teoría de los Meridianos, y a través de la interrelación entre estos, los desequilibrios energéticos pueden ir traspasando las diferentes capas energéticas del cuerpo.

Cuanto más profunda sea la capa en la que se ha instalado el desequilibrio, peores serán los síntomas que se presenten y mayor será el tiempo de recuperación.

Por ejemplo:
Ataque del FPC Viento-Calor afectará: Meridianos Tendino-Musculares, y si los traspasa, Meridianos Principales y sus Colaterales pudiéndose transmitir por el circuito de Meridianos, si la energía de estos no es capaz de eliminar el FPC, Zang-Fu. En esta situación y debido al movimiento energético de los Cinco Elementos, la energía perversa también puede transmitirse entre ellos, cuando esta capa también es superada, Meridianos Extraordinarios
y es nuestra última capa defensiva.

No todos los desequilibrios energéticos tienen que superar estas barreras, existen desequilibrios de origen interno que afectan directamente a los Zang-Fu como, por ejemplo, el Bloqueo de Qi de Hígado debido a problemas emocionales.

De forma esquemática, vemos que los que rodean de las capas energéticas son:

- Meridianos Tendino-Musculares
- Meridianos Principales
- Zhang-Fu
- Meridianos Extraordinarios.

8 LOS MERIDIANOS EN EL DIAGNÓSTICO.

Es posible establecer si un Meridiano se encuentra afectado por los síntomas que se dan en su recorrido tales como:
- puntos dolorosos
- lesiones en la piel
- cambios de temperatura y textura...

Por ejemplo:
Prurito en el recorrido del Hígado puede indicar Viento-Calor Dolor y rigidez a lo largo de toda la espalda puede indicar Frío en el Meridiano de la Vejiga. Zona lumbar está fría puede ser motivo de Xu Yang Riñón. Abdomen el que está frío puede ser causa de Xu Qi Bazo. Torticolis puede indicarnos un ataque de Viento-Frío en el Meridiano del Intestino Grueso el Punto 36E es doloroso nos informa de trastornos en el Estómago.

9 TEORÍA DE LA CIRCULACIÓN *ZI-WU*: EL ORDEN DE LA CIRCULACIÓN ENERGÉTICA EN LOS ZANG-FU.

Según la hora del día, el Qi se encuentra más activo en un Meridiano u otro. De esta teoría habla la "**Ley del mediodía, medianoche**".

La MTC sostiene que la circulación de Qi y Xue de los 12 Meridianos Principales varía en las 12 horas de cada período en el que se divide un día, manifestándose por lo tanto unas veces fuerte y otras débiles.

El orden de plenitud de la energía sería el siguiente:

HORA	ÓRGANO EN MÁXIMA ACTIVIDAD	NOMBRE DEL PERIODO DE TIEMPO
3-5	Pulmón	Yin
5-7	Intestino Grueso	Mao
7-9	Estómago	Chen
9-11	Bazo	Si
11-13	Corazón	Wu
13-15	Intestino Delgado	Wei
15-17	Vejiga	Shen
17-19	Riñón	You
19-21	Maestro Corazón	Xu
21-23	San Jiao	Hai

| 23-1 | Vesícula Biliar | Zi |
| 1-3 | Hígado | Chou |

Para intentar demostrar esta teoría, los científicos Liu Yushu, Chen Youmei, Liu youxiang y Wang Yawei, del hospital anexo del *Instituto de Medicina Tradicional China de Hubei*, demostraron que existía un cambio de resistencia en los puntos "Wushu[33]" y su relación con las 24 horas en periodos de 12 horas. Se midió, de forma continuada durante 24 horas, la resistencia eléctrica de la piel en los puntos "Wushu", de los doce canales a 10 sujetos sanos, y se comprobó que los datos, en su mayoría, se encontraban más bajos en las horas *Si* (de 9-11h perteneciente a Bazo) y *You* (de 17-19h perteneciente a Riñón), y más altos en *Chou* (de 1-3h perteneciente a Hígado) y *Yin* (de 3-5h perteneciente a Pulmón). Del análisis estadístico se desprende que las diferencias de la resistencia entre Si-You, y Chou-Yin, no son significativas (Q>0´05) pero sí lo son en comparación con otras horas (P<0´05) mostrando un cambio como la curva de coseno[34]. Por lo tanto, se deduce que esto refleja indirectamente que el Qi y la Xue de los 12 Meridianos Principales tienen sus horas correspondientes de ser fuertes o débiles y que esta circulación es rítmica de día y de noche.

---

[33] Estudiaremos los puntos Wushu en el siguiente tema aunque nosotros los llamaremos "los 5 Puntos Shu" o "los Shu Antiguos".

[34] Función que genera una curva a toda la recta real de forma periódica.

Según la teoría del medio día media noche, el resultado del estudio debería haber sido que la resistencia de los Wushu "Shu", mostrarían diferentes datos de cumbre y de valle en los doce periodos de dos horas, pero esto no fue así. En este estudio se ha evidenciado que las resistencias más bajas han estado en las horas 9-11h (Bazo) y 17-19h (Riñón) y más altas en las horas 1-3h (Hígado) y 3-5h (Pulmón), formando así 12 curvas paralelas, la gráfica mostró un ritmo parecido a la curva de coseno. Todo esto indica que el Qi y la Xue tienen un ritmo muy similar de día y de noche.

De todos modos, según la experiencia clínica que se observa en el Ta Tch. VII. p20, se advirtió que era mucho más fácil dispersar con fuerza y eficacia el órgano en el momento mismo de periodo de actividad, es decir, en sus horas indicadas, y por otra parte era más eficaz tonificar en cualquier otro periodo, y más aún en el periodo de las dos horas opuestas. Podemos citar un ejemplo de todo esto; es bien sabido que los asmáticos y hepáticos tiene recaídas entre las 1-5h de la mañana, con lo cual, como última conclusión, si podemos elegir la hora del tratamiento, elegiremos las horas que según estos datos nos parezcan más indicadas. Por ejemplo; para la Plenitud de Corazón la mejor hora de dispersión se da entre las 11 y la 13 del medio día. Y ya que estamos y si utilizamos la imaginación, la mejor hora para quedar embarazada sería entre las 19 y 21h.

TEMA 15. PUNTOLOGÍA; LOS PUNTOS DE ACUPUNTURA

Podemos definir los Puntos de Acupuntura como **zonas del cuerpo donde converge, se manifiesta y se hace más superficial, de forma especial, la energía interna de los Zang-Fu que transcurre por los Meridianos**.
En algunos textos podemos encontrar definiciones como la siguiente:
«Los puntos son sitios por donde el Qi y la Xue se transportan al exterior».

De esta manera se entiende que, podemos actuar sobre el estado de la energía del cuerpo desde los Puntos de Acupuntura, es decir, podemos manipular el Qi según convenga. Estos puntos pueden manifestar su función localmente, a distancia o de forma general en todo el cuerpo.

Antes de continuar, me gustaría explicar que los puntos de acupuntura no hay que visualizarlos como un punto propiamente dicho, sino más bien como una mancha amorfa y sin contornos bien definidos.

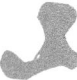

Por esto, a veces, la sensación del Qi es más potente que en otras ocasiones; por encontrarse la aguja más cerca del epicentro del punto.

1.1. Funciones básicas de los puntos de Acupuntura:

Los Puntos de Acupuntura tienen dos funciones básicas; como diagnóstico y como tratamiento:

Función diagnóstica:

«La superficie nos muestra el interior».

Las zonas doloras, enrojecidas, escamadas, los cambios en la temperatura, etc… son pistas para una posterior interpretación.

 Por ejemplo:

- El **36 E** duele a la presión en patologías digestivas
- el **13 V** duele en patologías broncopulmonares…

Existen unos puntos que son especialmente importantes en este aspecto, ya que se vuelven dolorosos, alertándonos de una posible disfunción del Meridiano al que pertenecen. Se les conoce como **Puntos Mo Ventrales o Mo Alarma**[35].

Función terapéutica:

- Equilibran el Yin y Yang.
- Controlan el Qi y la Xue.
- Eliminan los Factores Patógenos.
- Fortalecen el sistema inmunológico.
- Equilibran el exterior con el interior.
- Tonifican o dispersan.

Algunos tienen un poder regulador, como ejemplo, tenemos el **25 E.** usado tanto para las diarreas como estreñimientos. Otros tienen acciones específicas, como el **14 DM** que tiene efecto antipirético. Otros presentan una acción directa sobre órganos en concreto; **9 P** en patologías de Pulmón. Otros tienen acción sobre las estructuras que son próximas a ellos; **12 RM**, situado en el abdomen, actúa a nivel del estómago. Otros, actúan a distancia, utilizando su Meridiano para ello; por ejemplo **4 IG**, situado en la mano, se usa en los dolores dentales.

No debemos olvidar, que los Puntos de Acupuntura también son el lugar por donde los FPC pueden penetrar en el interior del cuerpo.

---

[35] Estudiaremos los puntos Mo Alarma más adelante.

2 CLASIFICACIÓN DE LOS PUNTOS DE ACUPUNTURA.

Podemos clasificar los Puntos de Acupuntura en dos categorías principales:

Los puntos fijos o de Meridiano, llamados *"Ting"* o *"Tsing Tsiue"*.

Son los puntos de los 12 Meridianos Principales más el binomio Du Mai y Ren Mai.
Y los Puntos Extraordinarios[36], que están fuera de los Meridianos.

Los puntos variables, llamados *"Trong Tchong Tsiue"*.

Puntos *Ah-Shi* que no son Puntos de Acupuntura fijos, aparecen en lugar u otro dependiendo de dónde se encuentre el desequilibrio energético.

Por lo tanto, ¿cuántos Puntos de Acupuntura hay? La MTC tiene contabilizados más de **2.000 puntos en total,** aunque el modelo de estudio actual de la MTC cuenta, normalmente, con tan sólo 755.

---

[36] Estos puntos podemos encontrarlos también como; Curiosos, Extraordinarios, Secundarios, Nuevos, …

Como hemos dicho antes, hay dos tipos de puntos; los fijos (en los Meridianos y los Extraordinarios fuera de ellos) y los variables (Ah-Shi) que aparecen allí donde hay bloqueo de Qi-Xue independientemente de la existencia de un punto fijo o de Meridiano con lo cual estos tienen un numero infinito.

Por lo tanto, existen:

Puntos fijos dentro del Meridiano			
Pulmón	11 puntos	Intestino grueso	20 puntos
Bazo	21 puntos	Estómago	45 puntos
Corazón	9 puntos	Intestino Delgado	19 puntos
Riñón	27 puntos	Vejiga	67 puntos
Maestro Corazón	9 puntos	San Jiao	23 puntos
Hígado	14 puntos	Vesícula Biliar	44 puntos
Ren Mai	24 puntos		
Du Mai	28 puntos		
Puntos fijos fuera del meridiano		Secundarios [19]	394 puntos
Total, de puntos		**755**	

Por lo tanto, el número total de los puntos fijos es **755,** aunque en la práctica clínica el número de puntos utilizados es mucho menor.

La teoría de la MTC organiza estos puntos en "familias" dependiendo de su acción y función. Este sistema permite una mayor comprensión de los procesos energéticos del cuerpo humano y un manejo más lógico de los puntos en la práctica clínica.

A continuación, vamos a nombrar cada grupo familiar según el orden por el cual los vamos a estudiar:

- Los Puntos Shu Antiguos o Cinco Puntos Antiguos.
- Los Puntos Yuan o Fuente.
- Los Puntos Luo o Enlace.
- Los Puntos Qi, Hendidura o Tsri.
- Los Puntos Shu de la Espalda o Iu Dorsales.
- Los Puntos Mo Alarma o Mu Ventrales.
- Los Puntos de Cruce o Luo de Grupo.
- Los Puntos Hui o de Reunión, Maestro o de Influencia.
- Los Puntos He Inferiores de los 6 Fu.
- Los Puntos Llave o de Confluencia de los Meridianos Extraordinarios.
- Los Puntos Extraordinarios.
- Los Puntos Ah-Shi.
- Los Puntos Ventana del Cielo.

2.1 Los Puntos Shu Antiguos.

Estos puntos son de vital importancia dentro de la acupuntura pues, utilizando únicamente estos puntos, se puede comprender un **método terapéutico**.

Para entender cómo funcionan, es conveniente repasar las "**Teorías de los Cinco Elementos**", ya que cada uno de estos cinco puntos se asocia a uno de los Elementos.

Gracias a esto, podemos realizar terapias preventivas regulando sobre el punto corresponde a cada estación.

Sólo se encuentran en los **Meridianos Principales y están localizados entre los dedos de las manos y el codo**, y los dedos del pie y la rodilla.

En estas zonas, el Qi se vuelve más superficial ya que también es aquí donde el Qi cambia de "polaridad"; en las manos de Yin a Yang y en los pies de Yang a Yin.

Debido a esto, la energía en estos tramos es más influenciable y por lo tanto el efecto sobre ella es más potente y dinamizador.

La MTC entiende, además, que las manos y los pies son las zonas del cuerpo que mantienen mayor relación con el entorno y están influenciadas por este de una forma muy directa. Por tanto, es lógico pensar que a través de ellas los FPC podrán invadirnos con más facilidad.

Se representa a estos puntos y sus características energéticas como las etapas del fluir del agua de un rio que nace en un pozo y acaba por desembocar en el mar. En la traducción de los nombres de estos puntos se observa la intención de esta analogía.

Su situación y descripción sería la siguiente[37]:

Punto Ting o Jing (Pozo):

Son los puntos donde surge el Qi
Es aquí donde el Qi se encuentra más cercano a la superficie y es más influenciable.
Se localizan todos, excepto el 1R que se encuentra en la planta del pie, en las puntas de los dedos.
Se usan para tratar situaciones muy agudas como dolores recientes, pérdida de la conciencia, sensación de sofoco en el pecho y en enfermedades mentales.

Punto Iong o Ying (Manantial):

<se compara al nacimiento de un río donde la corriente ni es muy fuerte ni muy débil.
Se localizan por debajo de las articulaciones metacarpofalángicas o metatarsofalángicas. El Qi también es fuerte y se usan para eliminar FPC, sobre todo el Calor.

Punto Iu o Shu (Arroyo):

se compara con un arroyo que posee cierta fuerza en su corriente.

---

[37] En otros manuales los Puntos Shu Antiguos los podemos encontrar con la siguiente nomenclatura. (JING, YING, SHU, JING, HE)

Aquí el Qi empieza a agrandar su caudal y a profundizar más en el cuerpo.

Son los puntos donde se reúne el Wei Qi, y por lo tanto los puntos donde se suele vencer a los FPC

Si el FPC vence esta barrera penetrará en el sistema de Meridianos.

Se encuentran por encima de las articulaciones anteriores.

Se utilizan en los tratamientos de los síndromes Bi (dolor en articulaciones y sensación de pesadez del cuerpo, es decir, estancamientos de Qi y Humedad)

Punto King o Jing (Rio):

Es parecido a un río con mucha corriente donde el Qi fluye libremente.

En estos puntos, el Qi se vuelve profundo penetrando en el interior del cuerpo.

Están por encima de tobillo y muñeca.

Se utilizan para tratar enfermedades como el asma, la tos y problemas de garganta.

Punto Ho o He (Mar):

Es la desembocadura del río.

Aquí el Qi es profundo e inmenso como el mar.

Este fluye lentamente hacia el interior del cuerpo, por lo tanto, es menos influenciable que en el resto.

Están generalmente próximos a codos y rodillas.

Son usados en enfermedades gastrointestinales.

Estos puntos se rigen por las reglas de los 5 Elementos ya descritas anteriormente. Se ordenan de un modo específico: *Ting, Iong, Iu, King* y *Ho*, es decir, Pozo, Manantial, Arroyo, Río y Mar.

En los Meridianos Yin el Punto Ting (que es el que se encuentra en la punta de los dedos) corresponde al Elemento Madera.

En los Meridianos Yang el Punto Ting corresponde al Elemento Metal.

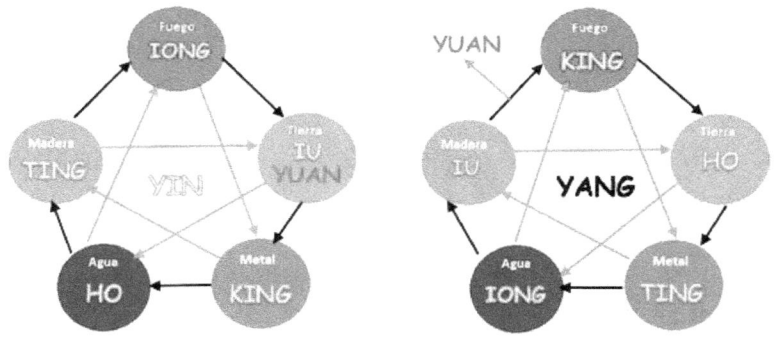

Así que para saber que Punto de cada Meridiano corresponde a cada Punto Shu Antiguo, debemos primero conocer si el Meridiano es Yin o Yang.

De esta manera ya sabemos que el situado en la punta del dedo será, el Madera para los Yin y el Metal para los Yang. El Elemento al que corresponden los siguientes puntos es correlativo al Ciclo de Generación de los Cinco Elementos, es decir, Ting, Iong, Iu, King y Ho. Se explica claramente en el siguiente cuadro.

	MADERA	FUEGO	TIERRA	METAL	AGUA
YIN	Ting	Iong	Iu	King	Ho
YANG	Iu	King	Ho	Ting	Iong

2.1.1 Funciones de los Puntos Shu Antiguos.

Una vez sabemos dónde se sitúan los Puntos Shu Antiguos, podremos utilizar este orden para manejar la energía según los Ciclos Sheng y Ke.

En resumen, sólo hay que ordenar cada Meridiano en su ciclo con sus correspondientes puntos.

Cuando sepamos a que punto pertenece y al Elemento donde se ubica el Meridiano que queremos tratar, la práctica es muy simple, según el Ciclo de Generación: el punto que pertenece a la "Madre" tonificará nuestro Meridiano, el punto que pertenece al "Hijo" lo dispersará el punto al que pertenece el Elemento de nuestro Meridiano lo regulará[38].

Ejemplo:

---

[38] Este punto "regulador" es el que emplearemos en los tratamientos preventivos sobre todo en los comienzos de cada estación del año .

Imaginemos que la desarmonía de nuestro paciente se encuentra en la esfera del Corazón:

El Corazón es un órgano Yin, por lo tanto, el punto Ting pertenece al Elemento Madera. Este punto se encuentra en la punta del dedo y es el 9C.

El punto Iong pertenece al Elemento siguiente, es decir, al Fuego y es el 8C el siguiente, Iu, a la Tierra 7C King al Metal 4C, Ho al Agua 3C.

De este modo tenemos el siguiente orden:

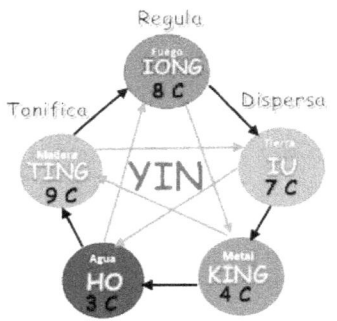

El órgano afectado se sitúa en el Elemento Fuego, por tanto, si queremos tonificarlo actuaremos sobre el Elemento que lo alimenta, la Madre que es la Madera y en este caso el 9C. Si queremos dispersar, actuaremos sobre el Elemento al que el órgano afectado alimenta, el Hijo que es el Elemento Tierra y en este caso el 7C. Y si lo que queremos es regular, pincharemos el punto que corresponde al Elemento del órgano sobre el que trabajamos, el 8C.

«Tonificar la Madre en caso de vacío y dispersar el hijo en caso de plenitud»
Nan Jing (Libro de las Dificultades)

Bien, lo único que nos queda por saber, es cómo se designan los puntos de los Meridianos a cada Punto Shu Antiguo. Como hemos dicho, el punto Ting corresponde al punto que se encuentra situado en la punta del dedo (excepto el de Riñón que se encuentra en la planta del pie).

Los dos siguientes puntos siempre son correlativos al punto Ting, bien sea de modo ascendente o descendente dependiendo de si el punto Ting es el primero o el último del recorrido.

Por ejemplo:
Corazón el punto Ting que se sitúa en la punta del dedo meñique es el 9C, el último del recorrido del Meridiano Corazón: con lo cual, Iong es el 8C, Iu el 7C
En el Intestino Delgado, el Punto Ting es el 1ID, Punto Iong es el 2ID,Iu es el 3ID.

Los otros dos puntos, es decir, King y Ho no siguen una regla clara con la que podamos deducirlos, así que no nos queda otra que aprenderlos de memoria. Como método práctico podemos recordar que el Punto Ho siempre se encuentra en las articulaciones del codo o la rodilla.

En esta tabla se encuentran especificados cada uno de los Puntos Shu en cada Meridiano.

MERIDIANO	TING	IONG	IU	KING	HO
PULMÓN	11	10	T 9	8	D 5
I.GRUESO	1	Dispersa 2	3	5	Tonifica 11
ESTÓMAGO	D 45	44	43	T 41	36
BAZO	1	Ta 2	3	D 5	9
CORAZÓN	T 9	8	D 7	4	3
I.DELGADO	1	2	T 3	5	D 8
VEJIGA	T 67	66	D 65	60	40
RIÑÓN	D 1	2	3	T 7	10
M.CORAZÓN	T 9	8	D 7	5	3

SAN JIAO	1	2	T 3	6	D 10
V.BILIAR	44	T 43	41	D 38	34
HÍGADO	1	D 2	3	4	T 8

Teoría de los Puntos Shu Antiguos nos ofrece además otra gran ventaja, y es que dependiendo de las características del Elemento en el que se sitúa cada punto, conoceremos que tipo de propiedades posee y para que podemos utilizarlo.

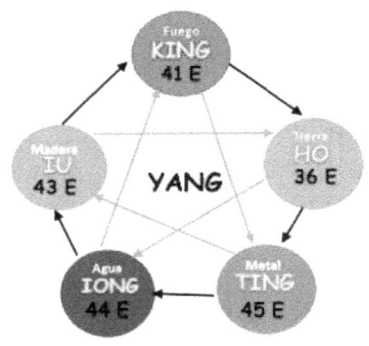

Por ejemplo:

el 44E, se encuentra en el Elemento Agua, por lo tanto, si lo tonificamos nutriremos el Yin de Estómago
Lo mismo pasa con el 41E; si lo tonificamos aumentaremos el Calor de Estómago
si lo sedamos dispersaremos el Fuego.

El Punto Madera trata la circulación energética, desbloquea el Meridiano.
El Punto Fuego trata el Calor, nutre el Yang.
El Punto Tierra trata la Humedad.
El Punto Metal trata la Sequedad.
El Punto Agua trata los Líquidos, nutre el Yin.

Por lo tanto, con esta técnica el tratamiento acupuntural será muy completo; lo podemos considerar como el tratamiento fundamental en acupuntura ya que trata la causa y no los síntomas.

2.2 Los Puntos Yuan[39].

También conocidos como "**Los Puntos Fuente**", estos puntos se sitúan alrededor de las muñecas y tobillos.
Cada Meridiano Principal tiene un Punto Yuan.
El Yuan Qi o Qi Esencial circula por los Tres Jiaos manteniendo el equilibrio energético, y es en los Puntos Yuan donde se concentra el Yuan Qi. Por tanto, a través de estos puntos podemos **tratar todos los desequilibrios de los Zang-Fu**.

El Yuan Qi es distribuido desde los Riñones a todos los Zang y Fu, a través del San Jiao.
Este deposita esta energía en los Puntos Yuan y estos a su vez permiten que el Yuan Qi circule por los tres Jiaos.
Con esta acción se puede vencer el Xie Qi (Qi Maligno o Invasor) además de ejercer una función regularizadora.

---

[39] Tratados en "El libro de las dificultades", y en el "Eje espititual".

«El Qi Original es la fuerza motriz situada entre los dos riñones, es lo que da la vida y es la raíz de los 12 canales. El San Jiao actúa como embajador del Qi Original, el cual pasa a través de los tres Jiaos y entonces se extiende a los cinco órganos Yin y Yang, Los lugares donde el Qi original aparece son los puntos Yuan».

Clásico de las Dificultades.

Hay que comentar que el "Clásico de las Dificultades" menciona que los Puntos Yuan sirven tanto para tratar los órganos Yin como los Yang. Si bien sabemos que los puntos Yuan son muy efectivos para tonificar a los órganos Yin, en cambio, aunque los Yang puedan ser tonificados con estos puntos, sabemos que hay mejores opciones para este fin, como por ejemplo los Puntos Ho o Mar Inferiores[40].

En general diremos que:

Los Puntos Yuan de los Meridianos Yin tratan los Zang.

Los Puntos Yuan de los Meridianos Yang tratan los desórdenes externos; problemas en la piel, psoriasis, varículas...

Los Puntos Yuan de los Meridianos Yin coinciden con los Puntos Iu de los Shu Antiguos

---

[40] Estudiaremos los puntos Ho o Mar Inferiores más adelante.

Los Puntos Yuan de los Meridianos Yang corresponden al punto siguiente al Iu.

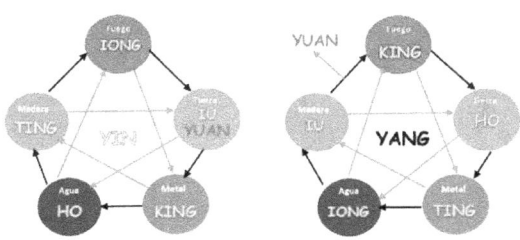

MERIDIANO	TING	IONG	IU		KING	HO
PULMÓN	11	10	Tonifica YUAN	9	8	Dispersa 5
I.GRUESO	1	Dispersa 2	3	4YUAN	5	Tonifica 11

MERIDIANO	PUNTO YUAN
PULMÓN	9 P
INTESTINO GRUESO	4 IG
ESTÓMAGO	42 E
BAZO	3 B
CORAZÓN	7 C
INTESTINO DELGADO	4 ID
VEJIGA	64 V
RIÑÓN	3 R
MAESTRO CORAZÓN	7 MC

SAN JIAO	4 TR
VESÍCULA BILIAR	40 VB
HÍGADO	3 H

Antes de seguir con las acciones de estos puntos, hablemos sobre una curiosidad. Como hemos dicho anteriormente, cada Meridiano Principal tiene un Punto Yuan como indica la siguiente tabla:

De esta manera es como los conocemos en la actualidad. Pero no siempre fue así. En el "Clásico de las Dificultades" no aparece el "7C" ya que, por aquel entonces, se consideraba que Maestro Corazón y Corazón eran el mismo órgano.

MERIDIANO	PUNTO YUAN
PULMÓN	9 P
BAZO	3 B
RIÑÓN	3 R
MAESTRO CORAZÓN	7 MC
HÍGADO	3 H
REN MAI	15 RM y 6 RM

Por otro lado, el "Clásico del Eje Espiritual" sólo menciona los Puntos Yuan de los órganos Yin para tratar la Insuficiencia de Yin.

Con respecto a estos dos últimos el clásico comenta: «El Qi original de los tejidos grasos se reúne en el 15 RM, el Qi original de las membranas en el 6 RM».

De este modo, el Clásico del Eje Espiritual indica que los Puntos Yuan de los órganos Yang sólo se utilizan para el tratamiento de los excesos.

2.2.1 Funciones de los Puntos Yuan.

Como decíamos, estos puntos retienen el Yuan Qi, es por donde entra el Qi Original de los Zang-Fu, y por lo tanto donde se manifiesta el efecto del Qi Original del cuerpo.

También denominado "Qi Primordial" por diversos autores, Yuan Qi proviene por una parte de la Sustancia Vital, y por otra de la energía obtenida del Bazo y el Estómago.

Desde los Puntos Yuan se puede distribuir toda esta energía a lo largo del Meridiano activando el crecimiento y la acción termorreguladora, y en definitiva regular la buena función de los Zhan-Fu. La utilización de estos puntos es muy importante, da muy buenos resultados y son, por tanto, muy utilizados en las formulaciones terapéuticas. Pasemos pues a comentar sus funciones.

Función diagnóstica:

Estos párrafos, extraídos de los textos antiguos, definen muy bien la función diagnóstica de los Puntos Yuan:

«Si los 5 órganos yin están enfermos, aparecerán reacciones anormales en los 12 Yuan. Si conocemos la correspondencia de los puntos Yuan con los órganos yin, podremos diagnosticar cuándo un órgano yin está enfermo». Eje espiritual. Cap I.

«Cuando los cinco zang están trastornados, hay reacciones en los 12 yuan, saber interpretar permite conocer la gravedad del trastorno de los zhan» Ling Shu.

Función terapéutica:

«Selecciona los puntos yuan cuando los órganos yin están enfermos».

 Eje espiritual.

Se pueden combinar los Puntos Yuan de los Zang y los Fu. Usados para tratar los desórdenes que presentan las vísceras internas, (Zang) que se expresan en el exterior (en los cuatro miembros y la cabeza).

Por ejemplo:

Un caso clínico con síntomas de temblores en las manos, alteraciones del sueño, mareos y vista cansada. Está claro que el desorden es interno, Xu Xue Hígado, pero los síntomas se presentan en el exterior, por lo tanto, se utilizaría el Punto Yuan del Hígado y el Punto Yuan de la Vesícula Biliar.

Estos puntos se pueden combinar formando un binomio conocido como *"Yuan-Luo"*. El objetivo es equilibrar la relación Biao-Li entre órganos acoplados. La combinación de estos puntos se puede hacer de dos formas:

Técnica Yuan-Luo en relación Biao-Li: punzando el punto Yuan del órgano afectado y el Luo del órgano acoplado.
Los Puntos Luo[41] se utilizan como puntos secundarios para potenciar los Yuan.

Por ejemplo: en el caso de una Xu Qi de Corazón usaremos el punto Yuan de este, 7C, y de refuerzo el punto Luo de su acoplado, que sería el Intestino delgado con el punto 7ID.

Técnica Yuan-Luo del mismo Meridiano: según los clásicos, la enfermedad reciente se sitúa en el Meridiano Principal y la enfermedad crónica o antigua en el Meridiano Luo.

Por lo tanto, en el caso de enfermedades crónicas, el Qi y la Xue de los órganos se debilitan, y esta combinación es muy buena para tratar este estado. Sin embargo, como decíamos al principio de este capítulo, también podemos usar solamente el Punto Yuan del mismo Meridiano Principal; muchos clásicos indican que se utilizan los Puntos Yuan de los órganos Yin para tonificar las Insuficiencias (Xu) de estos, y los Puntos Yuan de

---

[41] Entenderemos mejor el efecto de esta terapia cuando conozcamos la teoría de los Puntos Luo que estudiaremos a continuación.

los órganos Yang para tratar los excesos de estos mismos, aunque eso no quiere decir que estos últimos no puedan tratar las Xu de los órganos Yang.

Pues deducimos que, esta técnica que emplea la combinación de los Puntos Yuan y Luo, es más útil en los casos de Xu y no es tan potente para los casos agudos.

En resumen, estas son las principales características de los Puntos Yuan: Son importantes en el diagnóstico por que se vuelven dolorosos. Regulan los Meridianos y órganos a los que pertenece. Tonifican los órganos. Refuerzan el sistema inmunológico. Se utilizan para tratar síndromes de vacío o plenitud.

En **mano-puntura**, los denominan **puntos fuente**. Con estos puntos, según señalan autores como Song Dai-yong *«se regula el qi de los meridianos»*. Se sitúan entre la frontera de los síndromes agudos y crónicos. Pueden compararse con una línea fronteriza, pero su uso principal sería en las enfermedades con tendencia a la cronificación.

2.3 Los Puntos Luo.

Como ya hemos estudiado, cada uno de los Meridianos Principales tiene un Meridiano Colateral o Luo que refuerza la comunicación de la relación Biao-Li, y por lo tanto transportan Qi y Xue de un Meridiano a otro.

Estos Meridianos Colaterales, nacen del Punto Luo de los Meridianos Principales. Por tanto, la función de los puntos Luos es la de conectar el Qi y la Xue entre Meridianos acoplados.

Podemos comparar a los Meridianos Colaterales y los Puntos Luo, con el sistema de riego de un campo de cultivo; siendo los Meridianos el canal por donde fluye el agua y los Puntos las intersecciones entre estos. Si el canal principal está lleno de agua, pero la intersección está bloqueada, el agua no llegará a la totalidad del campo; si la intersección está abierta pero no hay agua, tampoco se regarán los cultivos.

Los Puntos Luo son 15:

- **12** correspondientes a los **Meridianos Principales**.
- **1** del Du **Mai**.
- **1** del Ren **Mai**.
- **1** es el del **Gran Luo del Bazo**, por lo tanto, este meridiano posee dos.

El *Su Wen* hace referencia a otro Meridiano Colateral extra en el Meridiano del Estómago, pero no posee Punto Luo. Está situado justo debajo del pezón izquierdo, donde se observan los latidos cardiacos (Zong Qi) y se denomina "Gran Luo de Estómago".

La siguiente tabla nos muestra el listado de los Puntos Luo:

MERIDIANO	PUNTO LUO
PULMÓN	7 P
INTESTINO GRUESO	6 IG
ESTÓMAGO	40 E

BAZO	4 B
CORAZÓN	5 C
INTESTINO DELGADO	7 ID
VEJIGA	58 V
RIÑÓN	4 R
MAESTRO CORAZÓN	6 MC
SAN JIAO	5 TR
VESÍCULA BILIAR	37 VB
HÍGADO	5 H
DU MAI	1 DM
REN MAI	15 RM
GRAN LUO DEL BAZO	21 GLB

Está claro que los Meridianos Colaterales de los Meridianos Principales se enlazan entre ellos en la relación Biao-Li, pero esto no sucede con los tres últimos ya que no poseen órgano acoplado.

Los Meridianos Colaterales de Ren Mai, Du Mai y el Gran Luo de Bazo tan sólo tienen la función de ampliar la zona por dónde estos transcurren abarcando así mayor superficie.

El Luo de Ren Mai se distribuye por el abdomen.

El Luo de Du Mai alcanza la cabeza y se une al Meridiano de la Vejiga.

El Gran Luo de Bazo y de Estómago se ramifican en el tórax e hipocondrio.

Se sabe que existen otros Meridianos Colaterales en el cuerpo nacidos de los 15 Colaterales Mayores, como los Luo Capilares y los Luo Superficiales que, gobernados por los Mayores, se van dividiendo cada vez en ramas más finas capaces de transportar Qi y Xue a cada una de las células de nuestro cuerpo.

2.3.1 Funciones de los Puntos Luo.

Sabemos que la acción terapéutica sobre los Meridianos Colaterales es prácticamente la misma que sobre la de los Meridianos Principales. En general, solemos prestar atención a los Meridianos Colaterales cuando no conseguimos que los tratamientos sobre los Meridianos Principales tengan efecto, ya que es posible que el desequilibrio se haya cronificado e instalado en el Meridiano Colateral. Si es así, punzaremos el Punto Luo del Meridiano afectado, tonificando en caso de Insuficiencia y dispersando en caso de Exceso.

Los Puntos Luo se usan especialmente para tratar los **desequilibrios energéticos en la relación Biao-Li o los desequilibrios en las zonas que dominan**.

En el capítulo anterior, describíamos la técnica "Yuan-Luo" que consistía en punzar el Punto Yuan del órgano afectado y el Punto Luo del órgano acoplado, consiguiendo así mover el Qi y con esto el reajuste energético entre los dos Meridianos, es decir, podemos trasladar Qi de un Meridiano Principal a otro a través de los Meridianos Colaterales.

Por otro lado, se les atribuye a los Puntos Luo funciones específicas sobre los síntomas de sus respectivos Zang-Fu

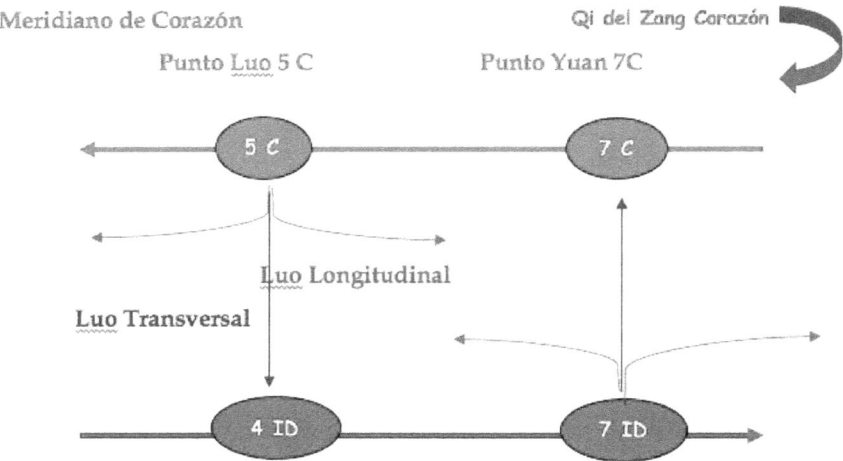

Siguiendo con el ejemplo anterior del sistema de regadío, imaginemos que hay demasiada agua en el canal principal A (Corazón). Si movilizamos esa agua con el punto de entrada (Punto Yuan) y abrimos la intersección de paso (Punto Luo) al canal B (I. Delgado) conseguiremos que los niveles de agua entre estos canales se equiparen y equilibren.

En cuanto a los síntomas que se producen en el desequilibrio de los Meridianos Colaterales, fundamentalmente son muy parecidos a los que se dan en los Meridianos Principales. A continuación, mostramos un cuadro resumen de estos según el *Nei Jing*:

SÍNTOMAS DE DESEQUILIBRIO EN LOS MERIDIANOS COLATERALES		
MERIDIANO	POR INSUFICIENCIA (XU)	POR EXCESO (SHI)
PULMÓN	Insuficiencia respiratoria, micción costosa	Manos calientes
I. GRUESO	Bolo histérico y sensación de frío en los dientes	Molestias en los dientes y sordera
ESTÓMAGO	Pérdida de fuerza en las piernas	Problemas neuronales
BAZO	Hinchazón de vientre	Dolor en el vientre
CORAZÓN	Afasia	Opresión
I. DELGADO	Sarna	Dolor en las articulaciones
VEJIGA	Rinorrea, epistaxis	Nariz obstruida, cefalea, dolor de espalda
RIÑÓN	Dolor en la parte inferior de la espalda	Ansiedad
MAESTRO CORAZÓN	Rigidez de cabeza	Dolor de pecho
SAN JIAO	Debilidad en la articulación del codo	Espasmos del codo
VESÍCULA BILIAR	Flacidez del pie	Desmayos
HÍGADO	Picor pubis	Erecciones anormales (priapismo), inflamaciones en las zonas genitales
DU MAI	Picor abdomen	Dolor piel abdomen
REN MAI	Pesadez y temblor cabeza	Rigidez columna vertebral
GRAN LUO DEL BAZO	Debilidad en todas las articulaciones	Dolores por todo el cuerpo
GRAN LUO DEL ESTÓMAGO	Palpitaciones	Sensación de congestión en el pecho

2.4 Los Puntos Qi o Hendidura.

En los Puntos Qi se concentra el Qi y la Xue del Meridiano. Hay uno en cada Meridiano Principal y uno más para los Meridianos Extraordinarios Yin Wei Mai, Yang Wei Mai, Yin Qiao Mai y Yang Qiao Mai[42], dando un total de 16. Se encuentran entre los dedos de las manos y los codos, y entre los dedos de los pies y las rodillas excepto el Punto Qi de Estómago, 34E, que se encuentra por encima de la rodilla.

Existe una regla para conocer la ubicación de los Puntos Qi; son los más próximos a los Puntos Ting que queden libres, es decir, sin contar a los Puntos Shu Antiguos y a los Puntos Luo, excepto en el binomio Bazo/Estómago que esta norma no se cumple siendo el 8 B el Punto Luo de Bazo y el 34 E el Punto Luo de Estómago.

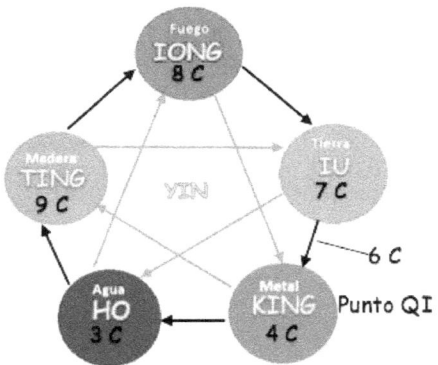

2.4.1 Funciones de los Puntos Qi.

---

[42] Sabemos que estos cuatro Meridianos no poseen Puntos de Acupuntura, pero sí conocemos en que puntos de los Meridianos Principales, en los que por su recorrido, se concentra el Qi y la Xue de los Meridianos Maravillosos.

Se usan principalmente para tratar el dolor en los desequilibrios agudos de los Meridianos y Zang-Fu correspondientes.
Concretamente, los Puntos Qi de los Meridianos Yin tratan los problemas con la Xue y los Puntos Qi de los Meridianos Yang tratan el dolor. Estos Puntos son muy efectivos en sus funciones, tanto que en la práctica clínica se mantienen punturados hasta que el dolor remite.

2.5 Los Puntos Shu de la Espalda o Iu Dorsales.

En los **Puntos Shu de la Espalda se concentra el Qi proveniente de los Zang-Fu**, por lo tanto, existen 12 Puntos Shu uno por cada órgano. Se encuentran en la espalda, y corresponden con Puntos de Acupuntura de la rama interna del Meridiano de la Vejiga.

Cada Punto Shu de la Espalda corresponde a un órgano; cuando un órgano sufre una disfunción, estos se vuelven dolorosos. Estos Puntos corresponden anatómicamente a la situación de los órganos internos.

En la siguiente tabla se enumeran los Puntos Shu de la espalda empezando desde la parte superior para que se pueda apreciar como cada Punto corresponde anatómicamente con el Zang-Fu al que pertenece.

ZANG-FU	PUNTO SHU DE LA ESPALDA	POSICIÓN ANATÓMICA
PULMÓN	13 V	3ª VÉRTEBRA DORSAL
MAESTRO CORAZÓN	14 V	4ª VÉRTEBRA DORSAL
CORAZÓN	15 V	5ª VÉRTEBRA DORSAL
HÍGADO	18 V	9ª VÉRTEBRA DORSAL
VESÍCULA BILIAR	19 V	10ª VÉRTEBRA DORSAL
BAZO	20 V	11ª VÉRTEBRA DORSAL
ESTÓMAGO	21 V	12ª VÉRTEBRA DORSAL
SAN JIAO	22 V	1ª VÉRTEBRA LUMBAR
RIÑÓN	23 V	2ª VÉRTEBRA LUMBAR
INTESTINO GRUESO	25 V	4ª VÉRTEBRA LUMBAR
INTESTINO DELGADO	27 V	1ª VÉRTEBRA SACRA
VEJIGA	28 V	2ªVÉRTEBRA SACRA

2.5.1 Funciones de los Puntos Shu de la Espalda.

Como habíamos dicho, los Puntos Shu de la Espalda corresponden anatómicamente con la posición de cada Zang-Fu; esto explica, su característica en el diagnóstico y su utilidad en la terapia ya que su conexión energética es muy directa.

Función diagnóstica:

El desequilibrio energético en los Zang-Fu, vuelve dolorosos los puntos Shu de la Espalda correspondientes.
Para conocer el estado de los órganos internos sólo tenemos que ejercer presión sobre estos puntos; si esta presión es percibida por el paciente de forma dolorosa o molesta, nos puede estar indicando alguna alteración funcional de dicho órgano.

La experiencia nos hace conscientes de la existencia de pacientes en los cuáles el dolor lo soportan mejor que otros, y el hecho de preguntar que, si el punto duele, a veces nos puede llevar a error.

Por lo tanto, es preferible mirar el rostro del paciente y si se ve que ante la presión el masetero se contrae o hay algún espasmo, podemos inferir de forma más acertada que ese punto está más sensible de lo normal.
También hay que medir la fuerza que aplicamos, ya que si se aprieta mucho siempre se producirá dolor, esté el punto activado o no.

Por lo tanto, previamente se tiene que hacer una prueba no dolorosa presionando en un sitio donde no exista dolor y preguntar como siente la presión. Después, con esa sensibilidad iremos presionando todos los Puntos Mo Alarma.
También hay que tener cuidado cuando se presiona sobre un hueso ya que siempre será doloroso esté o no el punto activado.

Función terapéutica:

Los **Puntos Shu de la Espalda tratan los desequilibrios internos de los Zang-Fu**.
El *Nan Jing* dice:

«En caso de lesión de los órganos o meridianos Yin, la energía perturbada se manifiesta en el punto Shu de espalda, en la región Yang».

Esta frase, nos indica que estos Puntos se utilizan sobre todo para tratar a los órganos Yin, a los Zang. De modo que emplearemos **los Puntos Shu de la espalda en desequilibrios de tipo Yin**. De esto deducimos, además, que serán especialmente **rápidos y efectivos en enfermedades crónicas (por Xu)**.

El tratamiento con los Puntos Shu de la Espalda actúa también sobre los órganos externos relacionados con cada Zang-Fu
 Ejemplo: punturar 18V para tratar: además del Hígado los problemas en los ojos problemas en los tendones

Según algunos textos antiguos no debemos excedernos en la utilización de estos Puntos ya que debilitan el Qi.

2.6 Los Puntos Mo Alarma o Mu Ventrales.

Se basan en la misma teoría que los Puntos Shu de la Espalda. En los Puntos Mo Alarma también se concentra el Qi proveniente de los Zang-Fu, así que también existen 12, uno por cada órgano interno.
Los Puntos Mo Alarma se **encuentran en el tórax y el abdomen**. De la misma manera que los Puntos Shu de la Espalda, los Mo Alarma se sitúan en correspondencia anatómica con los Zang-Fu.

En la siguiente tabla se enumeran los Puntos Mo Alarma:

MERIDIANO	PUNTO MO ALARMA
PULMÓN	1 P
INTESTINO GRUESO	25 E
ESTÓMAGO	12 RM
BAZO	13 H
CORAZÓN	14 RM
INTESTINO DELGADO	4 RM
VEJIGA	3 RM
RIÑÓN	25 VB
MAESTRO CORAZÓN	17 RM
SAN JIAO	5 RM
VESÍCULA BILIAR	24 VB
HÍGADO	14 H

2.6.1 Funciones de los Puntos Mo Alarma.

Igualmente, que los Puntos Shu de la Espalda, los Puntos Mo Alarma se utilizan tanto para el diagnóstico como para el tratamiento.

Función diagnóstica:

Ya que son Puntos donde se concentra el Qi de los Zang-Fu, estos se vuelven sensibles a los desequilibrios energéticos de los órganos internos. Si la presión sobre estos Puntos es dolorosa, podemos intuir un posible problema en su correspondiente Zang-Fu.

Función terapéutica:

Los Puntos Shu de la Espalda **tratan los desequilibrios internos de los Zang-Fu**.

El *Nan Jing* dice:
«EN CASO DE TRASTORNOS EN LAS ENTRAÑAS O DE LOS MERIDIANOS YANG, LA ENERGÍA PERTURBADA SE MANIFIESTA EN EL PUNTO MU EN LA REGIÓN YIN».

De esto deducimos que los Puntos Mo Alarma se utilizan para tratar a los órganos Yang, a los Fu. Estos Puntos son especialmente efectivos en los desequilibrios agudos (por Shi). Los Puntos Shu de la Espalda están en la región Yang y tratan al Yin (Xu). Los Puntos Mo Alarma están en la región Yin y tratan al Yang (Shi).

Podemos combinar el uso de los Puntos Shu de la Espalda y los Puntos Mo Alarma para reforzar la acción terapéutica, es decir, punturar el Punto Shu de la Espalda de un órgano y el Punto Mo Alarma del mismo órgano; este método se llama *"técnica Shu-Mo"*.

El empleo de "Shu-Mo", está indicado en aquellos **desequilibrios que presenten síntomas Yin y Yang (Xu y Shi) al mismo tiempo.**

Ejemplo:
En la Insuficiencia de Qi de Bazo se dan síntomas como falta de apetito, fatiga, lasitud (Xu), dolor e hinchazón (Shi).

2.7 Los Puntos de Cruce o Luo de Grupo.

Los Puntos de Cruce son aquellos donde **confluyen dos o más Meridianos**.

Existen 108 Puntos y casi todos están situados en la espalda, cabeza, tórax y abdomen; en las zonas donde se vierte el Qi de los Meridianos.

Los más importantes son:

PUNTOS DE CRUCE	MERIDIANOS QUE SE CRUZAN
4 RM Y 3RM	Une el Ren Mai con Bazo, Riñón e Hígado (los 3 Yin del Pie)
6 B	Une Bazo, Riñón e Hígado (los 3 Yin del Pie)
35 VB	Une Estómago, Vejiga y Vesícula Biliar (los 3 Yang del Pie)
8 SJ	Une I. Grueso, I. Delgado y San Jiao (los 3 Yang de la Mano)
5 MC	Une Pulmón, Corazón y Maestro Corazón (los 3 Yin de la Mano)
14 DM	Une Du Mai con todos los Meridianos Yang
20 DM	Une todos los Meridianos Yang

2.7.1 Funciones de los Puntos de Cruce.

Por su característica de reunir el Qi de varios Meridianos a la vez, estos puntos pueden ser utilizados para tratar el **desequilibrio energético del Meridiano al que pertenecen y para tratar al resto de Meridianos que confluyen**.

2.8 Los Puntos Hui o de Reunión.

Los Puntos Hui ejercen su acción de manera general abarcando ciertos sistemas; Zang, Fu, Meridianos, Qi, Xue, tendones, huesos y médula.

A nivel de estos Puntos existe una **conexión con la Sustancia Basal o Esencia**.

PUNTOS HUI	SISTEMAS SOBRE LOS QUE ACTUA
13 H	Zang (órganos Yin)
12 RM	Fu (órganos Yang)
17 RM	Qi
17 V	Xue
9 P	Meridianos
11 V	Huesos
34 VB	Tendones
39 VB	Médula

2.8.1 Funciones de los Puntos Hui.

La punción de estos Puntos permite la **regulación** del órgano o sistema que gobierne gracias a que en ellos actúa el Qi Esencial. Los Puntos Hui se utilizan generalmente para el **tratamiento** de las enfermedades en las que están implicados varios órganos de un mismo sistema (**enfermedades sistémicas**).

2.9 Los Puntos He Inferiores de los 6 Fu.

Cada uno de los 6 Órganos Fu tiene, además de su Punto Ho (Mar) de los Shu Antiguos, otro conocido como *"He Inferior"*.
Se encuentran situados en las piernas, por debajo de las rodillas.
Esta localización permite a los Órganos Yang de la Mano (I. Grueso, I. Delgado y San Jiao) contar con un Punto He Inferior como los Órganos Yang del Pie (Vesícula Biliar, Vejiga y Estómago) pues como dice el *Ling Shu*: «*los He tratan los Fu*».
En la siguiente tabla mostramos los 6 Puntos He:

PUNTO HE INFERIOR	SU USO EN
37 E (Punto He de I. Grueso)	Apendicitis, disentería
39 E (Punto He de I Delgado)	Diarreas
39 V (Punto He de San Jiao)	Incontinencia, enuresis
34 VB (Punto He de Vesícula Biliar)[43]	Cólicos en la vesícula biliar
40 V (Punto He de Vejiga)[25]	Problemas en la vejiga
36 E (Punto He de Estómago)[25]	Gastralgias

---

[43] El Punto He de Vesícula Biliar, Vejiga y Estómago coinciden con el Punto Ho de los Puntos Shu Antiguos.

Con estas referencias vemos claramente la importancia de la relación entre el Estómago y, el Intestino Grueso y el Intestino Delgado. Asimismo, se asocia el Punto He de San Jiao al Meridiano de la Vejiga, ya que su relación estriba en que el San Jiao es el encargado de gestionar los líquidos.

2.9.1 Funciones de los Puntos He Inferiores.

Los Puntos He Inferiores tienen una relación directa con el Qi de los Fu, por lo tanto, son muy útiles para tratar los **desequilibrios** de estos órganos, que tienden al **Exceso (Shi)**. La punción de estos puntos facilita que el Qi de los Fu descienda y circule con normalidad.

2.10 Los Puntos Llave o de Confluencia de los Meridianos Extraordinarios.

Los Puntos Llave se encuentran entre las manos y los codos o en los pies; donde el Qi es más activo e influenciable.
Estos puntos han sido ampliamente estudiados por Yang Chichou en el siglo XVI, en su obra titulada, *«Tchen Kieou Ta Tchreng»*.

Extraídos muchos pasajes del Nei King[44], Nan King[45], Chang Han Louan[46] y Mo King[47], es un estudio de diversas obras que compilamos en este apartado.

Los Puntos Llave son los puntos donde **se cruzan los Meridianos Principales con los 8 Meridianos Extraordinarios**, por lo tanto, existe una comunicación energética entre ellos.

PUNTO LLAVE	MERIDIANO EXTRAORDINARIO AL QUE PERTENECE EL PUNTO LLAVE
3 ID	Du Mai
7 P	Ren Mai
4 B	Chong Mai
41 VB	Dai Mai
6 MC	Yin Wei Mai
5 SJ	Yang Wei Mai
6 R	Yin Qiao Mai
62 V	Yang Qiao Mai

2.10.1 Funciones de los Puntos Llave.

---

[44] "Nei King; Medicina interna".

[45] "Nan King; Problema de las dificultades".

[46] "Chang Han Louan; Estudio de las enfermedades evolutivas del Frío".

[47] "Mo King; Clásico de los pulsos".

conectan el Qi básico con el Qi de los Meridianos, por tanto, podemos decir que estos Puntos **manejan la energía elemental del ser humano**.

regular las funciones de los Zang-Fu, el Qi y la Xue de los Meridianos. Pueden utilizarse tanto para corregir los desequilibrios del Meridiano Maravilloso con el que se cruzan como los del Meridiano Principal al que pertenece.

Por ejemplo: 41 VB trata tanto al Dai Mai como al Meridiano de la Vesícula Biliar.

Como decíamos en el tema de los Meridianos, los Meridianos Maravillosos son una "reserva" de energía; **cuando los Meridianos Principales se encuentran llenos, el Qi de los Extraordinarios es pleno**.

Debido a esto, no se pueden utilizar demasiado ya que "secan" el Qi de reserva, y si esto sucede, si lo agotamos, podemos debilitar mucho el sistema energético.

Deducimos pues, que el uso de estos Puntos producirá efectos muy notables.

Se suelen utilizar en pares asociados llamados también "**cuplas**".

La utilización de los Puntos Llave en parejas, responde al hecho de que el objetivo de la punción es el de reequilibrar la circulación energética del paciente consiguiendo un efecto sinérgico.

Es decir, si cuando punturamos un punto conseguimos manipular y mover el Qi, cuando punturemos más de uno, conseguiremos un movimiento más activo y fluido; y será mejor aún si estos puntos se encuentran en zonas distales creando un equilibrio en el movimiento de la energía.

Por ejemplo: 4 B en el pie y 6 MC en el antebrazo[48].

Las cuplas o emparejamientos son los siguientes:

4 B / 6 MC:

Útil en patologías gástricas, cardiacas y torácicas.

Sintomatología del 4 B	Sintomatología del 6 MC
Nueve clases de cardialgia, acumulación energética a nivel del tórax, vómitos postprandriales. Bloqueo alimentario a nivel del estómago.	Plenitud abdominal, opresión torácica. Borborigmos, disenterías. Dispepsias. Bloqueo energético. Enfermedades de Frío, que se acumula en el tórax. Todas las enfermedades rebeldes.

---

[48] Hablaremos de la combinación equilibrada de Puntos más adelante.

Sintomatología del 3 ID	Sintomatología del 62 V
Tirantez y temblor de los miembros. Ataque directo del Viento. Cefaleas, oftalmia, lagrimeo. Dorsalgia, lumbalgia, dolores miembros inferiores. Tirantez el cuello. Enfermedades evolutivas del Frío. Odontalgias, edema de cara, amigdalitis. Parestesias. Hidrorrea. Enfermedades del agua; patología digestiva, problemas energéticos del diafragma. Dolores abdominales, dolores periumbilicales. Frío en los intestinos, enfermedad de Frío-Calor. En la mujer retención de la placenta, metrorragia. Diarrea, para este efecto el 4 B, es muy eficaz.	Dermatosis, tirantez dorsolumbar. Edema en los miembros. Ataque de Viento. Cefaleas, oftalmalgia, ojos rojos, neuralgia subciliar. Parestesias de los miembros. Hipogalactia, sordera, patología de la nariz.

3 ID / 62 V:

Afecciones del hombro, en casos febriles acompañado de escalofríos y síndromes superficial.

41 VB / 5 TR:

Afecciones auriculares, oftalmológicas, patologías cervicales y escapulares, síndromes febriles alternando el Frío y el Calor.

Sintomatología del 41 VB	Sintomatología 5 TR
Ataque directo de viento, parálisis. Parestesias, contracturas. Cefaleas con edema de cara. Oftalmias, ojos rojos. Odontalgias, sordera, faringitis. Anasarca.	Poliartritis. Tetraplejia, cefalea. Algias articulares. Parestesias de los miembros. Oftalmia, ojos rojos. Ataque de Frío, sudores y fiebre

7 P / 6 R:

Afecciones laringo-faríngeas, patología del tórax, diafragma, patologías digestivas y respiratorias, en síndromes de Calor por Xu Yin.

Sintomatología 7 P	Sintomatología 6 R

Hemorroides, melena, sordera, disentería.
Hemoptisis.
Odontalgias, amigdalitis, disuria.
Amenazas cardiacas, dolores abdominales.
Depresión postparto.
Lumbalgias por Frío.
Abscesos en los senos.

Espasmos de la faringe, micciones dolorosas.
Cistalgia, prolapso renal.
Cólera, disentería.
Parto difícil, retención de pujos.
Metrorragia.

Para utilizar esta técnica, primero punturamos el Punto Llave del Meridiano Extraordinario afectado, después los Puntos del tratamiento pertinente y luego el Punto de cierre que será el que crea la cupla con el primero.

Por ejemplo: Punturamos el 7 P, seguidamente los Puntos que sean necesarios para el tratamiento en cuestión y el 6 R para cerrar la fórmula.

Es necesario que, para conseguir el efecto deseado en la terapia, se encuentre el Qi en las punciones de los Puntos Llave. Se puede utilizar la técnica de "Moxibustión[49]" en estos puntos.

---

[49] Hablaremos de la Moxibustión en los siguientes temas.

2.11 Los Puntos Extraordinarios.

Los Puntos Extraordinarios son puntos que mantienen una localización precisa, una acción específica independiente y un nombre propio, pero **no pertenecen al entramado de ningún Meridiano**.

Sus funciones fueron descubiertas de forma empírica, así que es posible que se determinen nuevos puntos o nuevas funciones en el transcurso de las actuales investigaciones.

Se clasifican según la zona del cuerpo en la que se encuentran
- cabeza-cuello
- tórax-abdomen
- espalda
- brazos-manos
- piernas-pies.

Para un estudio profundo de estos puntos recomendamos que se consulte el "Atlas gráfico de Acupuntura Könemann" editado por Dr. Hans P. Ogal & Dr. Wolfram Stör.

2.12 Los Puntos Ah-Shi[50].

La característica principal de los Puntos Ah-Shi es que no tienen localización específica ni por supuesto nombre.
Estos Puntos son dolorosos a la presión, el Nei Jin dice:

«DONDE HAY PUNTOS DOLOROSOS HAY PUNTOS DE ACUPUNTURA»

Así que donde duela, es un punto Ah-Shi. El motivo de su reacción es que en esta localización ha habido un bloqueo de Qi-Xue.

Son puntos de dolor referido por el paciente, son constantes en su distribución y se encuentran siempre en una parte determinada del músculo afectado.
Con la práctica, el terapeuta acaba por intuir donde se sitúan los Puntos Ah-Shi, ya que, por las características mecánicas de los músculos, los bloqueos de Qi-Xue suelen darse en los mismos puntos en diferentes personas.

La erradicación del punto desencadenante inhibirá todos los síntomas. El aumento de la tensión del tejido cutáneo y subcutáneo está sometido a una regulación nerviosa. Dicha tensión se pone de manifiesto sola o con otros signos álgidos y reflejos; será pues, parte de los reflejos viscerocutáneos.

---

[50] Los Puntos Ah-Shi se relacionan habitualmente con los "Puntos Gatillo" de la Fisioterapia. Podríamos decir que los Puntos Gatillo son Puntos Ah-Shi, pero no todos los Puntos Ah-Shi son Puntos Gatillo.

No se deberá aplicar nunca estímulos demasiado fuertes, ni trabajar bruscamente sobre un segmento afectado.

Ante una patología, debemos buscar un punto en las inmediaciones de la zona afectada cuya presión resulte dolorosa; a este punto lo denominaremos Ah-Shi.

La localización no es fácil porque acostumbra a estar en un músculo que parece normal, aunque sea el responsable del dolor a distancia.

Los Puntos Ah-Shi se caracterizan por sufrir **cambios histopatológicos e histoquímicos** como:

- Inflamación leucocitaria local.
- Hiperplasia inflamatoria.
- Exudación serofibrinosa.
- Secreción local de sustancias analgésica tales como serotonina, bradikinina.
- Pequeños **nódulos fibrosos.**

Todo esto puede explicar porque el punto duele y presenta estas características:
- Dolor local.
- Aumento de la conductabilidad eléctrica.
- Disminución de la temperatura.
- La presión provoca un eritema local.
- La presión fuerte provoca un espasmo, hasta el punto de que el paciente puede dar un salto reflejo.

Cuando se puntura, el paciente sentirá una fuerte sensación como de "calambre", es decir, sufrirá un espasmo reflejo; a esto se le llama *"Jump sing"*. La respuesta dolorosa del paciente sobre el punto es directamente proporcional a la intensidad de dolor proyectado sobre la zona álgida referida.

Hay que resaltar que **se pinchará profundamente, pero siempre que anatómicamente no esté contraindicado**.

Pueden existir muchos Puntos Ah-Shi secundarios. Por ello, a continuación, describiremos de forma gráfica la habitual localización de algunos de ellos, para esto, recurro al artículo publicado por Javier Rubio Fueyo.

2.13 Los Puntos Ventana del Cielo.

Los Puntos Ventana del Cielo se sitúan **casi todos en el cuello** y son los Puntos por donde **emergen los Meridianos Distintos**. Estos se separan del Meridiano Principal en un punto determinado, se dirigen al torso y circulan por el pecho, el abdomen y la cabeza, profundizando hasta penetrar en el Zang-Fu al que corresponda el Meridiano y seguidamente conecta con el Meridiano Distinto de su órgano acoplado, **consolidando así la relación Biao-Li**.

Sabemos que el sistema Yuan-Luo favorece la comunicación entre lo exterior y lo interior. En estos trayectos internos se pueden dar plenitudes reactivas y dañar la unidad energética provocando hiperreactividades en los órganos, como diarreas, eczemas, mucosidades etc. Estos síntomas son en el fondo útiles, ya que eliminan de forma natural la plenitud. Se sabe que el **gran colector de toxinas es el Maestro Corazón,** pero este, a veces, se puede ver sobrepasado. Cuando esto sucede, elimina las toxinas por las "Ventanas del Cielo". Por lo tanto, los puntos Ventana del Cielo, son **puntos de drenaje**; cuando hay una sobrecarga tóxica en el organismo del tipo que sea, muchas veces se presenta como un rosario de verruguitas alrededor del cuello.

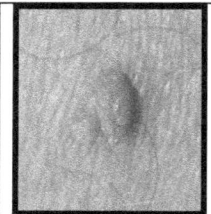

En la imagen podemos observar un Punto Ventana del Cielo con la presencia de una verruga común.

PUNTOS VENTANAS DEL CIELO

18 IG	17 ID
9 E	3 P
10 V	16 DM
16 TR	1 MC
1 VB	22 RM

2.13.1 Funciones de los Puntos Ventana del Cielo.

La característica principal de estos puntos es que regulan tanto el ascenso como el descenso del Qi por su relación entre Zang-Fu (Yin-Yang), por tanto, usaremos los Puntos Ventana del Cielo cuando exista un desequilibrio energético entre la cabeza y el cuerpo.

PVENTANAS DEL CIELO	Localización	Indicaciones
18 IG	Entre ambos vientres del ECOM, a la altura de la nuez	**Qi rebelde de Pulmón**
9 E	Anterior al vientre del ECOM, a la altura de la nuez, 18 IG y 16 ID	**Qi rebelde de Pulmón, Estómago e Hígado**
10 V	C2 a 1,3 cun de la línea media	**Qi rebelde de Hígado**
16 TR	Detrás del vientre del ECOM, a la altura del ángulo mandibular	**Qi Rebelde de Hígado**
1 VB	Comisura externa del ojo	

17 ID	A medio recorrido y por dorsal del ECOM	**Qi Rebelde de Pulmón y Estómago**
16 DM	En la articulación occipito-atlantoidea, línea media	**Qi Rebelde de Pulmón, Estómago e Hígado**
22 RM	0,5 cun craneal del manubrio esternal	**Qi Rebelde de Pulmón y Estómago**
16 ID	Detrás del ECOM, a la altura de la nuez	**Qi Rebelde de Hígado**
1 MC		**Qi Rebelde de Pulmón e Hígado**

PUNTOS DE ACUPUNTURA MÁS IMPORTANTES.

TING Pozo	IONG RONG Manantial	IU SHU Arroyo	KING JING Río	HO HE Desemboca	LUO envía Qi	YUAN recibe Qi	SHU / IU Dorsal	MO Alarma	QI hendidura Desbloqueo	HE Inferior

Tai Yin Mano	P11	P10	P9+	P8=	P5-	P7	P9	V13	P1	P6	
Yang Ming Mano	IG1=	IG2-	IG3	IG5	IG11+	IG6	IG4	V25	E25	IG7	E37
Yang Ming Pie	E45-	E44	E43	E41+	E36=	E40	E42	V21	RM12	E34	E36
Tai Yin Pie	B1	B2+	B3=	B5-	B9	B4	B3	V20	H13	B8	
Shao Yin Mano	C9+	C8=	C7-	C5	C3	C5	C7	V15	RM14	C6	
Tai Yang Mano	ID1	ID2	ID3+	ID5=	ID8-	ID7	ID4	V27	RM4	ID6	E39
Tai Yang Pie	V67+	V66=	V65-	V60	V40	V58	V64	V28	RM3	V63	V40
Shao Yin Pie	R1-	R2	R3	R7+	R10=	R4	R6	V23	VB25	R4	
Jue Yin Mano	PC9+	PC8=	PC7-	PC5	PC3	PC6	PC7	V14	RM17	PC4	
Shao Yang Mano	SJ1	SJ2	SJ3+	SJ6=	SJ10-	SJ5	SJ4	V22	RM5	SJ7	V39
Shao Yang Pie	VB44	VB43+	VB41=	VB38-	VB34	VB37	VB40	V19	VB24	VB36	VB34
Jue Yin Pie	H1=	H2-	H3	H4	H8+	H5	H3	V18	H14	H6	
GRAN LUO BAZO REN MAI DU MAI CHONG MAI						B21 RM15 DM1		Cruce P7 ID3 B4			

DAI MAI			VB41	
YIN QUIAO			R6	R8
YANG QUIAO			V62	V59
YANG WEI			SJ5/VB20	VB35
YIN WEI			PC6	R9

+ Tonifica. − Dispersa. = Regula

4 NOMBRE EN CHINO DE LOS PUNTOS DE ACUPUNTURA.

BAFENG	EX40		CHENGFU	V36
BAIHUANSHU	V30		CHENGGUANG	V06
BAIHUI	DU20		CHENGJIANG	RM24
BAOHUANSHU	V53		CHENGJIN.	V56
			CHENGLING	VB18
BAXIE	EX27		CHENGMAN	E20
BENSHEN	VB13		CHENGQI	E01
BIGUAN	E31		CHENGSHAN	V57
BINAO	IG14		CHIZE	P05
BINGFENG	ID12		CHONGMEN	B12
BULANG	R22		CILIAO	V32
BURONG	E19		DABAO	B21
CHANGQIANG	DU01		DACHANGSHU	V25

DADU	B02
DADUN	H01
DAHE	R12
DAHENG	B15
DAIMAI	VB26
DAJU	E27
DALING	PC07
DANNANGXUE	EX39
DANSHU	V19
DASHU	V11
DAYING	E05
DAZHONG	R04
DAZHUI	DU14
DICANG	E04
DIJI	B08
DINGCHUAN	EX14
DIWUHUI	VB42
DUBI	E35
DUIDUAN	DU27
DUSHU	V16
ERJIAN	IG02
ERMEN	SJ21
FEIYANG	V58
FENGCHI	VB20
FENGFU	DU16
FENGLONG	E40
FENGMEN	V12
FENGSHI	VB31
FUAI	B16
FUBAI	VB10
FUFEN	V41

FUJIE	B14
FULIU	R07
FUSHE	B13
FUTU	E32
FUTU	IG18
FUXI	V38
FUYANG	V59
GANSHU	V18
GAOHUANSHU	V43
GEGUAN	V46
GESHU	V17
GONGSUN	B04
GUANCHONG	SJ01
GUANMEN	E22
GUANMING	VB37
GUANYUAN	RM04
GUANYUANSHU	V26
GUILAI	E29
HANYAN	VB04
HEGU	IG04
HELIAO	IG19
HELIAO	SJ22
HENGGU	R11
HEYANG	V55
HOUDING	DU19
HOUXI	ID03
HUAGAI	RM20
HUANGMEN	V51
HUANGSHU	R16

HUANTIAO	VB30	JIZHONG	DU06
HUAROUMEN	E24	JUEYINSHU	V14
HUIYANG	V35	JUGU	IG16
HUIYIN	RM01	JULIAO	VB29
HUIZONG	SJ07	JULIAO	E03
HUNMEN	V47	JUQUE	RM14
JIACHE	E06	KONGZUI	P06
JIAJI	EX15	KUFANG	E14
JIANJING	VB21	KUNLUN	V60
JIANLI	RM11	LANWEIXUE	EX37
JIANLIAO	SJ14	LAOGONG	PC08
JIANSHI	PC05	LIANGMEN	E21
JIANWAISHU	ID14	LIANGQIU	E34
JIANYU	IG15	LIANQUAN	RM23
JIANZHEN	ID09	LIDUI	E45
JIANZHONGSHU	ID15	LIEQUE	P07
JIAOSUN	SJ20	LIGOU	H05
JIAOXIN	R08	LINGDAO	C04
JIEXI	E41	LINGTAI	DU10
JIMAI	H12	LINGXU	R24
JIMEN	B11	LINQI	VB15
JINGGU	V64	LINQI	VB41
JINGMEN	VB25	LOUGU	B07
JINGMING	V01	LUOQUE	V08
JINGQU	P08	LUXI	SJ19
JINMEN	V63	MEICHONG	V03
JINSUO	DU08	MINGMEN	DU04
JIQUAN	C01	MUCHUANG	VB16
JIUWEI	RM15	NAOHU	DU17

NAOHUI	SJ13	QUEPEN	E12
NAOKONG	VB19	QUGU	RM02
NAOSHU	ID10		
NEIGUAN	PC06	QUQUAN	H08
NEITING	E44	QUYUAN	ID13
PANGGUANGSHU	V28	QUZE	PC03
		RANGU	R02
PIANLI	IG06	RENYING	E09
PISHU	V20	RENZHONG	DU26
POHU	V42		
PUSHEN	V61	RIYUE	VB24
QIANDING	DU21	RUGEN	E18
		RUZHONG	E17
QIANGJIAN	DU18	SANJIAN	IG03
		SANJIAOSHU	V22
QIANGU	ID02	SANYANGLUO	SJ08
QIAOYIN	VB11		
QIAOYIN	VB44	SANYINJIAO	B06
QICHONG	E30	SHANGGUAN	VB03
QIHAI	RM06	SHANGJUXU	E37
		SHANGLIAO	V31
QIHAISHU	V24	SHANGQIU	B05
QIHU	E13	SHANGQU	R17
QIMAI	SJ18	SHANGWAN	RM13
QIMEN	H14		
QINGLENGYUAN	SJ11	SHANGXING	DU23
QINGLING	C02	SHANGYANG	IG01
QISHE	E11	SHANLIANG	IG09
QIUXU	VB40	SHANZONG	RM17
QIXUE	R13		
QUANLIAO	ID18	SHAOCHONG	C09
QUBIN	VB07	SHAOFU	C08
QUCAHI	V04	SHAOHAI	C03
QUCHI	IG11	SHAOSHANG	P11

SHAOZE	ID01	SULIAO	DU25
SHENCANG	R25	TAIBAI	B03
SHENDAO	DU11	TAICHONG	H03
SHENFENG	R23	TAIXI	R03
SHENMAI	V62	TAIYANG	EX01
SHENMEN	C07	TAIYI	E23
SHENQUE	RM08	TAIYUAN	P09
SHENSHU	V23	TAODAO	DU13
SHENTANG	V44	TIANCHI	PC01
SHENTING	DU24	TIANCHONG	VB09
SHENZU	DU12	TIANCHUANG	ID16
SHIDOU	B17	TIANDING	IG17
SHIGUAN	R18	TIANFU	P03
SHIMEN	RM05	TIANJING	SJ10
		TIANLIAO	SJ15
SHIXUAN	EX24	TIANQUAN	PC02
SHOUSANLI	IG10	TIANRONG	ID17
SHOUWULI	IG13	TIANSHU	E25
SHUAIJIAO	VB08	TIANTU	RM22
SHUFU	R27	TIANXI	B18
SHUGU	V65	TIANYOU	SJ16
SHUIDAO	E28	TIANZHU	V10
SHUIFEN	RM09	TIANZONG	ID11
		TIAOKOU	E38
SHUIQUAN	R05	TINGGONG	ID19
SHUITU	E10	TINGHUI	VB02
SIBAI	E02	TONGGU	R20
SIDU	SJ09	TONGGU	V66
SIFENG	EX25	TONGLI	C05
SIMAN	R14	TONGTIAN	V07
SIZHUKONG	SJ23	TONGZILIAO	VB01

TOUWEI	E08	XIONGXIANG	B19
WAIGUAN	SJ05	XIYAN	EX36
WAILING	E26	XIYANGGUAN	VB33
WAIQIU	VB36		
WANGU	ID04	XUANJI	RM21
WANGU	VB12		
WEICANG	V50	XUANLI	VB06
WEIDAO	VB28	XUANLU	VB05
WEISHU	V21	XUANSHU	DU05
WEIYANG	V39		
WEIZHONG	V40	XUANZHONG	VB39
WENLIU	IG07	XUEHAI	B10
WUCHU	V05	YAMEN	DU15
WULI	H10		
WUSHU	VB27	YANGBAI	VB14
WUYI	E15	YANGCHI	SJ04
XIABAI	P04	YANGFU	VB38
XIAGUAN	E07	YANGGANG	V48
XIAJUXU	E39	YANGGU	ID05
XIALIAN	IG08	YANGJIAO	VB35
XIALIAO	V34	YANGLAO	ID06
XIANGU	E43	YANGLIANQUAN	VB34
XIAOCHANGSHU	V27		
		YANGXI	IG05
XIAOHAI	ID08	YAOQI	EX19
XIAOLUO	SJ12	YAOSHU	DU02
XIAWAN	RM10		
		YAOYAN	EX21
XIAXI	VB43	YAOYANGGUAN	DU03
XIGUAN	H07		
XIMEN	PC04	YEMEN	SJ02
XINGJIAN	H02	YIFENG	SJ17
XINHUI	DU22	YINBAI	B01
		YINBAO	H09
XINSHU	V15	YINDU	R19

YINGCHUANG	E16
YINGLINGQUAN	B09
YINGU	R10
YINGXIANG	IG20
YINJIAO	DU28
YINJIAO abdomen	RM07
YINLIAN	H11
YINMEN	V37
YINSHI	E33
YINTANG	EX02
YINXI	C06
YISHE	V49
YIXI	V45
YONGQUAN	R01
YOUMEN	R21
YUANYE	VB22
YUJI	P10
YUNMEN	P02
YUTANG	RM18
YUZHEN	V09
YUZHONG	R26
ZANZHU	V02
ZHANGMEN	H13
ZHAOHAI	R06
ZHEJIN	VB23
ZHENGYING	VB17
ZHIBIAN	V54

ZHIGOU	SJ06
ZHISHI	V52
ZHIYANG	DU09
ZHIYIN	V67
ZHIZHENG	ID07
ZHONGCHONG	PC09
ZHONGDU	VB32
ZHONGDU	H06
ZHONGFENG	H04
ZHONGFU	P01
ZHONGJI	RM03
ZHONGLIAO	V33
ZHONGLÜSHU	V29
ZHONGSHU	DU07
ZHONGTING	RM16
ZHONGWAN	RM12
ZHONGZHU	R15
ZHONGZHU	SJ03
ZHOULIAO	IG12
ZHOURONG	B20
ZHUBIN	R09
ZIGONG del pecho	RM19
ZIGONGXUE	EX22
ZUSANLI	E36

5. Atlas

6. LOCALIZACIÓN DE LOS MERIDIANO.

6.1. Meridiano Pulmón. Tai Yin Mano.

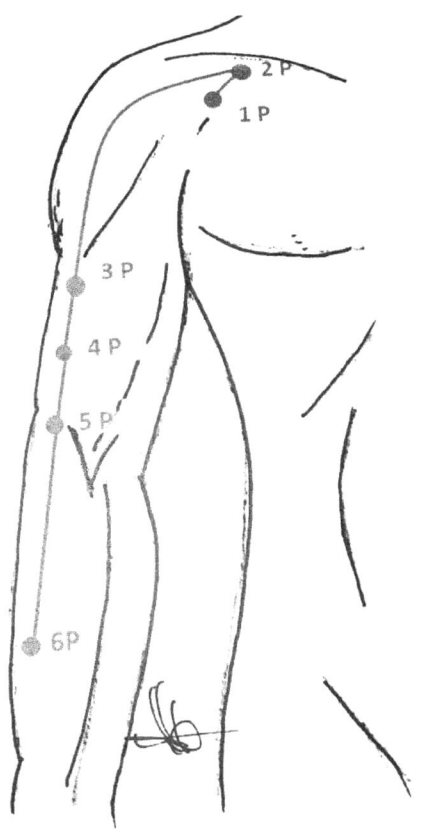

PUNTOS	LOCALIZACIÓN
1 P	Primer Espacio intercostal. 6 cun de la línea media y 2 con debajo de 2 P
2 P	0,5 cun medial a 1 P debajo del borde inferior clavicular
3 P	3 cun distal del pliegue axilar
4 P	1 cun distal a 3 P, bode radial del bíceps braquial
5 P	Flexura del codo, borde externo del tendón del bíceps braquial
6 P	7 cun proximal del pliegue de la muñeca, línea recta al 5 P
7 P	Proximal a la apófisis estiloide del radio
8 P	Medial a la apófisis estiloide radial a 1 cun proximal de la muñeca
9 P	Pliegue de la muñeca a 1 cun distal de 8 P
10 P	A 1,5 cun distal de 9 P. músculo abd del 1er dedo
11 P	A 0,1 cun del ángulo ungueal externo del pulgar

6.2. Meridiano Intestino Grueso. Yang Ming Mano

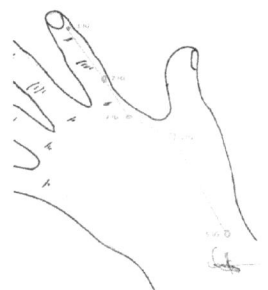
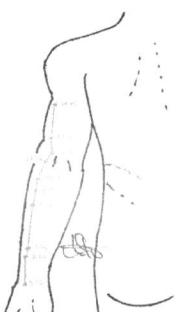

PUNTOS	LOCALIZACIÓN
1 IG	0,1 cun proximal del ángulo ungueal externo del índice
2 IG	Borde externo-distal de la art. Metacarpofalángica del índice
3 IG	Proximal tras la art. Metacarpofalángica del índice
4 IG	0,5 cun del pliegue entre el 1er y 2º dedo
5 IG	Centro de la tabaquera anatómica
6 IG	3 cun proximal por encima de 5 IG
7 IG	1 cun proximal de 6 IG
8 IG	4 cun distal del borde radial de la flexura del brazo
9 IG	3 cun distal del borde radial de la flexura del brazo
10 IG	2 cun distal del borde radial de la flexura del brazo
11 IG	Borde radial de la flexura del brazo
12 IG	1 cun proximal de 11 IG

13 IG	2 cun proximal de 12 IG
14 IG	4 cun proximal de 13 IG, a la altura del pliegue deltoideo

6.3. Meridiano Estómago. Yang Ming Pie

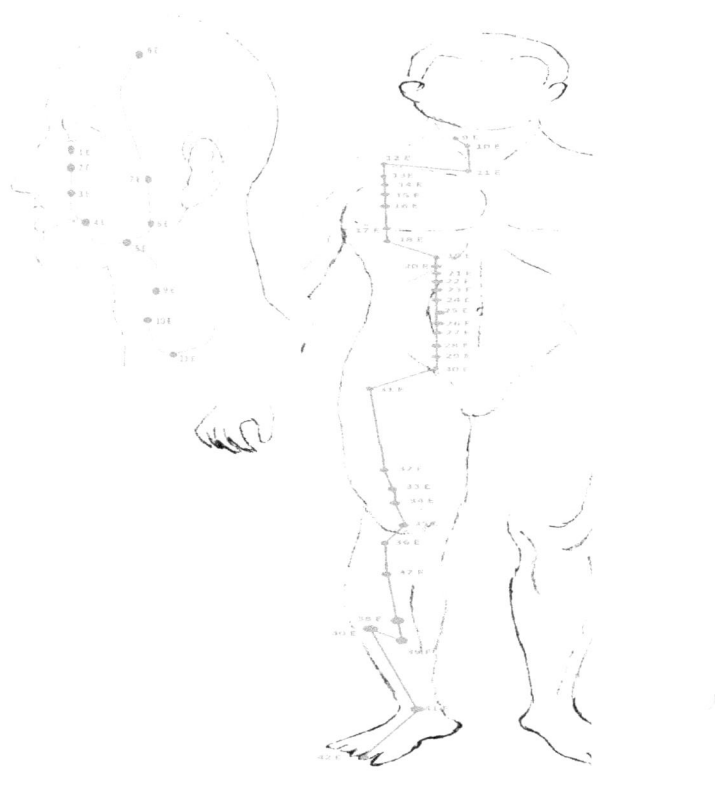

PUNTOS	LOCALIZACIÓN
1 E	Borde superior de la órbita en la línea bipulpilar
2 E	Borde inferior de la órbita en la línea bipulpilar
3 E	Intersección de la base de nariz con la línea bipulpilar
4 E	Comisura labial
5 E	0,5 cun craneal del ángulo mandibular
6 E	A mitad de línea que une el lóbulo de la oreja con 5 E
7 E	Intersección de la línea desde 6 E al trago
8 E	Intersección que une 7 E y 0,5 cun craneal de la línea anterior del cabello
9 E	En el borde medial y a mitad del cuerpo del ECOM
10 E	A 0,5 cun de la línea media a la altura del hioides
11 E	Inserción clavicular del ECOM
12 E	4 cun lateral a la línea media a la altura de la fosa supraclavicular
13 E	1 cun caudal de 12 E, punto infraclavicular
14 E	1 cun caudal de 13 E
15 E	1 cun caudal de 14 E
16 E	1 cun caudal de 15 E
17 E	Intersección de la línea de 16 E con el pezón
18 E	1,5 cun caudal de 17 E, 5º espacio intercostal
19 E	2 cun lateral de la línea media entre los dos últimos cartílagos costales
20 E	2 cun lateral de línea media encima del último cartílago costal
21 E	2 cun lateral de línea media, debajo del

	reborde costal
22 E	2 cun lateral de línea media, a 1 cun caudal de 21 E
23 E	2 cun lateral de línea media, a 1 cun caudal de 22 E
24 E	2 cun lateral de línea media, a 1 cun caudal de 23 E
25 E	2 cun lateral de línea media, a 1 cun caudal de 24 E
26 E	2 cun lateral de línea media, a 1 cun caudal de 25 E
27 E	2 cun lateral de línea media, a 1 cun caudal de 26 E
28 E	2 cun lateral de línea media, a 1 cun caudal de 27 E
29 E	2 cun lateral de línea media, a 1 cun caudal de 28 E
30 E	2 cun lateral de línea media, a 1 cun caudal de 29 E
31 E	Debajo del trocánter mayor, en el cruce entre línea horizontal del pubis y borde interna de la rótula
32 E	6 cun proximal al borde supero-externo de la rótula
33 E	3 cun proximal al borde súpero-externo de la rótula
34 E	1 cun distal de 33 E, o 2 cun proximal del borde súpero-externo rotuliano
35 E	Depresión del ángulo ínfero-externo rotuliano
36 E	3 cun distal del 35 E
37 E	3 cun distal de 36 E
38 E	8 cun distal de 35 E, a un cun lateral de la cresta tibial
39 E	Un cun distal de 38E
40 E	I cun lateral de 38 E

41 E	Cara dorsal del pie, en la flexión de la misma, entre el tendón del extensor largo del 1er dedo y el extensor común
42 E	1,5 cun distal de 41 E, en la zona más prominente dorsal pedia
42 E	Entre las bases metatarsianas (mitad del metarsiano) del 2º y 3er dedo
43 E	A 0,5 cun de espacio interdigital del 2º y 3er dedo
44 E	0, 1 cun del ángulo ungueal externo del 2º dedo del pie.

6.6. Meridiano de Intestino Delgado. Tai Yang Mano.

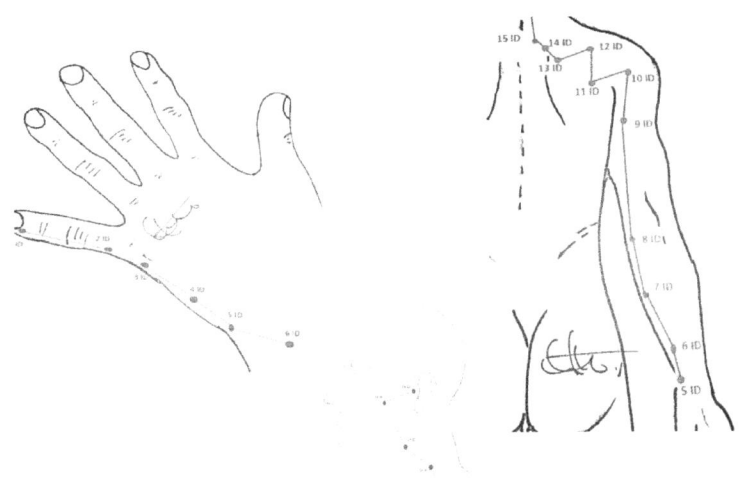

Puntos	Localización
1 ID	0,1 cun del ángulo ungueal externo del 5º dedo
2 ID	Distal a la articulación metacarpofalángica del 5º dedo por dorsal
3 ID	En el límite de la piel palmar con la dorsal, proximal a la articulación metacarpofalángica del 5º dedo
4 ID	En el límite de la piel palmar con la dorsal, en la mitad del metacarpo del 5º dedo
5 ID	En la región dorsal, en la parte más distal de la apófisis estiloide del cúbito
6 ID	En medio de la cabeza del cúbito, a 1 cun proximal de 65 ID y a 0,5 cun hacia la línea exterior de esta última referencia
7 ID	A 4 cun proximal de 6 ID
8 ID	Al final de la línea de la flexura del coso, encima de la epitróclea
9 ID	en la zona dorsal del brazo, a 1 cun proximal del pliegue axilar
10 ID	Debajo de la espina escapular externa
11 ID	En medio de la fosa infraespinosa
12 ID	En línea recta a 11 ID, pero en la espina de la escapular
13 ID	En el borde interno de la espina de la escápula, dentro de la fosa supraescapular
14 ID	0,5 cun medial de 13 ID a 45º
15 ID	0,5 cun medial de 14 ID, siguiendo la oblicuidad de los 45º

16 ID	Posterior al vientre del ECOM, en su vientre clavicular, en su punto intermedio	
17 ID	en el borde del ECOM, en su vientre esternal, a la altura del ángulo mandibular	
18 ID	Debajo de la línea del cigomático, al lado del origen de la apófisis coronoides	
19 ID	Delante del trago	

6.7 Meridiano de Vejiga. Tai Yang Pie

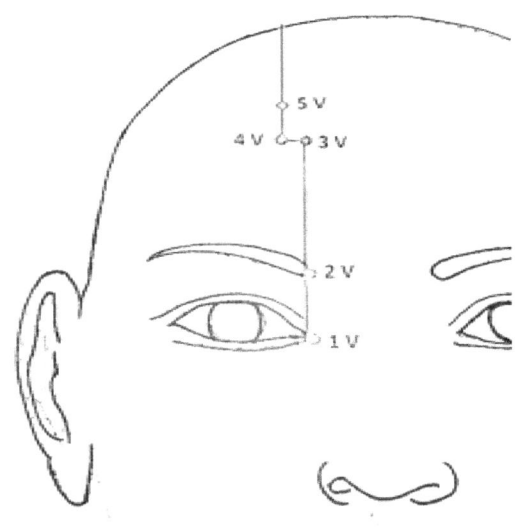

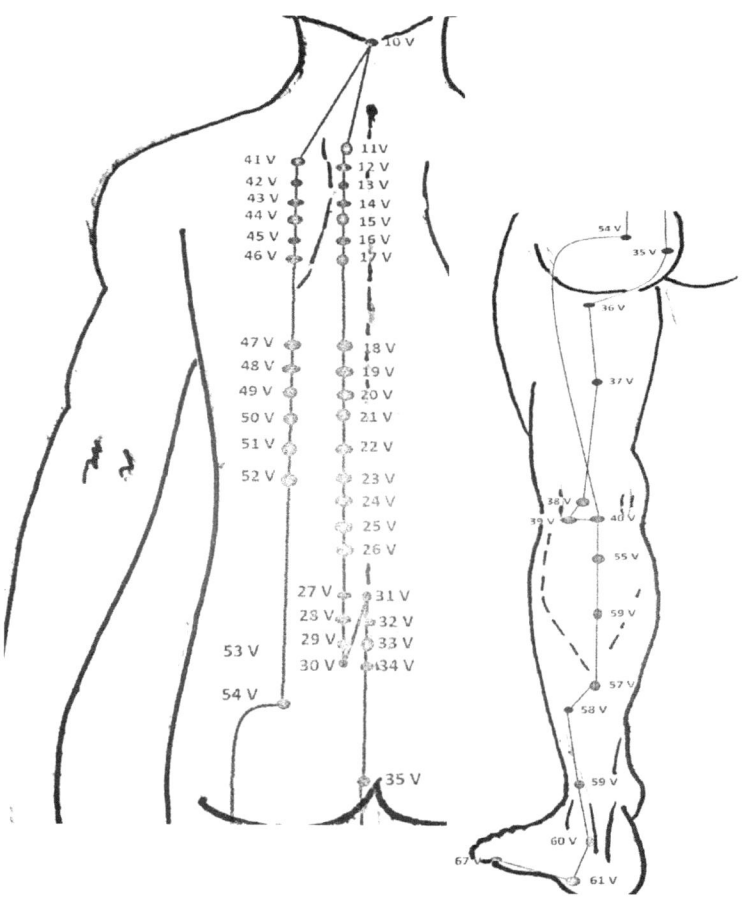

Puntos	Localización
1 V	Ángulo interno del ojo
2 V	Ángulo interno ciliar

3 V	A 0.25 cun de la línea del crecimiento del cabello, en línea con 1 y 2 V
4 V	Misma altura de 3 V a 0.5 cun lateral
5 V	1.5 cun de la línea media, a 0.5 cun de 4 V, es decir, a 1 cun de la línea de nacimiento del cabello
6 V	A 2,5 cun de la línea de crecimiento de cabello, es decir, a 1.5 cun de 5 V
7 V	1,5 cun de 6 V
8 V	1,5 cun de 7 V, siguiendo la línea del meridiano de Vejiga
9 V	Protuberancia del occipital
10 V	1,5 cun craneal al crecimiento del cabello (nuca)
11 V	1,5 cun de la línea media, caudal a la apófisis transversa de D 1
12 V	1,5 cun de la línea media, caudal a la apófisis transversa de D 2
13 V	1,5 cun de la línea media, caudal a la apófisis transversa de D 3
14 V	1,5 cun de la línea media, caudal a la apófisis transversa de D 4
15 V	1,5 cun de la línea media, caudal a la apófisis transversa de D 5
16 V	1,5 cun de la línea media, caudal a la apófisis transversa de D 6
17 V	1,5 cun de la línea media, caudal a la apófisis transversa de D 7
18 V	1,5 cun de la línea media, caudal a la apófisis transversa de D 9

19 V	1,5 cun de la línea media, caudal a la apófisis transversa de D 10
20 V	1,5 cun de la línea media, caudal a la apófisis transversa de D 11
21 V	1,5 cun de la línea media, caudal a la apófisis transversa de D 12
22 V	1,5 cun de la línea media, caudal a la apófisis transversa de L 1
23 V	1,5 cun de la línea media, caudal a la apófisis transversa de L 2
24 V	1,5 cun de la línea media, caudal a la apófisis transversa de L 3
25 V	1,5 cun de la línea media, caudal a la apófisis transversa de L 4
26 V	1,5 cun de la línea media, caudal a la apófisis transversa de L 5
27 V	1,5 cun de la línea media, 1er orificio del sacro
28 V	1,5 cun de la línea media, 2º orificio del sacro
29 V	1,5 cun de la línea media, 3er orificio del sacro
30 V	1,5 cun de la línea media, 4º orificio del sacro
31 V	0,5 cun de la línea media, 1er orificio del sacro, paralelo a 27 V
32 V	0,5 cun de la línea media, 2º orificio del sacro, paralelo a 28 V
33 V	0,5 cun de la línea media, 3er orificio del sacro, paralelo a 29 V

34 V	0,5 cun de la línea media, 4º orificio del sacro, paralelo a 30 V
35 V	0,5 cun de la línea media, paralelo al extremo del coxis
36 V	Centro del pliegue glúteo
37 V	6 cun del pliegue glúteo y de 36 V
38 V	1 cun proximal a la línea de flexión en la corva, dentro del tendón del bíceps femoral
39 V	En la línea de la corva, distal de 38 V
40 V	En la línea de la corva entre los tendones de origen de los gastronemios
41 V	3 cun de la línea media, a la altura de D 2 y 12 V
42 V	3 cun de la línea media, a la altura de D 3
43 V	3 cun de la línea media, a la altura de D 4
44 V	3 cun de la línea media, a la altura de D 5
45 V	3 cun de la línea media, a la altura de D 6
46 V	3 cun de la línea media, a la altura de D 7
47 V	3 cun de la línea media, a la altura de D 9
48 V	3 cun de la línea media, a la altura de D 10
49 V	3 cun de la línea media, a la altura de D 11
50 V	3 cun de la línea media, a la altura de D 12
51 V	3 cun de la línea media, a la altura de L1
52 V	3 cun de la línea media, a la altura de L2
53 V	3 cun de la línea media, a la altura del 2º orificio del sacro
54 V	3 cun de la línea media, a la altura del 4º orificio del sacro

55 V	2 cun del punto medio de la flexura de la corva, en el vientre del gastronemio interno
56 V	5 cun del punto medio de la flexura de la corva, o a 3 cun de 55 V en el vientre del gastronemio interno
57 V	3 cun de 56 V
58 V	1 cun perpendicular a 45º de 57 V
59 V	3 cun proximal del maleolo externo, en el tendón de Aquiles
60 V	Posterior del maleolo interno, a 3 cun distal de 59 V
61 V	Distal al maleolo interno, en la unión de la piel dorsal y plantar
62 V	Distal, es decir, debajo del maleolo interno
63 V	En la articulación calcáneo-cuboidea, en el límite de la piel plantar y dorsal
64 V	Distal a la tuberosidad del 5º metartarsiano, en la unión de la piel plantar y dorsal
65 V	Debajo de la cabeza del 5º metatarsiano
66 V	Debajo de la cabeza de la 5º falange proximal, en la unión de la piel plantar y palmar
67 V	A 0.1 cun del ángulo ungueal externo del 5^{oo} dedo

6.8 Meridiano de Riñón. Shao Yin Pie

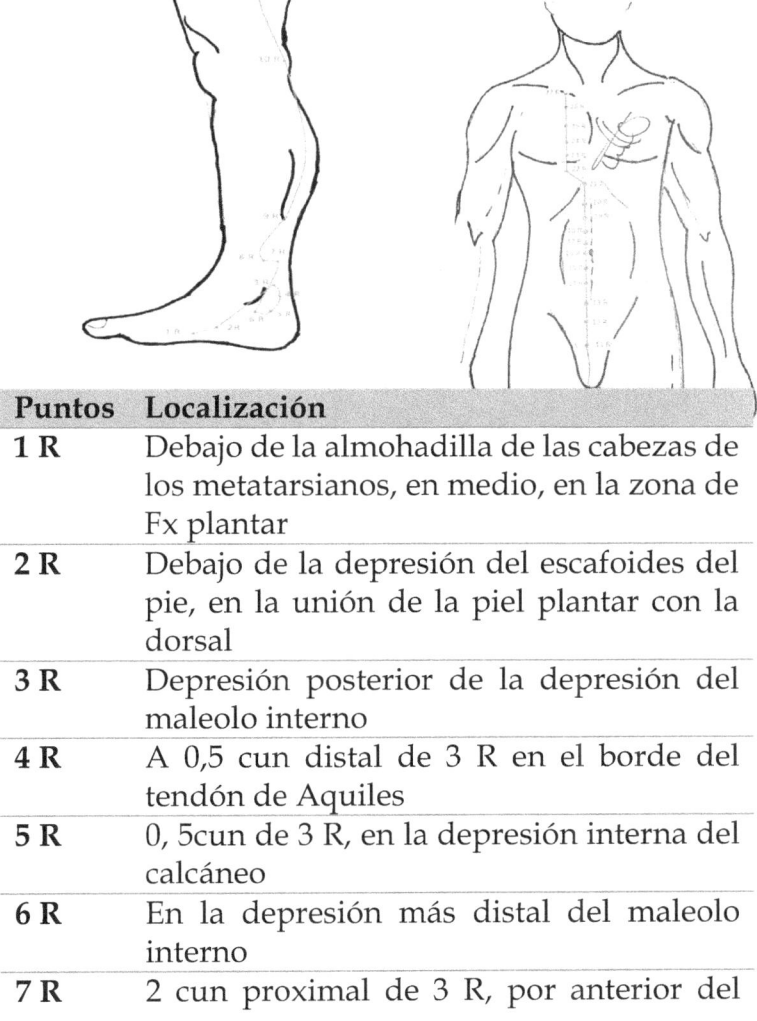

Puntos	Localización
1 R	Debajo de la almohadilla de las cabezas de los metatarsianos, en medio, en la zona de Fx plantar
2 R	Debajo de la depresión del escafoides del pie, en la unión de la piel plantar con la dorsal
3 R	Depresión posterior de la depresión del maleolo interno
4 R	A 0,5 cun distal de 3 R en el borde del tendón de Aquiles
5 R	0, 5cun de 3 R, en la depresión interna del calcáneo
6 R	En la depresión más distal del maleolo interno
7 R	2 cun proximal de 3 R, por anterior del

	tendón de Aquiles
8 R	0,5 cun anterior a 7 R, en el borde posterior tibial
9 R	3 cun proximal de 8 R, y a 5 cun de 3 R
10 R	En la flexión medial de la corva
11 R	0, 5 cun de la línea media, a 5 cun caudal respecto al ombligo
12 R	0, 5 cun de la línea media, a 4 cun caudal respecto al ombligo
13 R	0, 5 cun de la línea media, a 3 cun caudal respecto al ombligo
14 R	0, 5 cun de la línea media, a 2 cun caudal respecto al ombligo
15 R	0, 5 cun de la línea media, a 1 cun caudal respecto al ombligo
16 R	0, 5 cun de la línea media, a la misma altura que el ombligo
17 R	0, 5 cun de la línea media, a 2 cun caudal respecto al ombligo
18 R	0, 5 cun de la línea media, a 3 cun caudal respecto al ombligo
19 R	0, 5 cun de la línea media, a 4 cun caudal respecto al ombligo
20 R	0, 5 cun de la línea media, a 5 cun caudal respecto al ombligo
21 R	0, 5 cun de la línea media, a 6 cun caudal respecto al ombligo
22 R	2 cun de la línea media, en el 5º espacio intercostal
23 R	2 cun de la línea media, en el 4º espacio

	intercostal
24 R	2 cun de la línea media, en el 3er espacio intercostal
25 R	2 cun de la línea media, en el 2º espacio intercostal
26 R	2 cun de la línea media, en el 1er espacio intercostal
27 R	2 cun de la línea media, en el borde inferior de la clavícula

6.9. Meridiano Maestro Corazón. Jue Yin Mano

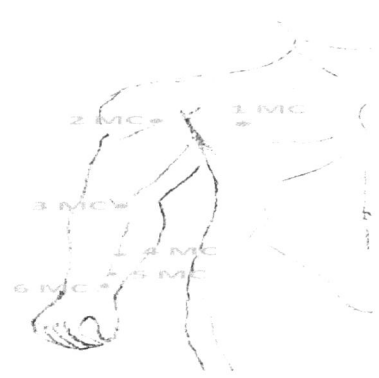

Puntos	Localización
1 MC	A 1 cun lateral del pezón, en el 4º espacio intercostal
2 MC	Entre las cabezas del bíceps braquial a 2 cun distal del pliegue axilar
3 MC	En la flexura del codo, en la parte interna

	del tendón del bíceps braquial
4 MC	5 cun proximal del centro de la línea de la muñeca
5 MC	3 cun proximal del centro del pliegue de la muñeca
6 MC	2 cun proximal del centro del pliegue de la muñeca
7 MC	En el centro del pliegue de la muñeca, entre los tendones del palmar mayor y menor
8 MC	Realizando el cierre de la mano, en el lugar donde contacta el dedo corazón
9 MC	En medio del pulpejo del dedo corazón, en el extremo más distal

6.10 Meridiano San Jiao, Triple Calentador. Shao Yang Mano.

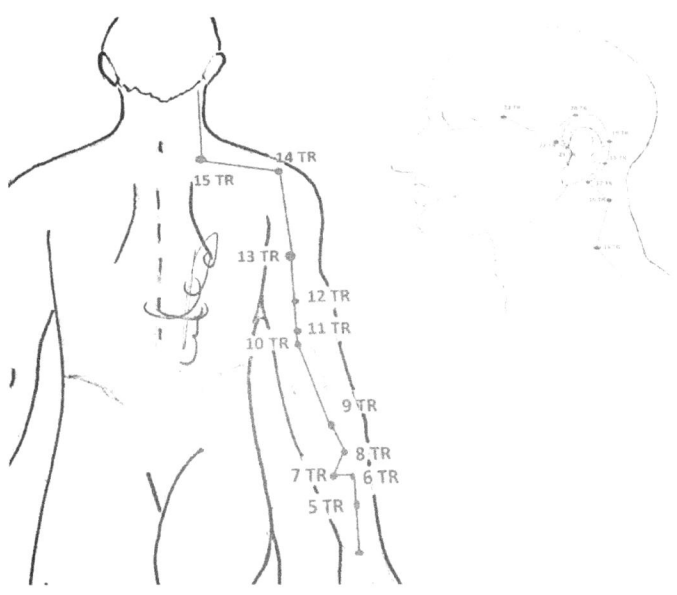

Puntos	Localización
1 TR	0,1 cun del ángulo ungueal interno del anular
2 TR	En el espacio interdigital entre el anular y el meñique
3 TR	Proximal a la cabeza del metacarpiano del 4° dedo
4 TR	Centro del pliegue dorsal de la muñeca, en la parte interna de la apófisis estiloide

	del cúbito
5 TR	2 cun proximal de 4 TR
6TR	3 cun proximal de 4 TR
7 TR	3 cun proximal de 4 TR, en el borde radial del cúbito
8 TR	4 cun proximal de 4 TR
9 TR	5 cun distal del olécranon en el espacio interóseo de cúbito y radio
10 TR	En la fosa olecraneana
11 TR	1 cun proximal de la fosa olecraneana
12 TR	6 cun proximal de la fosa olecraneana
13 TR	Borde espinal del deltoides, a la altura del pliegue axilar
14 TR	Depresión dorsal del acromion borde interno escapular
15 TR	en el centro de la porción supraespinosa
16 TR	Borde posterior del ECOM, a la altura del ángulo mandibular
17 TR	Detrás del lóbulo de la oreja, entre la apófisis mastoide y la rama ascendente mandibular
18 TR	Centro de la apófisis mastoide del temporal
19 TR	1, 5 cun craneal de 18 TR, siguiendo el contorno del hélix
20 TR	Hueso temporal, a la altura del vértice superior del hélix
21 TR	Parte superior del trago
22 TR	Centro de la patilla
23 TR	Cola externa de la ceja

6.11 Meridiano de Vesícula Biliar. Shao Yang Pie

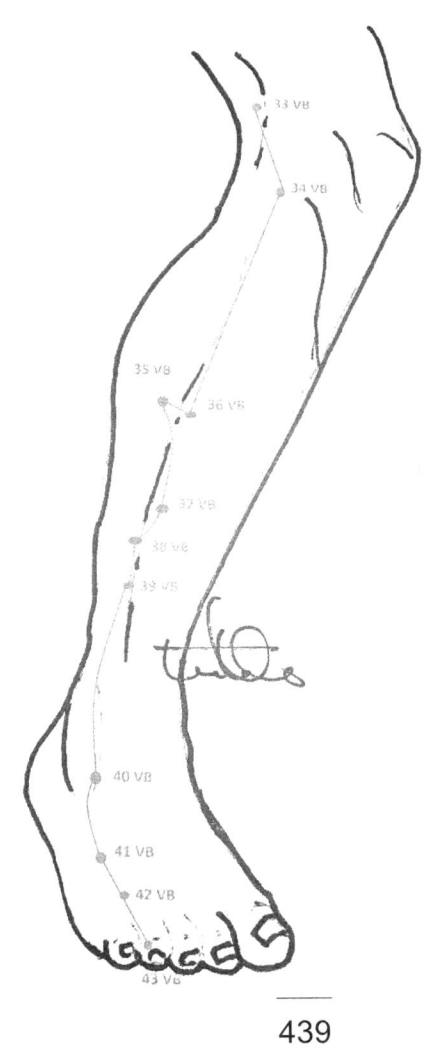

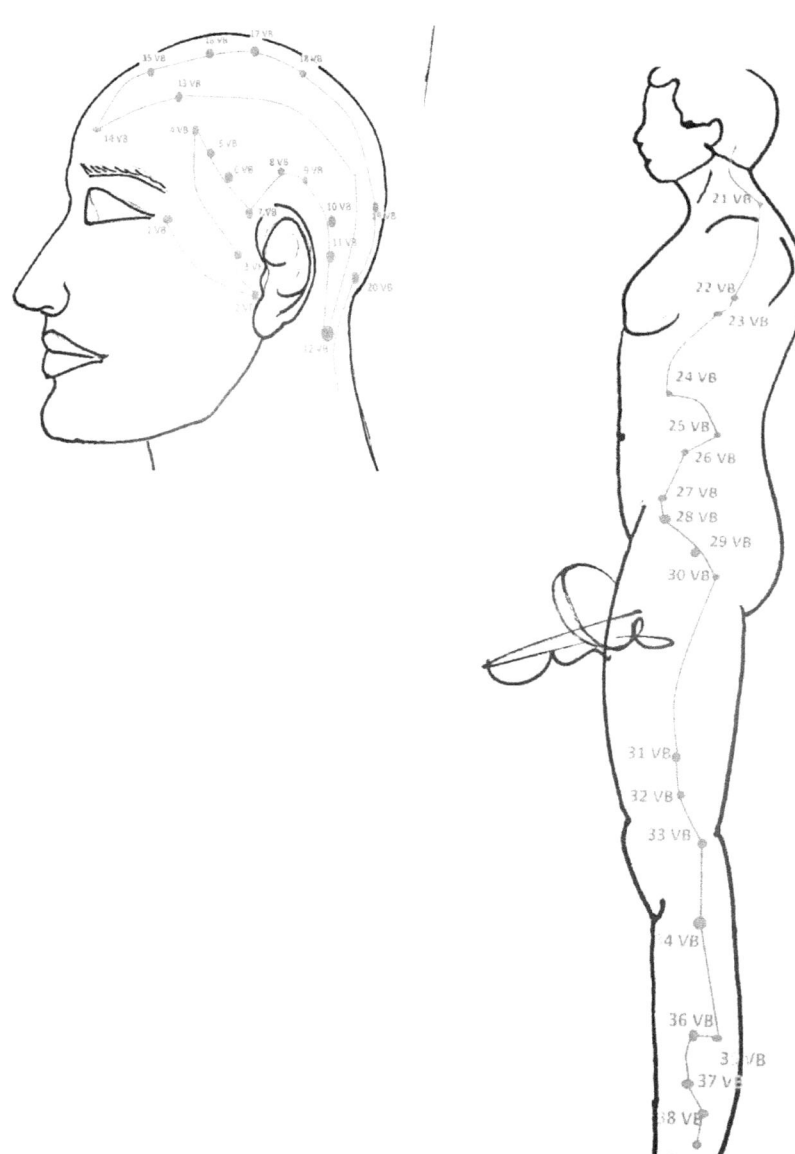

Puntos	Localización
1 VB	0, 5 cun lateral el extremo lateral del ojo
2 VB	En el origen del lóbulo, detrás de la rama condilar
3 VB	2 cun lateral de 1 VB
4 VB	1 cun craneal de la sutura escamosa, a la altura del nacimiento del cabello
5 VB	1 cun caudal de 4 VB
6 VB	2 cun caudal de 4 VB
7 VB	3 cun caudal de 4 VB
8 VB	En el hueso temporal, a 1,5 cun craneal del ángulo superior del hélix
9 VB	0,5 cun posterior de 8 VB
10 VB	1 cun craneal de la prominencia del occipital
11 VB	En la prominencia del occipital
12 VB	Debajo de la prominencia del occipital
13 VB	3 cun de la línea media, en el hueso frontal a 0,5 cun del nacimiento del cabello, zona de la entrada
14 VB	Hueso frontal a 1 cun del arco de la ceja (línea pupilar)
15 VB	0,5 cun interno de 13 VB
16 VB	1 cun posterior a 15 VB
17 VB	1,5 cun posterior de 15 VB
18 VB	3,5 cun posterior de 15 VB
19 VB	A 2,5 cun de la línea media, por encima de la protuberancia del occipital
20 VB	Inmediatamente debajo de la protuberancia occipital

21 VB	Trazando una línea recta entre la apófisis espinosa de C7 (la más prominente) y el olécranon, en el punto medio de esta
22 VB	Partiendo de la línea axilar media, a 3 cun caudal, a la altura del 4º espacio intercostal
23 VB	0,5 cun anterior a 22 VB, también en el 4º espacio intercostal
24 VB	Encima del cartílago costal de la 7º costilla, en el espacio intercostal, en línea vertical con el pezón
25 VB	Borde costal de la 12ª costilla
26 VB	2,5 cun oblicuo anterior de 25 VB a la altura de L3
27 VB	0,5 cun craneal a la EIAS
28 VB	0.5 oblicua interna de la EIAS
29 VB	En la EIAS
30 VB	Encima de la espina ciática
31 VB	7 cun proximal de la línea intercondilar, en el semitendinoso
32 VB	5 cun proximal de la línea intercondilar, en el semitendinoso
33 VB	Inmediatamente encima del cóndilo externo del fémur
34 VB	Debajo de la cabeza del peroné en su porción lateral
35 VB	7 cun del maleolo externo, detrás del peroné
36 VB	7 cun del maleolo externo, delante del peroné

37 VB	5 cun del maleolo externo, delante del peroné
38 VB	4 cun del maleolo externo, delante del peroné
39 VB	3 cun del maleolo externo, delante del peroné
40 VB	Angulo antero-inferior del maleolo externo
41 VB	Ángulo proximal entre el 4º y 5º metatarsiano
42 VB	0,5 cun próximo-medial de la 5º articulación metatarso-falángica
43 VB	Espacio interdigital del 5º y 4º dedo
44 VB	0,1 cun del ángulo ungueal externo del 4º dedo

6.12 Meridiano de Hígado. Jue Yin Pie

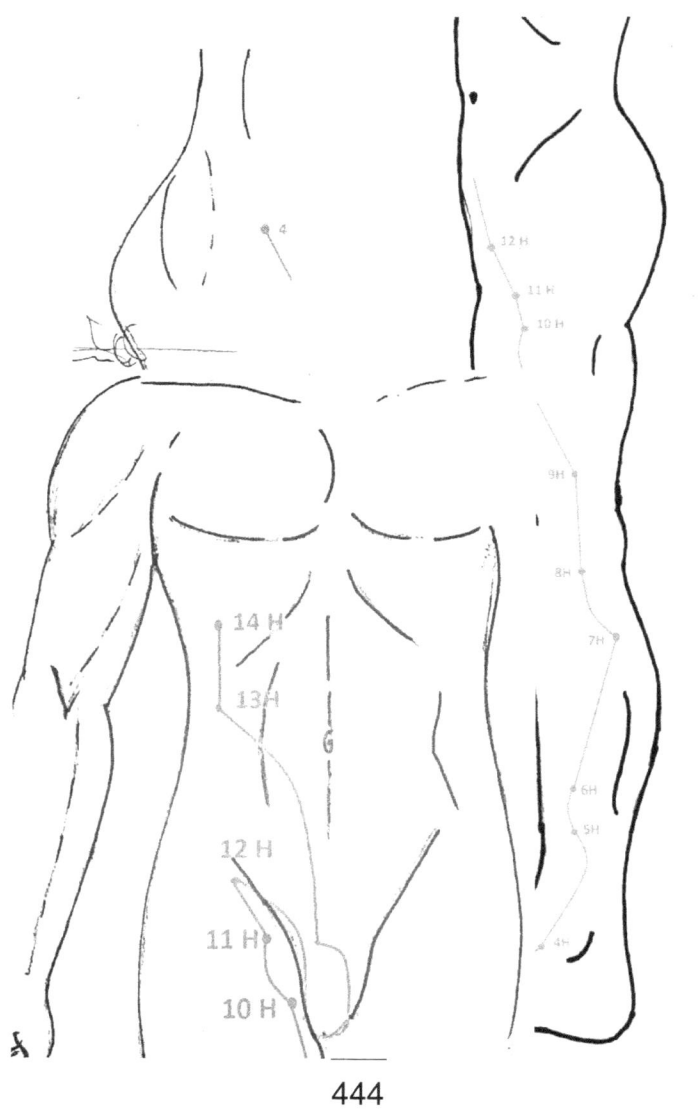

Puntos	Localización
1 H	0,1 cun del ángulo ungueal externo del 1er dedo del pie
2 H	Espacio interdigital entre el 2º y el 3er dedo
3 H	Inmediatamente distal a la base del 1er metatarsiano en su parte externa
4 H	Anterior al ángulo inferior del maleolo interno, en la depresión medial del tendón del tibial anterior
5 H	5 cun de la protuberancia máxima del maleolo interno
6 H	7 cun de la protuberancia máxima del maleolo interno
7 H	Posterior a la meseta tibial en su porción interna
8 H	Inmediatamente debajo del cóndilo interno del fémur
9 H	5 cun proximal de 8 H
10 H	4 cun distal de la sínfisis púbica entre el vasto interno y el medio
11 H	1 cun proximal de 10 H
12 H	2,5 lateral de la sínfisis púbica
13 H	Extremo costal de la 11ª Costilla
14 H	4 cun de la línea media, en el 6º espacio intercostal, en la línea del pezón.

6.4. Meridiano de Bazo. Tai Yin Pie

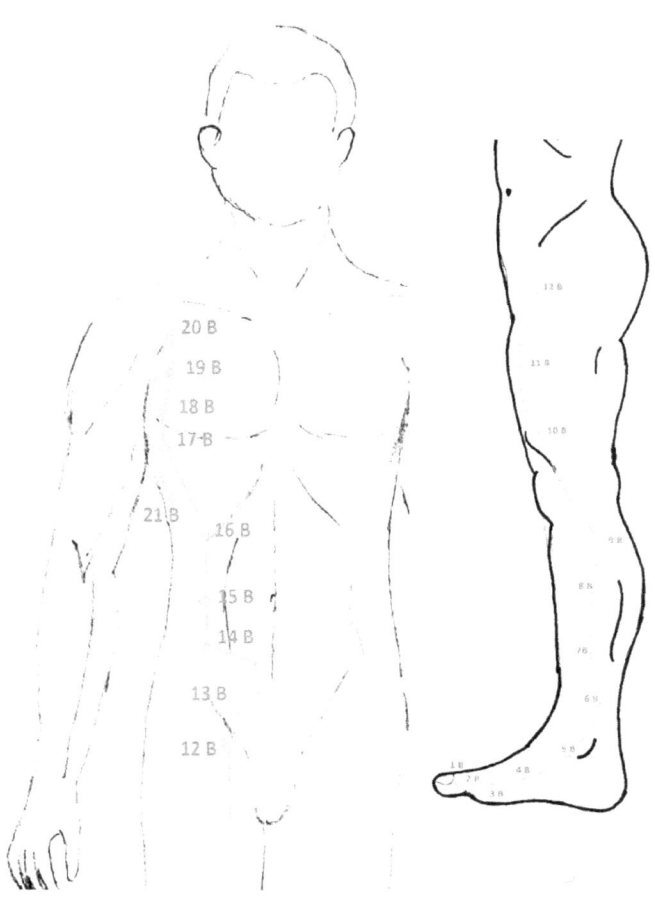

Puntos	Localización
1 B	0,1 cun del ángulo ungueal interno del 1er dedo
2 B	En la parte dorsal por encima de la base de la falange proximal del 1er dedo
3 B	En la parte lateral de la cabeza distal del 1er metatarsiano, en la diferenciación de la piel plantar y dorsal
4 B	En la parte lateral, en la articulación escafometatársica, en la diferenciación de la piel plantar y dorsal
5 B	Depresión del maleolo interno, en su parte anterior
6 B	3 cun proximal del maleolo interno, por detrás de la espina tibial
7 B	3 cun proximal de 6 B
8 B	4 cun proximal de 7 B
9 B	Detrás del cóndilo interno de la tibia, en su zona más interna o medial
10 B	En Fx de rodilla, a 2 cun proximal del borde superointerno rotuliano
11 B	Pate interna o medial, a mitad del recorrido del sartorio

12 B	En la parte media de la ingle, encima de la arteria femoral
13 B	Parte superior del hueco inguinal
14 B	3 cun craneal de 13 B
15 B	3 cun craneal de 14 B
16 B	4 cun craneal de 15 E, por debajo del arco de costal
17 B	6 cun lateral de la línea media, a la altura del 5° espacio intercostal
18 B	Misma altura que 17 B pero en el 4° espacio intercostal
19 B	Misma altura que 18 B, en el 3er espacio intercostal
20 B	Misma altura que 19 B, pero en el 2° espacio intercostal
21 B	En la parte lateral del tronco, en la línea axilar en el 6° espacio intercostal

6.5 Meridiano Corazón. Shao Yin Mano

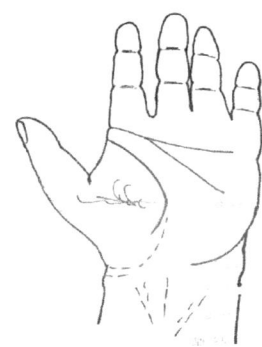

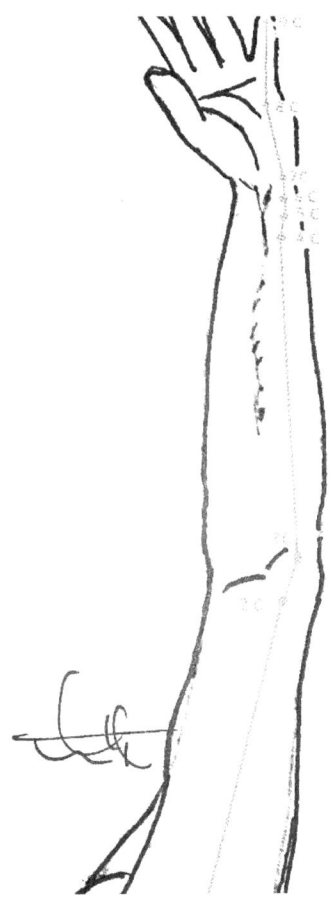

Puntos	Localización
1 C	distal del hueco axilar a la altura de la arteria humeral
2 C	3 cun proximal de la flexura del codo, en

	el borde interno del bíceps braquial
3 C	En el pliegue del epicóndilo interno del húmero, en Fx de codo
4 C	1,5 cun proximal del pliegue de la muñeca, encima del tendón cubital
5 C	1 cun proximal al pliegue de la muñeca, es decir, a 0,5 cun distal de 4 C
6 C	0,5 cun del pliegue de la muñeca, a la misma altura de 5 C
7 C	Debajo del hueso pisiforme, a 0,5 cun de 6 C
8 C	Lugar donde queda el pulpejo del meñique en Fx de mano, entre el 4º y 5º metacarpiano
9 C	0,1 cun del ángulo ungueal interno

7. INDICACIONES DE LOS PUNTOS DE ACUPUNTURA.

A continuación, describimos los Puntos de Acupuntura con sus acciones más comunes a nivel sintomático.

ZONA	TRATA	PUNTOS
	Anexitis	B15+B06
	Apoplejía	DU15
	Ascaridiasis	E25 +E36
	Ascitis debida a cirrosis	RM09+V13+V20
	Ascitis debida a cirrosis hepática	V20+V18 +V23+RM09
	Blefaroespasmo	V02+E02
	Blefaroespasmo	VB14+E02
	Blefaroptosis	V02
	Catarro habitual	SJ06+E36+E25+R06
	Colapso de la apoplejia	RM04
	Colapso por apoplejía	RM08
	Colapso	RM04+DU29
	Colapso	RM24+DU26+E36
	Colecistis y colelitiasis	RM12+V19+VB34
	Colecistis y colelitiasis	VB40+VB34+H14
	Colecistitis y colelitiasis	VB24+H03+H04
	Colecistitis, colelitiasis	V19
	Colecistitis	RM13+VB24
	Colecistitis	VB34+VB24

	Colelitiasis o colecistitis	V18+VB24+B09
	Disfasia	B05+VB20+RM23
	Distocia	IG04
	Dolor en el pecho y en la espalda	P01
	Dolor en el pecho y en la espalda	V12
	Dolor espasmodico del dedo pequeño	C08
	Edema	B08
	Edema	B09
	Edema	E28 +RM09+R07
	Edema	RM11+RM09
	Edema general	E43
	Emaciación debida a insuficinecias generales	E36
	Erisipela	V40
	Erisipela	V40+DU14+IG11+V17
	Escrofula	IG14
	Escrofula	IG15
	Escrofula,	C01
	Escrofula,	C03
	Escrofula,	E09
	Escrofula,	ID09
	Escrofula,	PE01
	Escrofula.	E12
	Escrofula	ID10
	Escrofula	IG18
	FALTA EN INTERHIPER	SJ20+V1+VB20+Taiyang (Ext 1)+V18
	Fiebre sin sudor	P08+IG04+SJ04+SJ06
	Forúnculos	DU12+V40
	Glositis	P09+RM23

	Gonartritis	V63
	Gonartritis	V39+E35+VB34
	Hematemesis	PE04
	Hemi lisis	E39 +VB30
	Hemiparálisis	VB39+V23+VB30+E36
	Hemiparálisis	IG11
	Hemiplejia	VB39
	Hemiplejia	PE06
	Hemiplejia	VB31
	Hemiplejía.	VB34
	hipo,	H14
	hipo,	V17
	hipo,	VB24
	IGUAL QUE P1	P02
	inflamación del M. Infraespinoso.	ID10+ID11
	inflamación pélvica	VB26+V32+RM04
	inflamación pélvica.	V27+B06+RM04+Zigon gxue(Extra22)
	insolacion,	PE03+V40 (picar para que sangre)
	Las mismas de ID4.	ID05
	letargia.	E45 +H01
	Leucopenia causada por radioterapia	DU14+IG04 +E36
	morbida,	RM05
	parálisis histérica.	VB43+R01
	parálisis infantil.	V37+E31+E32+E36+E40
	parotiditis aguda	E06 +SJ17 +IG04
	picado para causar	DU26+Shixuan (Extra 24) +V40

	pielonefritis.	V28+V23+RM03+B06
	pseudoparálisis bulbar.	DU15+VB20
	Sed excesiva,	C01
	Sed,	SJ04
	Tonsilitis.	C09+IG11
	Tonsilitis.	E44 +IG04
	Trata los órganos yan,	P01
	Tropismo por el dulce. Goloso	B05
Abdomen	Dolor en el hipocondrio	B21
Abdomen	Dolor en el hipocondrio	C03
Abdomen	Dolor en el hipocondrio	C09
Abdomen	Dolor en el hipocondrio	PE01
Abdomen	Dolor en el hipocondrio	PE07
Abdomen	Dolor en el hipocondrio	SJ05
Abdomen	Dolor en el hipocondrio	SJ06
Abdomen	Dolor en el hipocondrio	V18
Abdomen	Dolor en el hipocondrio	V19
Abdomen	Dolor en el hipocondrio	VB24
Abdomen	Dolor en el hipocondrio	VB25
Abdomen	Dolor en el hipocondrio	VB26
Abdomen	dolor en el hipocondrio,	H02
Abdomen	dolor en el hipocondrio,	H03
Abdomen	dolor en el hipocondrio,	H13
Abdomen	dolor en el hipocondrio,	VB39
Abdomen	Dolor en el hipocondrio,	VB41
Abdomen	dolor en el hipocondrio,	VB44
Abdomen	dolor en hipocondrio,	VB34
Abdomen	Dolor en la parte baja del abdomen,	RM06
Abdomen	dolor en la region umbilical.	H04
Abdomen	dolor epigástrico,	V21

Abdomen	dolor periumbilical,	E25
Abdomen	dolor y distensión abdominal;	IG10
Abdomen	masas abdominales,	E25
Abdomen	Plenitud abdominal,	V39
Abdomen	plenitud de abdomen,	IG03
Abdomen	Plenitud y dolor del abdomen bajo,	R11
Abdomen	plenitud y rigidez en el hipocondrio,	H14
Abdomen	timpnismo abdominal,	RM09
Abdominal	masa en la region abdominal,	H13
Boca	aftas,	P08
Boca	dolor de dientes	IG05+IG02
Boca	dolor de dientes	IG07+E44
Boca	dolor de dientes	SJ21+SJ23+IG04
Boca	dolor de dientes y muelas	IG04+E07+E06
Boca	dolor de dientes y muelas	P07+IG04
Boca	dolor de dientes y muelas,	P07
Boca	dolor de dientes,	E06
Boca	dolor de dientes,	E42
Boca	Dolor de dientes,	E44
Boca	dolor de dientes,	E45
Boca	dolor de dientes,	ID18
Boca	dolor de dientes,	ID19
Boca	dolor de dientes,	IG01
Boca	dolor de dientes,	IG02
Boca	dolor de dientes,	IG03
Boca	dolor de dientes,	R03
Boca	dolor de dientes,	SJ08
Boca	dolor de dientes,	SJ17
Boca	dolor de dientes,	SJ23

Boca	dolor de dientes,	VB02
Boca	dolor de dientes.	E07
Boca	dolor de dientes.	E45 +E07
Boca	dolor de dientes.	SJ08+IG04
Boca	dolor de dientes.	SJ21
Boca	dolor de dientes;	IG05
Boca	Dolor de dientes;	IG10
Boca	dolor de dientes;	IG15
Boca	dolor dental,	IG04
boca	dolor e hinchazón de las encias,	DU28
Boca	dolor en los dientes inferiores.	E06 +E07+IG04
Boca	estomatitis.	E37 +RM04
Boca	estomatitis.	P08+E44
Boca	excesiva salivacion.	RM24+E04+RM23
Boca	gingivitis.	E44 +E06 +IG04
Boca	gingivitis.	SJ20+IG04
Boca	hinchazón de la encía,	SJ20
Boca	hinchazón de las encias,	RM24
Boca	Hinchazón y dolor de la region sublingual,	RM23
Boca	hinchazón y dolor en la boca y la lengua;	IG07
Boca	Hinchazón, dolor y rigidez de la lengua,	P09
Boca	**odontalgias**	E44
Boca	periodontitis.	ID18+IG04
Boca	rigidez de la lengua debida a aplopejia,	RM23
Boca	rigidez de la lengua,	DU15
Boca	rigidez de la lengua,	SJ01

Boca	rigidez de la lengua,	VB44
Boca	sabor amargo en la boca,	V19
Boca	sabor amargo en la boca,	VB34
Boca	salivación con lengua flacida,	RM23
Boca	salivacion,	E04
Boca	salivacion,	RM24
Boca	salivacion.	E04+RM24
Boca	sequedad de boca,	PE03
Boca	Su sangrado alivia dolor de la punta de la lengua	ID01
boca	ulceras de la boca y la lengua.	IG07+C05
Brazo	edema y dolor del codo y el brazo.	IG06
Brazo	enroj. e hinchazón de dedos y dorso de la mano.	IG03
Brazo	Enrojecimiento e hinchazón del dorso de la mano.	IG03+ID03
Brazo	Problemas del hombro,	ID12
Brazo	problemas en el biceps o en el triceps.	P04
Brazos	contractura del codo,	PE05
Brazos	contractura y dolor de brazos	PE06
Brazos	debilidad de la muñeca.	IG05
Brazos	debilidad de la muñeca.	P07
Brazos	debilidad de la muñeca.	P07+ID06
Brazos	dolor espasmodico del codo y brazo.	P05
Brazos	dolor de hombro	P01
Brazos	dolor de la muñeca,	SJ04
Brazos	dolor de los miembros superiores.	IG10+C03
Brazos	Dolor del brazo y del hombro,	SJ04
Brazos	dolor en al mano y brazo.	SJ08

Brazos	dolor en codo y brazo	IG06+IG04
Brazos	dolor en el brazo	PE05
Brazos	dolor en el brazo.	C01
Brazos	dolor en el brazo.	SJ07
Brazos	Dolor en el codo y en el brazo,	ID08
Brazos	dolor en el codo y en el brazo.	SJ07+IG11
Brazos	dolor en el hombro	C01
Brazos	dolor en el hombro y brazo	IG14+ID11+IG11
Brazos	dolor en el hombro y brazo.	E38
Brazos	Dolor en el hombro y brazo;	IG14
Brazos	Dolor en el hombro y brazo;	IG15
Brazos	Dolor en el hombro y en el brazo,	ID09
Brazos	Dolor en el hombro y en el brazo,	ID10
Brazos	dolor en la articulación de la muñeca.	SJ04+ IG05+ID04
Brazos	dolor en la articulación del hombro	IG15+SJ14
Brazos	dolor en la axila	C03
Brazos	dolor en la muñeca y en el antebrazo.	C05
Brazos	dolor en la muñeca y en el brazo.	P09
Brazos	dolor en la muñeca y en la mano.	P08
Brazos	dolor en la muñeca,	ID05
Brazos	dolor en la muñeca.	ID04
Brazos	dolor en la parte anteroexterna del brazo,	P04
Brazos	dolor en la parte interior del brazo	P03
Brazos	dolor espasmodico del codo y del brazo.	C04
Brazos	dolor espasmodico del codo y del brazo.,	C03
Brazos	dolor espasmodico del codo y el brazo	P05+IG15+IG11+IG4el

Brazos	dolor espastico del dedo, codo y brazo.	ID03
Brazos	dolor y contractura del codo y brazo.	PE03
Brazos	dolor y tic del codo y del brazo.	ID07
Brazos	dolor y/o parálisis en el brazo.	IG04+IG15+IG11+IG10+ID05
Brazos	dolor, discap. Flexión-extensión codo y brazo.	P06
Brazos	Dolor, entumecimiento, flacidez de brazos	SJ05
Brazos	dolores en el hombro, espalda, codo y brazo.	ID06
Brazos	entumecimiento de las extremidades superiores	IG15+IG11+IG04+SJ5
Brazos	entumecimiento de las extremidades superiores;	IG15
Brazos	entumecimiento y dolor de la mano y brazo.	IG10
Brazos	entumecimiento y dolor en brazo y en mano.	IG11
Brazos	Hinchazón axilar,	VB38
Brazos	hinchazón de la region axilar,	PE01
Brazos	hinchazón de la region axilar.	PE01+V39
Brazos	linfadenitis axilar.	ID09+IG11
Brazos	linfadenitis axilar.	V19+IG14
Brazos	parálisis de las extremidades superiores.	C03+RM03
Brazos	parálisis del nervio Cubital.	C04+C03
Brazos	parálisis del nervio cubital.	ID08+SJ03
Brazos	periartritis del hombro.	ID09+IG15
Brazos	periartritis del hombro.	ID11+IG15

Brazos	temblor de las extremidades superiores.	ID08+VB20
Brazos	tenosinovitis de la muñeca	IG05+IG06+P07
Cabeza	Cefalea	V64
Cabeza	cefalea nerviosa.	DU16+ID03
Cabeza	cefalea nerviosa.	V62+V63
Cabeza	cefalea y dolor de cabeza.	V59+VB20
Cabeza	cefalea,	DU16
Cabeza	Cefalea,	DU20
Cabeza	Cefalea,	DU23
Cabeza	cefalea,	DU24
Cabeza	cefalea,	E08
Cabeza	cefalea,	E40
Cabeza	cefalea,	E41
Cabeza	Cefalea,	H02
Cabeza	Cefalea,	H03
Cabeza	cefalea,	ID01
Cabeza	Cefalea,	ID02
Cabeza	Cefalea,	ID05
Cabeza	Cefalea,	ID07
Cabeza	Cefalea,	R01
Cabeza	cefalea,	SJ23
Cabeza	Cefalea,	V02
Cabeza	Cefalea,	V10
Cabeza	cefalea,	V12
Cabeza	cefalea,	V58
Cabeza	cefalea,	V59
Cabeza	Cefalea,	V60
Cabeza	Cefalea,	V62
Cabeza	cefalea,	V63

Cabeza	cefalea,	V65
Cabeza	cefalea,	V66
Cabeza	cefalea,	V67
Cabeza	cefalea,	VB01
Cabeza	cefalea,	VB14
Cabeza	cefalea,	VB43
Cabeza	Cefalea,	VB44
Cabeza	cefalea, enrojecimiento y dolor del ojo,	VB20
Cabeza	dolor de cabeza	V65
Cabeza	Dolor de cabeza debido a patógenos exógenos,	P07
Cabeza	Dolor de cabeza,	DU16
Cabeza	dolor de cabeza,	DU24
Cabeza	Dolor de cabeza,	E08
Cabeza	Dolor de cabeza,	E40
Cabeza	Dolor de cabeza,	E41
Cabeza	dolor de cabeza,	H02
Cabeza	dolor de cabeza,	H03
Cabeza	Dolor de cabeza,	ID01
Cabeza	dolor de cabeza,	ID02
Cabeza	dolor de cabeza,	ID05
Cabeza	dolor de cabeza,	ID07
Cabeza	dolor de cabeza,	R01
Cabeza	Dolor de cabeza,	SJ01
Cabeza	Dolor de cabeza,	SJ02
Cabeza	Dolor de cabeza,	SJ03
Cabeza	Dolor de cabeza,	SJ23
Cabeza	Dolor de cabeza,	V58
Cabeza	Dolor de cabeza,	V59

Cabeza	dolor de cabeza,	V60
Cabeza	Dolor de cabeza,	VB01
Cabeza	dolor de cabeza.	E41 +VB20 +DM20
Cabeza	dolor de cabeza.	SJ05
Cabeza	Dolor de cabeza;	IG04
Cabeza	Dolor de cabeza;	IG07
Cabeza	Dolor de nuca.	ID08
Cabeza	dolor en la cabeza	C03
Cabeza	dolor en la cabeza y en la nuca.	V66+VB20
Cabeza	dolor en la frente,	V63
Cabeza	dolor occipital.	V60+V10
Cabeza	dolor occipital.	V65+V10
Cabeza	Dolor y rigidez de la cabeza	VB20
Cabeza	el dolor de cabeza	IG04+P07+SJ05+VB20 +DM14
Cabeza	el dolor de cabeza por patogeno exogeno.	P07+VB20 +Taiyang (extra 1)
Cabeza	**específico de cabeza, si hay exceso yang**	DM20
Cabeza	la Migraña	ID01+Taiyang (Extra 1)
Cabeza	migraña	VB41+SJ03+VB20
Cabeza	migraña.	V67+Taiyang (Extra 1)
Cabeza	migrañas.	E8+DM20+Taiyang(extra1)+IG4+VB8
Cabeza	parálisis cerebral	DU15+E36
Cabeza	problemas de la cabeza	IG04
Calor	Abre el Yan Wei.	SJ05
Calor	apaga el Fuego de los yan y trata el pulmón	P01

Calor	Armoniza el Saho yan.	SJ05
Calor	Calma el dolor.	E06
Calor	Calma el dolor.	E07
Calor	Calma el Dolor.	VB41
Calor	Calor.	SJ03
Calor	Calor.	SJ04
Calor	Desbloque el meridiano Shao Yan.	SJ03
Calor	Desbloquea el meridiano.	SJ10
Calor	Dispersa Calor	E04
Calor	Dispersa Calor	E45
Calor	Dispersa Calor	ID01
Calor	Dispersa Calor	ID06
Calor	Dispersa Calor	ID08
Calor	Dispersa Calor	IG02
Calor	Dispersa Calor	IG06
Calor	Dispersa Calor	P06
Calor	Dispersa Calor	P10
Calor	Dispersa Calor	P11
Calor	Dispersa Calor	SJ01
Calor	Dispersa Calor	V40
Calor	Dispersa Calor	V65
Calor	Dispersa Calor	VB41
Calor	Dispersa Calor	VB43
Calor	Dispersa Calor, despeja el orificio puro.	ID01
Calor	Dispersa Calor-humedad.	SJ10
Calor	Dispersa el Calor ,	P06
Calor	Dispersa el Calor,	ID08
Calor	Dispersa viento-Calor.	SJ05
Calor	Dispersa viento-Calor.	SJ06

Calor	Dispersa y despeja Calor del Pulmón y la sangre	P05
Calor	Ds Calor, desbloquea el meridiano.	SJ02
Calor	Ds Calor-viento.	E06
Calor	Ds Calor-viento.	E07
Calor	Ds Calor-viento.	V67
Calor	Ds viento-Calor.	IG05
Calor	Ds viento-Calor.	IG15
Calor	Ds Yang Ming y Calor.	E44
Calor	Ds Yang Ming.	IG02
Calor	Enfría la xue.	V40
Calor	Enrojecimiento,	E02
Calor	enrojecimiento,	IG05
Calor	enrojecimiento,	V01+Taiyang (Extra 1)+V02+VB37
Calor	Expulsa el Fuego de Estómago.	E44
Calor	Favorece la articulación.	E06
Calor	Favorece la articulación.	E07
Calor	Favorece la articulación.	SJ10
Calor	Favorece los tendones y articulaciones.	IG05
Calor	Fiebre, dolor ojo, migrañas.	VB44
Calor	Hipogalactia.	ID01
Calor	Llave Dai Mai, ojos, jaqueca (lado opuesto)	VB41
Calor	Patología de la cara, fiebre, oftalmología	VB43
Calor	Posición incorrecta del feto.	V67
Calor	Produce líquidos (peristaltismo)	SJ04

Calor	Reanimación, ojos rojos, cefaleas, faringitis,	SJ01
Calor	Refresca la xue.	P06
Calor	Regula Xi pulmón.	P06
Calor	Regula Xi pulmón.	P10
Calor	Seda el Estómago.	E45
Cáncer	efectos anticancerosos, prevención del cáncer,	PE06
Cara	afasia	VB20+RM23+C05
Cara	afasia con rigidez de la lengua,	C05
Cara	afasia debida a apoplejia.	RM23+DU15+C05+ R01
Cara	afasia histerica.	C04+RM23
Cara	afasia histerica.	DU15+DU26+C05
Cara	afasia histerica.	RM23+DU26
Cara	afasia post apoplejia,	DU16
Cara	afasia post apoplejia,	DU20
Cara	afasia,	DU15
Cara	afasia,	RM23
Cara	afasia.	C05+RM23+DU20
Cara	afasia.	RM22+RM23+PC06
Cara	afasia.	SJ08+VB20+RM23
Cara	artritis mandibular.	E07 +IG04
Cara	Boca torcida,	E04
Cara	Boca torcida,	E06
Cara	boca torcida,	E44
Cara	Desviación de la boca,	E01
Cara	Desviación de la boca,	E07
Cara	Desviación de la boca,	E42
Cara	Desviación de la boca,	IG02
Cara	Desviación de la boca,	IG04

Cara	Desviación de la boca,	V02
Cara	Desviación de la boca,	VB14
Cara	desviación de la boca y del ojo,	DU26
Cara	desviación de la boca y ojos,	P07
Cara	desviación de la boca,	E02
Cara	desviación de la boca,	H02
Cara	desviación de la boca,	H03
Cara	Desviación de la boca,	RM24
Cara	desviación de la boca,	SJ17
Cara	desviación de la boca,	VB02
Cara	desviación de la boca;	IG20
Cara	dolor en 2ª y 3ª ramas del nervio Trigemino.	E07 +E02+IG03+E14
Cara	dolor en la cara.	E02
Cara	dolor en la cara.	ID18
Cara	dolor en la segunda rama del nervio trigemino.	E02+Taiyang (Extra 1)+E07+IG04
Cara	Edema de mejilla	ID17
Cara	Edema en la mejilla.	ID08
Cara	Edema facial	E43
Cara	espasmo facial	IG04+H03
Cara	espasmo facial.	ID06+E2
Cara	espasmos faciales.	ID18+Sibai(Extra2)+Taiyang (Extra 1)
Cara	hinchazón de la cara,	DU26
Cara	hinchazón de la cara,	E42
Cara	hinchazón de la cara,	RM24
Cara	hinchazón de la cara;	IG07
Cara	hinchazón de la mejilla,	E06
Cara	hinchazón de la mejilla,	ID18

Cara	hinchazón de la mejilla.	SJ17
Cara	inflamación de la articulación mandibular.	ID19+IG04
Cara	neuritis mandibular.	SJ17+E07
Cara	parálisis facial o desviación de la boca	E04 +E06 +IG04
Cara	parálisis facial.	ID18+VB14 +Taiyang (Extra 1) +E04
Cara	parálisis facial.	RM24+Taiyang(Extra1) +H07+E4+E6
Cara	parálisis facial.	SJ17+E04+E06+E07+E02+IG04
Cara	parálisis facial.	VB02+E02+E04+E06+IG04
Cara	Parálisis y neuralgia facial,	ID18
Cara	temblor y tirantez en el párpado,	SJ23
Cara	tics de los párpados,	VB14
Cara	tics del parpado,	E01
Cara	tics en los parpados,	E02
Cara	tics en los parpados,	E08
Cara	tics en los párpados,	V02
Cara	tics en los parpados.	E04
Cara	tics o calambres en los parpados,	ID18
Cara	Tonifica la cara.	ID03
Circulación	elevar el numero de eosinofilos en sangre.	PE06
Circulación	hipertensión	B06+IG11
Circulación	hipertensión	E36 +IG11
Circulación	hipertensión	E40 +IG11

Circulación	hipertensión	IG04+H03
Circulación	hipertensión	IG11+E36+B06
Circulación	hipertensión.	DU04+IG11
Circulación	hipertensión.	DU20+IG11 +E09
Circulación	hipertensión.	E09
Circulación	hipertensión.	E09 +IG11
Circulación	hipertensión.	H03+IG11
Circulación	hipertensión.	ID16+IG11
Circulación	hipertensión.	R01+IG11
Circulación	hipertensión.	R03+H03+IG11
Circulación	hipertensión.	V14+H03
Circulación	hipertensión.	V23+IG11+E09
Circulación	hipertensión.	VB44+IG11
Circulación	hipotensión.	DU25+PC06
Circulación	hipotensión.	PE06+DU25

Columna	incapacidad para flexo-extensión del cuello.	V11+V64
Columna	Rigidez de cuello y nuca	ID14
Columna	rigidez de cuello,	DU16
Columna	rigidez de cuello,	ID07
Columna	rigidez de cuello,	V10
Columna	rigidez de cuello,	V11
Columna	rigidez de cuello,	V12
Columna	rigidez de cuello,	V64
Columna	rigidez de cuello,	V65
Columna	rigidez de cuello,	V66
Columna	rigidez de cuello,	VB39
Columna	rigidez de cuello.	SJ20
Columna	rigidez de cuello.	VB39+V10+ID03+VB20
Columna	Rigidez de espalda,	DU04
Columna	rigidez de espalda.	DU09
Columna	**rigidez de la nuca**	V40
Columna	rigidez de la nuca,	P07
Columna	rigidez del cuello	VB20+SJ05
Columna	rigidez en el cuello,	V60
Columna	rigidez espasmódica del cuello;	IG14
Columna	rigidez y dolor de la zona lumbar.	V28
Columna	rigidez y dolor en la cabeza y en la nuca.	DU15
Columna	rigidez y dolor en la espalda.	DU12
Columna	rigidez y dolor en la nuca y cuello,	ID16
Columna	rigidez y dolor en la zona lumbosacra,	V39
Corazón	Agregar si hay palpitaciones	RM15
Corazón	Angina de pecho	C03+PC06
Corazón	angina de pecho	H01+PC06

Corazón	angina de pecho	RM14+PC06+V15
Corazón	angina de pecho o taquicardia.	V15+PC06
Corazón	Angina de Pecho.	C01+PC06
Corazón	angina de pecho.	C08+PC06
Corazón	angina de pecho.	P09+PC06+C07
Corazón	angina de pecho.	PE03+PC06+PC07
Corazón	angina de pecho.	PE06+PC04+ V15
Corazón	angina de pecho.	V14+PC06
Corazón	angina de pecho.	V64+PC06+C05+V15
Corazón	angina de pecho.	VB41+PC06
Corazón	arritmia.	C07+PC06+V15
corazón	colapso por apoplejia	RM06
Corazón	Dolor cardiaco,	C03
Corazón	Dolor cardiaco,	C04
Corazón	Dolor cardiaco,	C06
Corazón	Dolor cardiaco,	C07
Corazón	dolor cardiaco,	C09
Corazón	dolor cardiaco,	DU09
Corazón	Dolor cardiaco,	P08
Corazón	Dolor cardiaco,	P09
Corazón	Dolor cardiaco,	PE03
Corazón	Dolor cardiaco,	PE04
Corazón	Dolor cardiaco,	PE05
Corazón	Dolor cardiaco,	PE06
Corazón	Dolor cardiaco,	PE07
Corazón	dolor cardiaco,	V14
Corazón	Dolor cardiaco,	V15
Corazón	Dolor cardiaco,	V16
Corazón	enfermedad coronaria y angina de	RM17+V15+PC06
Corazón	enfermedades coronarias.	PE07+PC06+PC04+C08

Corazón	miocarditis.	V64+PC6
Corazón	palpitaciones debidas a panico,	C06
Corazón	palpitaciones debidas a panico,	C07
Corazón	Palpitaciones ligeras o severas,	C05
Corazón	palpitaciones severas,	C07
Corazón	Palpitaciones,	C08
Corazón	Palpitaciones,	C09
Corazón	Palpitaciones,	DU24
Corazón	palpitaciones,	PE03
Corazón	palpitaciones,	PE04
Corazón	palpitaciones,	PE05
Corazón	palpitaciones,	PE06
Corazón	palpitaciones,	PE07
Corazón	palpitaciones,	RM14
Corazón	palpitaciones,	RM17
Corazón	palpitaciones,	V15
Corazón	regula circul. coronaria, mejora fun. miocardio	PE06
Corazón	taquicardia	V16+PC04
Corazón	taquicardia.	C06+PC06
Corazón	taquicardia.	PE04+PC06+C07
Corazón	taquicardia.	R02+VB34+PC06
Corazón	taquicardias,	C05
Cuello	Cuello y cervicales	ID03
Cuello	dolor en el cuello	VB36+VB20+ID03
Cuello	dolor en la nuca,	C03
Cuello	Dolor y rigidez de la cabeza y el cuello,	ID03
Cuello	Dolor y rigidez del cuello y de la nuca,	DU14
Cuello	Dolor y rigidez del cuello y de la nuca,	ID04

Cuello	Dolor y rigidez del cuello,	VB20
Cuello	Edema de cuello y submandibular	ID04
Cuello	rigidez de cuello.	SJ05+VB20
Digestivo	acidez de estomago,	RM14
Digestivo	ajustar la actividad de la amilasa salivar	PE06
Digestivo	aliento fetido.	P08
Digestivo	aliviar el espasmo gastrointestinal.	PE06
Digestivo	alteraciones gastrointestinales.	IG10+E36
Digestivo	apendicitis aguda,	E36
Digestivo	apendicitis aguda,	E37
Digestivo	Borborigmos	B03
Digestivo	Borborigmos	B06
Digestivo	borborigmos,	E25
Digestivo	borborigmos,	E30
Digestivo	Borborigmos,	E37
Digestivo	borborigmos,	E43
Digestivo	borborigmos,	H13
Digestivo	borborigmos,	IG03
Digestivo	borborigmos,	R07
Digestivo	borborigmos,	RM08
Digestivo	borborIgmos,	RM09
Digestivo	borborigmos,	RM10
Digestivo	borborigmos,	RM11
Digestivo	borborigmos,	RM12
Digestivo	borborigmos,	VB25
Digestivo	borborigmos.	V21
Digestivo	Borborigsmos	B07
Digestivo	borborigsmos;	IG07
Digestivo	Borborismos,	V22

Digestivo	calculos biliares.	H14+VB24+VB34+V19
Digestivo	Constipación	B05
Digestivo	constipación	B15
Digestivo	constipación,	DU01
Digestivo	constipación,	E25
Digestivo	constipación,	E36
Digestivo	constipación,	E37
Digestivo	constipación,	E40
Digestivo	constipación,	IG04
Digestivo	constipación,	R01
Digestivo	constipación,	R06
Digestivo	constipación,	R08
Digestivo	constipación,	V25
Digestivo	constipación,	V28
Digestivo	constipación,	V54
Digestivo	constipación.	B02
Digestivo	constipación.	B03+E25
Digestivo	constipación.	B05+V57
Digestivo	constipación.	R04+SJ06
Digestivo	constipación.	R06+SJ06
Digestivo	constipación.	RM05+SJ06
Digestivo	constipación.	V22+SJ06
Digestivo	constipación.	V25+E25+SJ06
Digestivo	constiparon,	SJ06
Digestivo	controlar la secreción gástrica,	PE06
Digestivo	Diarrea	B02
Digestivo	Diarrea	B03
Digestivo	Diarrea	B04
Digestivo	Diarrea	B05
Digestivo	Diarrea	B06

Digestivo	Diarrea	B08
Digestivo	Diarrea	B15
Digestivo	diarrea	RM08
Digestivo	diarrea	RM09
Digestivo	Diarrea,	DU01
Digestivo	diarrea,	DU04
Digestivo	diarrea,	E37
Digestivo	diarrea,	H06
Digestivo	diarrea,	R07
Digestivo	diarrea,	R08
Digestivo	diarrea,	RM04
Digestivo	diarrea,	RM06
Digestivo	diarrea,	RM12
Digestivo	diarrea,	V25
Digestivo	diarrea,	V27
Digestivo	diarrea,	V28
Digestivo	diarrea,	VB25
Digestivo	diarrea.	E21
Digestivo	diarrea;	IG10
Digestivo	diarreas,	E25
Digestivo	diarreas,	E36
Digestivo	diarreas,	V20
Digestivo	diarreas,	V22
Digestivo	diarreas,	V40
Digestivo	diarreas.	H13
Digestivo	diarreas.	PE03+V40 +picar para sangrar
Digestivo	diarreas;	IG11
Digestivo	dificultad al tragar.	RM22

Digestivo	dificultad al tragar.	RM22+RM23+RM17+R06
Digestivo	dificultad al tragar.	RM23
Digestivo	disenteria	B04
Digestivo	disenteria	E25 +E36
Digestivo	disenteria o diarrea.	V65+V25+RM12+VB34
Digestivo	disenteria,	E25
Digestivo	disenteria,	E36
Digestivo	disenteria,	IG04
Digestivo	disenteria,	RM08
Digestivo	disenteria,	V20
Digestivo	disenteria,	V27
Digestivo	disenteria.	E44 +E25
Digestivo	disenteria.	R08+E25+E37
Digestivo	disenteria.	V21+E25+VB34
Digestivo	disenteria;	IG11
Digestivo	disfagia,	RM14
Digestivo	disfagia,	RM17
Digestivo	disfagia,	RM22
Digestivo	disfunción gastrointestinal.	V43+RM12+E36
Digestivo	Distensión Abdominal	B01
Digestivo	Distensión Abdominal	B02
Digestivo	Distensión Abdominal	B03
Digestivo	Distensión Abdominal	B05
Digestivo	Distensión Abdominal	B06
Digestivo	Distensión Abdominal	B06+RM09
Digestivo	Distensión Abdominal	B07
Digestivo	Distensión Abdominal	B09
Digestivo	distensión abdominal	RM08
Digestivo	Distensión abdominal baja,	E28

Digestivo	distensión abdominal,	E21
Digestivo	Distensión abdominal,	E25
Digestivo	distensión abdominal,	E36
Digestivo	distensión abdominal,	E41
Digestivo	distensión abdominal,	E44
Digestivo	distensión abdominal,	H02
Digestivo	Distensión Abdominal,	H13
Digestivo	distensión abdominal,	R07
Digestivo	distensión abdominal,	RM11
Digestivo	distensión abdominal,	RM12
Digestivo	distensión abdominal,	RM13
Digestivo	Distensión abdominal,	V20
Digestivo	distensión abdominal,	V21
Digestivo	distensión abdominal,	V22
Digestivo	Distensión abdominal,	V25
Digestivo	Distensión abdominal,	VB25
Digestivo	Distensión abdominal,	VB39
Digestivo	distensión adominal,	H14
Digestivo	Dolor abdominal	B04
Digestivo	Dolor abdominal	B08
Digestivo	Dolor abdominal	B12
Digestivo	Dolor abdominal	B15
Digestivo	Dolor abdominal	E30
Digestivo	Dolor abdominal bajo,	E39
Digestivo	dolor abdominal bajo,	H08
Digestivo	dolor abdominal y diarrea.	IG07+E36+E37
Digestivo	Dolor abdominal,	E29
Digestivo	Dolor abdominal,	E30
Digestivo	dolor abdominal,	E37
Digestivo	dolor abdominal,	E43

Digestivo	Dolor abdominal,	H06
Digestivo	dolor abdominal,	IG04
Digestivo	Dolor abdominal,	RM05
Digestivo	Dolor abdominal,	RM08
Digestivo	Dolor abdominal,	RM09
Digestivo	Dolor abdominal,	RM10
Digestivo	dolor abdominal,	V16
Digestivo	Dolor abdominal,	V27
Digestivo	dolor abdominal,	V40
Digestivo	dolor abdominal,	VB26
Digestivo	dolor abdominal,	VB36
Digestivo	dolor abdominal;	IG07
Digestivo	dolor abdominal;	IG11
Digestivo	dolor de estomago,	PE03
Digestivo	dolor gastrico	B02
Digestivo	Dolor gastrico	B03
Digestivo	Dolor gastrico	B04
Digestivo	Dolor gastrico,	E21
Digestivo	dolor gastrico,	E34
Digestivo	Dolor gastrico,	E36
Digestivo	dolor gastrico,	E42
Digestivo	dolor gastrico,	E44
Digestivo	Dolor gastrico,	RM11
Digestivo	Dolor gastrico,	RM13
Digestivo	dolor gastrico.	DU09+PC06+E36
Digestivo	Enfermedades gastricas,	RM12
Digestivo	enfermedades gastrointestinales	E36 +RM12 +PC06
Digestivo	enteritis	B02+E36
Digestivo	enteritis	VB25+E25+E36
Digestivo	enteritis cronica	DU02+E36

Digestivo	enteritis cronica	DU04+E25+E36
Digestivo	enteritis cronica	H13+E36, +V20 +E25
Digestivo	enteritis,	E25 +E36
Digestivo	enteritis.	B15+RM06
Digestivo	enteritis.	E37 +E25
Digestivo	enteritis.	E38 +E25
Digestivo	enteritis.	E39 +E25
Digestivo	enteritis.	V22+B09+E37
Digestivo	enteritis.	V27+E36
Digestivo	espasmo gastrico.	RM12+PC06+E36
Digestivo	espasmo gastrico.	RM13+B04
Digestivo	estómago; neuralgia del estomago.	B04+PC06
Digestivo	Gastralgia y vómitos	E21
Digestivo	gastralgia,	PE05
Digestivo	gastralgias	PE06+B04
Digestivo	gastralgias,	PE06
Digestivo	gastralgias,	PE07
Digestivo	gastritis	B02+E36
Digestivo	gastritis	B04+E36
Digestivo	gastritis aguda.	RM12+PC06+E34
Digestivo	gastritis o gastroespasmo.	PE07+RM12
Digestivo	gastritis o indigestion.	RM10+E36+V21+Sifeng (Extra 25)
Digestivo	gastritis.	E21 +E36 +V21
Digestivo	gastritis.	E34+B04
Digestivo	gastritis.	R27+RM12+E36
Digestivo	gastritis.	RM15+E40+E36
Digestivo	gastroenteritis aguda	B01+E25+E36
Digestivo	gastroenteritis aguda.	B03+E36
Digestivo	gastroenteritis,	E43

Digestivo	gastroenteritis.	H06+E36 +E25
Digestivo	gastroespasmo.	B02+PC06
Digestivo	gastroespasmo.	B12+PC06
Digestivo	heces purulentas y sanguinolientas,	E39
Digestivo	heces sangrantes,	DU01
Digestivo	heces sangrantes,	V20
Digestivo	heces sanguinolientas	B01
Digestivo	hemorroides	B05+V57
Digestivo	hemorroides que sangran,	VB39
Digestivo	hemorroides,	DU01
Digestivo	hemorroides,	P06
Digestivo	hemorroides,	V27
Digestivo	hemorroides,	V36
Digestivo	hemorroides,	V54
Digestivo	Hemorroides,	V57
Digestivo	hemorroides,	V58
Digestivo	hemorroides.	V57+DU20+DU01
Digestivo	hemorroides.	V58+V40+V36
Digestivo	hepatitis cronica.	H14+Du14
Digestivo	hepatitis crónica.	V19+DU14+E36
Digestivo	hepatitis.	V20+V18+V23
Digestivo	hepatopatia aguda.	H14+V20 +Du01
Digestivo	Ictericia	B09
Digestivo	Ictericia	ID18
Digestivo	Ictericia,	DU09
Digestivo	ictericia,	ID04
Digestivo	ictericia,	R02
Digestivo	ictericia,	RM12
Digestivo	Ictericia,	V18
Digestivo	Ictericia,	V19

Digestivo	ictericia,	V20
Digestivo	ictericia,	VB34
Digestivo	ictericia.	VB24
Digestivo	Indigestión	B16
Digestivo	indigestion,	RM10
Digestivo	indigestión.	V21+V18+E36
Digestivo	insuficiencia de Estomago-Bazo.	RM10
Digestivo	obstrucción intestinal aguda.	V25+H02
Digestivo	para bloquear el hambre	E38
Digestivo	peritonitis tuberculosa.	RM09+H08 (pinchar y luego moxar)
Digestivo	problemas abdominales	B14
Digestivo	problemas anales	V57+V58
Digestivo	problemas anales	V58+V57
Digestivo	problemas en la asimilación de alimentos	E30
Digestivo	prolapso de hemorroides.	B03
Digestivo	prolapso de recto,	RM08
Digestivo	prolapso del estomago	RM10+RM06
Digestivo	prolapso del recto y/o hemorroides.	DU01+DU20+V57
Digestivo	prolapso del recto,	DU01
Digestivo	prolapso del recto,	DU20
Digestivo	prolapso del recto.	DU20+DU01
Digestivo	regurgitación acida,	E44
Digestivo	regurgitación ácida,	VB24
Digestivo	regurgitación de comida,	RM09
Digestivo	regurgitación de la comida,	RM14
Digestivo	regurgitación de la comida,	RM15
Digestivo	regurgitacion,	R09
Digestivo	regurgitacion,	RM13

Digestivo	regurgitaciones acidas,	H14
Digestivo	Tonifica el ID por ser el Punto Madre	ID03
Digestivo	úlcera gástrica	B04+E36
Digestivo	ulcera gastrica.	C06+RM12
Digestivo	vómitos	B02
Digestivo	Vómitos	B04
Digestivo	vómitos	PE03+V40 +picar para que sangre
Digestivo	vómitos	R27+RM14
Digestivo	vómitos	VB24
Digestivo	vómitos biliares	VB24
Digestivo	vómitos neuroticos.	RM11+E36+PC06
Digestivo	vómitos sin haber comido,	P04
Digestivo	vómitos y regurgitacion,	RM10
Digestivo	vómitos,	E21
Digestivo	vómitos,	E36
Digestivo	vómitos,	H13
Digestivo	vómitos,	P08
Digestivo	vómitos,	PE03
Digestivo	vómitos,	PE05
Digestivo	vómitos,	PE06
Digestivo	vómitos,	PE07
Digestivo	vómitos,	R09
Digestivo	vómitos,	R27
Digestivo	vómitos,	RM11
Digestivo	vómitos,	RM12
Digestivo	vómitos,	RM13
Digestivo	Vómitos,	V17
Digestivo	vómitos,	V20
Digestivo	vómitos,	V21

Digestivo	vómitos,	V22
Digestivo	vómitos,	V40
Digestivo	vómitos,	VB34
Digestivo	vómitos.	PE04+IG11+SJ8
Digestivo	vómitos.	PE06+B04
Digestivo	vómitos.	R09+PC07
Digestivo	vómitos.	RM17
Digestivo	vómitos.	V14
Digestivo	vómitos;	IG10
Digestivo	vómitos;	IG11
Dolor	dolor en general	B21
Dolor	dolor general	VB25
Dolor	Dolor,	E35
Dolor	dolor,	V40
Dolor	Dolor. Punto aspirina	V60
Edema	edema,	E36
Edema	edema,	E40
Edema	Edema,	R07
Edema	edema,	RM05
Edema	edema,	RM08
Edema	edema,	RM09
Edema	edema,	RM11
Edema	edema,	V20
Edema	edema,	V22
Edema	edema,	VB25
Edema	edema.	R07+RM09
Edema	edema.	V23
Edema	edema;	IG11
Espalada	neuralgia lumbosacral.	V28+V57+V40
Espalda	ciática	VB35+VB30

Espalda	ciatica o parálisis de los miembros inferiores.	VB29+VB30+VB 34
Espalda	ciatica.	B03+VB30
Espalda	ciática.	V30+VB30
Espalda	ciática.	V32+V40+V60
Espalda	ciática.	V36+VB30+V40
Espalda	ciática.	V37+V27+V40+V60
Espalda	ciática.	V54+V37+V40+VB34+VB 39
Espalda	ciática.	V57+VB30+V37+V40
Espalda	ciática.	VB30+V40+VB34+V60
Espalda	ciática.	VB31+V23+VB30+VB34
Espalda	Contractura dolorosa sobre el omoplato	ID13
Espalda	Contractura dolorosa sobre el omoplato.	ID15
Espalda	contractura muscular lumbar.	V40+V23
Espalda	dolor de caderas,	V32
Espalda	dolor de espalda,	E39
Espalda	dolor de espalda,	ID03
Espalda	dolor de espalda,	V18
Espalda	dolor de espalda.	V20
Espalda	dolor debido a esguince lumbar.	DU26+V40
Espalda	dolor en el hombro y en la espalda,	V10
Espalda	dolor en el hombro y en la espalda.	V11
Espalda	dolor en la parte baja de la espalda,	DU01
Espalda	dolor en la parte baja de la espalda,	V23
Espalda	dolor en la parte baja de la espalda,	V27
Espalda	dolor en la parte baja de la espalda.	V23+V40
Espalda	dolor en la parte baja de la espalda.	V25

Espalda	Dolor en la region escapular,	ID11
Espalda	dolor en la región lumbar	VB30
Espalda	Dolor en la region lumbar,	E32
Espalda	Dolor en la región lumbar,	VB31
Espalda	dolor en la región lumbosacra,	V54
Espalda	dolor en la región lumbosacra,	V59
Espalda	dolor en la región lumbosacra.	V60
Espalda	dolor en la zona lumbosacra.	V64
Espalda	dolor en la zona sacra,	V36
Espalda	dolor en las región lumbar	VB26
Espalda	dolor lumbar y a lo largo de la columna vertebral.	R03
Espalda	dolor lumbar y de las piernas.	V62
Espalda	dolor lumbar,	DU04
Espalda	dolor lumbar,	ID03
Espalda	Dolor lumbar,	V36
Espalda	Dolor lumbar,	V40
Espalda	dolor lumbar,	VB38
Espalda	dolor lumbar.	VB25+V40+V23
Espalda	Dolor lumbosacro,	V37
Espalda	dolor lumbosacro.	DU02
Espalda	dolor lumbosacro.	V30
Espalda	Dolor y entumecimiento en la región lumbar,	VB29
Espalda	dolor y rigidez de la parte baja de la espalda.	DU26
Espalda	dolor y rigidez de la parte baja de la espalda.	V22
Espalda	problemas lumbares	VB40
Espalda	problemas zona lumbar	V40

Espalda	radiculoneuritis lumbosacra.	DU02+VB30
Espalda	torcedura lumbar.	SJ08+V40
Especial	(Emision semen anormal, impotencia, disuria).	V52
Especial	(Insomnio, dolor de garganta, patología urogenital).	R06
Especial	(Leucorrea, mentruaciones irregulares).	VB26
Especial	Abre Yan Qiao.	V62
Especial	Armoniza el Shao Yan.	VB40
Especial	Armoniza la parte alta con la baja.	VB26
Especial	Armoniza Yin-Yan.	V14
Especial	Calma dolor.	VB41
Especial	Centro Vital, Tn la Xue.	V43
Especial	Desarmonia por SHI o XU.	VB26
Especial	Despeja pecho.	V14
Especial	Despeja Shen.	V62
Especial	Dispersa viento-Calor.	ID03
Especial	Dq meridiano.	P07
Especial	Ds Calor.	VB41
Especial	Ds Tan-Hd.	V62
Especial	Ds viento.	P07
Especial	Emergencia Tai Mai.	VB26
Especial	Favorece los tendones y articulaciones.	VB40
Especial	Influencia del Yin Quiao.	R06
Especial	Libera la Superficie.	P07
Especial	Llave del Du Mai.	P07
Especial	Llave Ren Mai.	ID03
Especial	Regula Xi Pulmón.	P07

Especial	Sdr Xu.	V43
Especial	Típicos de VB (dolor nuca, pecho, hipocondrio)	VB40
Especial	Tn cara.	ID03
Especial	Tn SB.	V52
Especial	Tn Xi R.	V52
Especial	XI YANG WEI.	R09
Especial	Xi YIN WEI.	R08
Fiebre	enfermedades febriles	ID05
Fiebre	enfermedades febriles sin sudor,	R07
Fiebre	enfermedades febriles,	C09
Fiebre	enfermedades febriles,	DU14
Fiebre	enfermedades febriles,	DU23
Fiebre	enfermedades febriles,	E43
Fiebre	enfermedades febriles,	E44
Fiebre	enfermedades febriles,	E45
Fiebre	enfermedades febriles,	ID01
Fiebre	enfermedades febriles,	ID02
Fiebre	enfermedades febriles,	ID04
Fiebre	enfermedades febriles,	ID07
Fiebre	enfermedades febriles,	IG01
Fiebre	enfermedades febriles,	PE05
Fiebre	enfermedades febriles,	PE06
Fiebre	enfermedades febriles,	SJ01
Fiebre	enfermedades febriles,	SJ03
Fiebre	Enfermedades febriles,	SJ05
Fiebre	enfermedades febriles,	VB20
Fiebre	enfermedades febriles.	IG02
Fiebre	enfermedades febriles.	P09
Fiebre	enfermedades febriles.	SJ06

Fiebre	enfermedades febriles;	IG11
Fiebre	Fiebre	V12
Fiebre	fiebre agitada debida a insuficiencia de yin,	V13
Fiebre	fiebre agitada y sudor nocturno,	C06
Fiebre	fiebre alta	IG11+DM14+Shixuan (Extra 24)
Fiebre	fiebre con escalofrios o convulsiones,	V16
Fiebre	fiebre continua crónica;	IG11
Fiebre	fiebre en mareas,	V13
Fiebre	fiebre intermitente.	C08+DU14
Fiebre	fiebre por insuf. Yin, con sudor nocturno,	DU14
Fiebre	Fiebre vespertina,	P05
Fiebre	fiebre,	ID04
Fiebre	fiebre,	ID05
Fiebre	fiebre,	ID07
Fiebre	fiebre,	IG03
Fiebre	fiebre,	P11
Fiebre	Fiebre,	V11
Fiebre	fiebre, enfermedades febriles.	V10
Fiebre	fiebre.	ID01
Fiebre	fiebre.	ID02
Fiebre	fiebre.	P10
FRIO	Desbloquea el meridiano.	P07
FRIO	Dispersa el frío.	E29
FRIO	Dispersa el frío.	V65
FRIO	Ds viento-frío.	P07
FRIO	Libera la superficie.	P07
FRIO	Llave del Du Mai.	P07

FRIO	Regula Xi pulmón.	P07
FRIO	Tn Chog Mai y RN.	E29
Frío	enfriamiento	B07
Frío	enfriamiento común.	VB20+DU14+IG04
Frío	enfriamiento,	VB20
Frío	frio,	E43
Frío	frio.	E43 +E25+IG04
Fuego	Apaga el Fuego Yan.	P01
Fuego	Baja el Fuego.	R01
Fuego	Despeja el orificio puro.	R01
Fuego	Dispersa el Riñón.	R01
Fuego	Regula Xi Pulmón.	P01
Fuego	Rehabilita el C·R.	R01
Garganta	afonia repentina.	C06
Garganta	afonia,	P10
Garganta	afonia,	R01
Garganta	afonía,	SJ06
Garganta	amigdalitis.	R01+R02
Garganta	amigdalitis.	R06+IG04+P11
Garganta	Despeja la garganta	ID17
Garganta	Despeja la garganta.	ID18
Garganta	dolor de garganta	IG01+P11 +IG04
Garganta	dolor de garganta	P01+P11
Garganta	dolor de garganta	P06+P11+IG11
Garganta	dolor de garganta	P07+R09
Garganta	dolor de garganta	P11+IG04
Garganta	dolor de garganta,	DU16
Garganta	Dolor de garganta,	E09
Garganta	dolor de garganta,	E12
Garganta	dolor de garganta,	E44

Garganta	dolor de garganta,	ID01
Garganta	dolor de garganta,	ID02
Garganta	dolor de garganta,	ID16
Garganta	Dolor de garganta,	IG01
Garganta	dolor de garganta,	IG03
Garganta	dolor de garganta,	IG04
Garganta	dolor de garganta,	P01
Garganta	dolor de garganta,	P05
Garganta	dolor de garganta,	P08
Garganta	dolor de garganta,	R01
Garganta	Dolor de garganta,	R03
Garganta	dolor de garganta,	R06
Garganta	dolor de garganta,	RM22
Garganta	dolor de garganta,	SJ01
Garganta	dolor de garganta,	SJ02
Garganta	dolor de garganta,	SJ03
Garganta	dolor de garganta,	VB43
Garganta	dolor de garganta,	VB44
Garganta	dolor de garganta.	RM23+P11+IG04
Garganta	Dolor de garganta:	IG11
Garganta	dolor de garganta;	IG07
Garganta	dolor de garganta;	IG18
garganta	dolor e hinchazón de garganta,	P05
garganta	dolor e hinchazón de garganta,	P10
garganta	dolor e inflamación de garganta,	P06
garganta	dolor e inflamación de garganta,	P07
garganta	dolor e inflamación de garganta,	P09
garganta	dolor e inflamación de garganta,	P11
garganta	dolor e inflamación de garganta;	IG06
garganta	el dolor de garganta	IG02+IG04+P11

garganta	el dolor de garganta	IG07+IG04 +IG11
garganta	el dolor de garganta.	P08+IG04+P11
Garganta	Enronquecimiento repentino de la voz,	DU15
Garganta	enronquecimiento repentino de la voz,	RM22
Garganta	faringe, inflamación. Sangrar punto	P11
Garganta	faringitis cronica	IG03+PC05+IG05
Garganta	faringitis cronica	P10+R06
Garganta	faringitis.	SJ03+R3
Garganta	Favorece la articulación.	ID05
Garganta	garganta,	ID17
Garganta	inflamación de la garganta,	E45
Garganta	irritación de garganta.	SJ04
Garganta	perdida repentina de la voz,	C04
Garganta	perdida repentina de la voz,	C05
Garganta	Perdida repentina de la voz,	SJ06
Garganta	perdida repentina de la voz,	SJ08
Garganta	pérdida repentina de voz, hemiparálisis, afasia.	ID16
Garganta	repentino enrronquecimiento de la voz,	RM24
Garganta	ronquera repentina de la voz,	RM23
Garganta	sensación de algo en la garganta.	ID17
Garganta	sequedad de garganta,	RM22
Garganta	sequedad de la garganta	C01
Gargantas	laringofaringitis	E09 +RM22
Genital	hinchazón de los genitales externos,	H01
Genital	prurito en los genitales externos,	C08
Genital	prurito en los genitales externos.	C08+RM04
Hombre	dolor de testiculos,	E39

Hombre	dolor e hinchazón de los testiculos.	R08
Hombre	eczema del escroto.	H05+H08
Hombre	emisiones nocturnas	B06
Hombre	emisiones nocturnas	B07
Hombre	emisiones nocturnas	B08
Hombre	emisiones nocturnas o retención de orina.	B09+RM04
Hombre	emisiones seminales nocturnas.	V15+V30
Hombre	espermatorrea	E30 +B06
Hombre	espermatorrea,	E29
Hombre	eyaculación precoz,	DU04
Hombre	impotencia	B06
Hombre	impotencia	DU04+RM05+V32
Hombre	Impotencia en asténicos	DM04
Hombre	impotencia o poluciones nocturnas	RM04+V23+DU04+B06+E29
Hombre	impotencia o poluciones nocturnas.	V30+RM04+V23
Hombre	impotencia y poluciones nocturnas.	V23+RM04
Hombre	impotencia,	DU02
Hombre	impotencia,	DU04
Hombre	impotencia,	E29
Hombre	impotencia,	R03
Hombre	Impotencia,	R10
Hombre	impotencia,	RM02
Hombre	impotencia,	RM04
Hombre	impotencia,	V23
Hombre	impotencia.	E30
Hombre	impotencia.	E30 +B06
Hombre	impotencia.	R11
Hombre	inflamación testicular,	H02+H08

Hombre	inflamación testicular.	B12+H03
Hombre	inflamación testicular.	R11+H03
Hombre	Poluciones nocturnas,	DU02
Hombre	poluciones nocturnas,	DU04
Hombre	poluciones nocturnas,	DU04+RM04+V32
Hombre	poluciones nocturnas,	H04
Hombre	poluciones nocturnas,	H08
Hombre	poluciones nocturnas,	RM04
Hombre	poluciones nocturnas,	V23
Hombre	poluciones nocturnas,	V27
Hombre	poluciones nocturnas,	V30
Hombre	poluciones nocturnas,	V32
Hombre	poluciones nocturnas, impotencia.	RM03
Hombre	poluciones nocturnas.	V43
Hombre	poluciones nocturnas.	V67+V23+RM04+B06
Hombre	punto de potencia del hombre	RM17
Huesos	artritis	ID02+VB39
Huesos	artritis reumatica.	B21+IG11+E36
Huesos	Dolor reumático,	VB30
Huesos	Espondilopatia cervical.	V10+ID06
Huesos	Espondilopatia.	ID03+VB20
Huesos	Médula ósea	IG16
Infecciosa	Malaria	VB40
Infecciosa	Malaria,	DU14
Infecciosa	Malaria,	DU23
Infecciosa	Malaria,	ID03

Infecciosa	malaria,	ID04
Infecciosa	malaria,	PE05
Infecciosa	malaria,	SJ04
Infecciosa	malaria.	PE05+DU14+ID03
Infecciosa	malaria.	SJ02
Infecciosa	paperas,	IG04
Infecciosa	paperas.	VB02
Infecciosa	resfriado comun con fiebre	DU14+IG11+SJ05+IG04
Infecciosa	resfriado común y fiebre	SJ05+DU14+IG11+IG04
Infecciosa	resfriado común.	SJ02+VB20+IG4
Infecciosa	tetanos.	R02
Infeciosa	gripe y el resfriado	IG11+IG04+SJ05
Meridianos	Desobstruye el meridiano	ID08
Meridianos	Desobstruye el meridiano y el Viento - Calor	ID04
Meridianos	Desobstruye el meridiano.	ID03
Metabiol.	diabetes mellitus.	V20+V23+B06
Metabiol.	diabetes.	ID04+V20+V23

Metabiol.	diabetes.	R02+V23
Metabiol.	diabetes.	V23+V20+B06
Metabiol.	efecto insulina	B02
Metabolis	Estimulante de las suprarrenales	R02
Metabolism	anemia.	V17+DU14+E36
Metabolism	anorexia,	E21
Metabolism	anorexia.	R27
Metabolism	anorexia.	RM11
Metabolism	astenia general.	RM06+E36+V23
Metabolism	bocio,	E09
Metabolism	bocio,	P03
Metabolism	Bocio.	IG18
Metabolism	bocio.	RM22
Metabolism	delgadez debida a consunción,	RM04
Metabolism	obesidad	B03
Metabolism	**obesidad**	RN09
Metabolism	obesidad.	RM24+E40

Metabolismo	sobrepeso	B03
Metabolismo	sofocos,	VB44
Metabolismo	sudor espontaneo.	R07
Metabolismo	sudor nocturno,	R07
Metabolismo	sudor nocturno.	V17
Metabolismo	sudoración espontanea o sudoración nocturna.	R07+DU14
Metabolismo	sudoración nocturna,	V13
Metabolismo	sudoración nocturna.	V15
Mujer	abceso de mama,	E18
Mujer	abceso de mama,	E34
Mujer	abceso de mama.	H14
Mujer	abceso de mama.	PE01
Mujer	absceso de mama,	VB41
Mujer	absceso de mama,	VB43
Mujer	Amenorrea	B09
Mujer	amenorrea,	H01
Mujer	Amenorrea,	R05
Mujer	Amenorrea,	VB26
Mujer	amenorrea.	IG04
Mujer	amenorrea.	VB43
Mujer	CONTRAINDICADO EN EMBARAZADAS	IG04

Mujer	CONTRAINDICADO EN EMBARAZADAS	B06
Mujer	dismenorrea	B08
Mujer	dismenorrea	H08+RM03
Mujer	dismenorrea o menstración irregular.	V30+B06
Mujer	dismenorrea,	E28
Mujer	dismenorrea,	H05
Mujer	Dismenorrea,	H08
Mujer	dismenorrea,	V32
Mujer	dismenorrea.	B09+V32
Mujer	dismenorrea.	H02
Mujer	dolor distensivo en la mama.	VB37
Mujer	endometritis.	B08+RM03
Mujer	endometritis.	R10+RM4+B06
Mujer	endometritis.	VB29+RM04
Mujer	escasez de leche para la lactancia.	C01+E18
Mujer	esterilidad,	RM06
Mujer	gonorrea,	R11
Mujer	hemorragia uterina disfuncional	H01+RM04, +E29 +B06
Mujer	hinchazón de la vulva,	E30
Mujer	hipogalactia.	ID01
Mujer	insuficiencia de leche en la lactancia.	E18
Mujer	insuficiencia de leche en la lactancia.	E18 +ID03
Mujer	insuficiencia de leche en la lactancia.	E36 +C09
Mujer	lactación insuficiente (escasez leche materna)	ID02
Mujer	lactancia insuficiente (escasez leche materna)	ID01+E18
Mujer	lactancia insuficiente.	B12+E18

Mujer	leche materna (Lactancia) insuficiente,	RM17
Mujer	leche materna (lactancia) insuficiente.	RM17+E18+ID01
Mujer	Leucorragia	B12
Mujer	leucorragia de color rojizo,	VB26
Mujer	leucorragia morbida,	R06
Mujer	leucorragia morbida,	RM02
Mujer	leucorragia morbida,	RM04
Mujer	leucorragia,	E29
Mujer	leucorragia,	RM05
Mujer	leucorragia,	V23
Mujer	leucorragia,	V30
Mujer	leucorragia,	V32
Mujer	leucorragia.	DU04
Mujer	**Leucorrea**	VB26
Mujer	leucorrea morbida	B06
Mujer	leucorrea morbida.	V27
Mujer	malposición del feto.	V67
Mujer	**Mastitis**	E18+H13
Mujer	**Mastitis**	H13+E18
Mujer	mastitis aguda,	ID01
Mujer	mastitis aguda.	ID11
Mujer	mastitis aguda.	P05
Mujer	mastitis.	E18 +PC06 +ID11
Mujer	mastitis.	E34+P05
Mujer	mastitis.	ID03+ID11
Mujer	mastitis.	ID11+E18
Mujer	mastitis.	RM17+IG04+PC06+E34
Mujer	mastitis.	V40+ID11+VB21

Mujer	menorragia	B01
Mujer	menorragia.	C05+B06 +RM04
Mujer	menstruación irregular	B06
Mujer	Menstruación irregular	B09
Mujer	menstruación irregular	H06+RM4 +V32
Mujer	menstruación irregular,	E29
Mujer	menstruación irregular,	E30
Mujer	menstruación irregular,	H02
Mujer	menstruación irregular,	H05
Mujer	Menstruación irregular,	R06
Mujer	menstruación irregular,	RM02
Mujer	menstruación irregular,	V23
Mujer	menstruación irregular,	V30
Mujer	menstruación irregular.	B08
Mujer	menstruación irregular.	DU04+RM06+V32
Mujer	menstruación irregular.	E25
Mujer	menstruación irregular.	E25 +B06
Mujer	menstruación irregular.	H08+RM04
Mujer	menstruación irregular.	R05+R06+RM04
Mujer	menstruación irregular.	R11+B06
Mujer	menstruación irregular.	RM02+B06
Mujer	menstruación irregular.	RM03+V23+RM04
Mujer	menstruación irregular.	RM04
Mujer	menstruación irregular.	V32+RM04+B06
Mujer	menstruación irregular.	VB26+B10+B06
Mujer	menstruación irregular.	VB41+RM03+B06
Mujer	menstruación irregular.	VB44
Mujer	Metrorragia	B01
Mujer	Metrorragia	B09
Mujer	Metrorragia	B12

Mujer	metrorragia,	H01
Mujer	metrorragia,	H03
Mujer	metrorragia,	RM06
Mujer	metrorragia.	H06
Mujer	metrorragia.	RM05
Mujer	parto dificultoso,	V60
Mujer	previene reacciones por abortos provocados.	PE06
Mujer	**problema ginecológico y sanguíneo**	B10
Mujer	prolapso de útero	E29 +E36
Mujer	prolapso de útero,	H01
Mujer	prolapso de útero,	R02
Mujer	prolapso de útero,	R05
Mujer	prolapso de útero,	R06
Mujer	prolapso de útero,	R08
Mujer	prolapso de útero,	RM06
Mujer	prolapso de útero, menstruación irregular	RM03
Mujer	prolapso de útero.	E29
Mujer	prolapso de útero.	RM02
Mujer	prolapso de útero.	RM06+DU20+RM04+E36
Mujer	prolapso del útero,	H08
Mujer	prurito vulvar,	H08
Mujer	Prurito vulvar,	R02
Mujer	prurito vulvar,	R06
Mujer	sangrado uterino disfuncional	B06+RM04
Mujer	sangrado uterino disfuncional.	B01+RM04+B06
Mujer	sangrado uterino disfuncional.	B07+B01
Mujer	sangrado uterino disfuncional.	B09+RM04

Mujer	sangrado uterino disfuncional.	RM04+B01+B10+E36
Mujer	Sangrado uterino,	R08
Mujer	sangrado uterino,	R10
Mujer	sangrado uterino,	RM03
Muscular	Contractura de los dedos,	ID04
Muscular	debilidad de las 4 extremidades.	B21
Muscular	déficit motor,	E41
Muscular	Dolor en las extremidades.	ID07
Muscular	Entumecimiento de los dedos	ID02
Muscular	Entumecimiento en los dedos,	IG01
Muscular	Entumecimiento,	E37
Muscular	Entumecimiento,	E39
Muscular	Entumecimiento,	H03
Muscular	Entumecimiento,	VB40
Muscular	Hernia	B06
Muscular	Hernia	B12
Muscular	Hernia	E28
Muscular	Hernia	E29
Muscular	Hernia	E30
Muscular	Hernia	E30 +H03
Muscular	Hernia	E32
Muscular	Hernia	H01
Muscular	Hernia	H02
Muscular	Hernia	H03
Muscular	Hernia	H04
Muscular	Hernia	H06
Muscular	Hernia	R09
Muscular	Hernia	R10
Muscular	Hernia	RM03
Muscular	Hernia	RM04

Muscular	Hernia	RM05
Muscular	Hernia	V30
Muscular	Hernia	V32
Muscular	Hernia	VB26
Muscular	Hernia	VB29
Muscular	**Problemas musculares**	VB34
Musculos	alteraciones motoras en los dedos.	SJ03
Músculos	atrofia muscular del pie,	R07
Músculos	atrofia muscular progresiva.	DU14+DU16
Músculos	Atrofia muscular y debilidad de extremidades inferiores,	V61
Músculos	atrofia muscular y deficit motor del pie.	E42
Músculos	atrofia muscular y parálisis de la pierna,	VB35
Músculos	Atrofia muscular,	DU02
Músculos	atrofia muscular,	E37
Músculos	atrofia muscular,	E39
Músculos	atrofia muscular,	E40
Músculos	atrofia muscular,	E41
Músculos	atrofia muscular,	H03
Músculos	atrofia muscular,	V40
Músculos	Atrofia muscular,	VB37
Músculos	atrofia muscular,	VB39
Músculos	atrofia muscular,	VB40
Músculos	atrofia muscular.	SJ05
Músculos	atrofia muscular.	V36
Músculos	atrofia muscular.	V37
Músculos	atrofia muscular.	V54
Músculos	atrofia muscular.	V57

Músculos	atrofia muscular.	VB38
Nariz	enfermedades nasales,	IG04
Nariz	Enfermedades nasales;	IG20
Nariz	Epístaxis	IG06+IG04+IG02+V60+V66
Nariz	Epistaxis,	C06
Nariz	Epistaxis,	DU16
Nariz	Epistaxis,	DU23
Nariz	Epistaxis,	DU25
Nariz	Epistaxis,	E44
Nariz	Epistaxis,	E45
Nariz	Epistaxis,	IG02
Nariz	Epistaxis,	IG02+IG20 +DM16
Nariz	Epistaxis,	PE04
Nariz	Epistaxis,	V58
Nariz	Epistaxis,	V66
Nariz	Epistaxis,	V67
Nariz	Epistaxis,	VB20
Nariz	Epistaxis.	IG06
Nariz	Epistaxis.	P03
Nariz	Epistaxis.	P11
Nariz	Epistaxis.	V64+Yintang (Extra 2)+VB20
Nariz	nariz congestionada,	P07
Nariz	obstrucción nasal,	DU20
Nariz	Obstrucción nasal,	DU25
Nariz	obstrucción nasal,	V10
Nariz	obstrucción nasal,	V67
Nariz	obstrucción nasal.	V13
nariz	polipos nasales.	DU28

nariz	rinitis y sinusitis	IG20+IG04+DM13+Yin tang (extra 2)
nariz	rinitis.	DU16+DU23+IG20
nariz	rinitis.	DU25+IG20
nariz	rinitis.	V10+Yintang (Extra 2)
nariz	rinorrea con descargas turbias,	VB20
nariz	rinorrea,	DU23
nariz	rinorrea,	DU24
nariz	rinorrea,	DU25
nariz	rinorrea,	DU28
nariz	sinusitis y rinitis.	DU23+IG20+IG04
Nervioso	convulsión infantil,	V63
Nervioso	convulsion,	DU25
Nervioso	convulsiones	B01
Nervioso	convulsiones infantiles,	DU12
Nervioso	convulsiones infantiles,	DU26
Nervioso	convulsiones infantiles,	P05
Nervioso	convulsiones infantiles.	B02+VB20
Nervioso	convulsiones infantiles.	DU14+VB20+ID03+DU26 +V62
Nervioso	convulsiones infantiles.	VB34
Nervioso	convulsiones infantiles;	H03
Nervioso	Distonías neurovegetativas	VB10
Nervioso	neuralgia	V02+VB14+Yintang (Extra 2)
Nervioso	acción vagosimpática	VB20
Oído	Favorece la audición y libera al oido.	ID19
Oído	otitis media	SJ20+SJ17
Oído	otitis media,	SJ21
Oído	otorrea,	ID19

Oído	Patología auditiva,	ID17
Oído	perdida repentina de la audición	VB43+ID19+SJ03
Oído	Perdida repentina de la audición,	SJ08
Oído	perdida repentina de la audición.	VB31
Oído	sordera	SJ07+VB2+SJ17
Oído	sordera nerviosa.	ID02+VB02
Oído	sordera nerviosa.	ID05+VB2
Oído	sordera o tinitus.	SJ05+ID09
Oído	sordera o tinnitus.	SJ01+SJ2
Oído	sordera y tinitus	R03+SJ21+ID19+SJ17+SJ03
Oído	sordera y tinitus	VB02+SJ17+SJ03
Oído	sordera y tinitus.	ID04+VB02
Oído	sordera y tinnitus.	SJ02+SJ21+SJ19
Oído	Sordera,	E07
Oído	sordera,	ID03
Oído	sordera,	ID05
Oído	sordera,	ID16
Oído	sordera,	ID19
Oído	sordera,	IG01
Oído	sordera,	IG04
Oído	Sordera,	IG06
Oído	sordera,	R03
Oído	sordera,	SJ02
Oído	sordera,	SJ03
Oído	sordera,	SJ04
Oído	sordera,	SJ05
Oído	Sordera,	SJ07
Oído	sordera,	SJ17
Oído	sordera,	SJ21

Oído	sordera,	V23
Oído	Sordera,	VB02
Oído	sordera,	VB43
Oído	sordera,	VB44
Oído	sordera;	IG05
Oído	zumbidos de oido,	ID16
Oído	tinitus	VB20
Oído	tinitus y sordera.	SJ17+SJ03
Oído	tinitus y sordera.	SJ21+SJ17+SJ03+IG04+VB2
Oído	tinitus,	DU20
Oído	tinitus,	ID05
Oído	Tinitus,	ID16
Oído	Tinitus,	ID19
Oído	Tinitus,	IG05
Oído	tinitus,	R03
Oído	tinitus,	SJ05
Oído	Tinitus,	SJ17
Oído	Tinitus,	SJ20
Oído	Tinitus,	SJ21
Oído	tinitus,	V23
Oído	tinitus,	VB02
Oído	Tinitus,	VB43
Oído	tinitus,	VB44
Oído	tinitus.	DU20+VB02
Oído	tinitus.	ID09
Oído	tinitus.	ID19+SJ03
Oído	tinitus.	P09
Oído	tínitus;	IG06

Oído	tinnitus o sordera	SJ03+SJ21+ID19+VB2 + SJ17
Oído	tinnitus,	E07
Oído	tinnitus,	ID02
Oído	tinnitus,	ID04
Oído	tinnitus,	SJ03
Oído	trismus,	DU26
Oído	trismus,	E07
Oído	trismus,	IG04
Oído	trismus,	SJ17
Oído	trismus.	E06
Oído	trismus.	IG20
Ojo	inflamación y dolor del ojo;	IG05
Ojos	atrofia óptica.	V1+V18+VB20+Taiyang(Ext.1) +SJ20
Ojos	atrofia óptica.	VB01
Ojos	ceguera los colores.	V01
Ojos	Ceguera nocturna,	E01
Ojos	ceguera nocturna,	H02
Ojos	ceguera nocturna,	V01
Ojos	ceguera nocturna,	V18
Ojos	ceguera nocturna.	V18+V01
Ojos	conjuntivitis	IG05+IG02+PC07+DM 23
Ojos	conjuntivitis aguda	DU28+IG04 +V01
Ojos	conjuntivitis aguda	VB14+VB20+V18+V23+ V01
Ojos	conjuntivitis aguda.	ID01+V1
Ojos	conjuntivitis aguda.	ID05+H03+V60

Ojos	conjuntivitis y atrofia optica.	SJ23+V02+V01+Taiyang (extra 1)
Ojos	conjuntivitis.	V02+Taiyang (Extra 1)+IG04
Ojos	conjuntivitis.	V65+Taiyang (Extra 1)
Ojos	conjuntivitis.	VB01+V01+IG04
Ojos	desviación de ojos.	E01
Ojos	desviación del ojo	E02
Ojos	Desviación del ojo	E42
Ojos	desviación del ojo,	E07
Ojos	desviación del ojo,	V02
Ojos	Desviación del ojo,	VB14
Ojos	desviación y del ojo,	IG04
Ojos	disminución de la visión,	VB37
Ojos	Dolor de ojo,	IG03
Ojos	dolor en el ojo,	ID02
Ojos	dolor en el ojo,	V67
Ojos	dolor en el ojo,	VB37
Ojos	dolor en la región supraorbital,	V02
Ojos	dolor ocular,	DU23
Ojos	dolor y picor del ojo,	E02
Ojos	enfermedades de los ojos	IG14+IG04+IG02+VB37
Ojos	enfermedades de los ojos;	IG14
Ojos	enfermedades del ojo,	IG02
Ojos	enroj., hinchazón y dolor en ojo, vision borrosa.	E08 +VB20+V01+Taiyang (extra 1)+IG04
ojos	enrojecimiento de los ojos,	SJ03
ojos	enrojecimiento de los ojos,	V18

ojos	enrojecimiento del ojo,	ID03
ojos	enrojecimiento del ojo,	SJ01
ojos	enrojecimiento del ojo,	SJ02
ojos	enrojecimiento y dolor del ojo,	VB01
ojos	enrojecimiento y dolor en el ojo,	SJ23
ojos	enrojecimiento y dolor en el ojo,	V62
ojos	Enrojecimiento,	E01
Ojos	enrojecimiento, hinchazón y dolor del ojo,	IG04
Ojos	Enrojecimiento, hinchazón y dolor del ojo,	SJ05
Ojos	enrojecimiento, hinchazón y dolor en el ojo,	H02
Ojos	enrojecimiento, hinchazón y dolor en el ojo,	H03
Ojos	Enrojecimiento, hinchazón y dolor en el ojo,	V01
Ojos	glaucoma	E01+V01+VB20+PC03+H03
Ojos	glaucoma.	H02+VB20 +IG04
Ojos	glaucoma.	H03+VB20
Ojos	Glaucoma.	ID19
Ojos	hemorragia retiniana.	VB01+V18+VB20
ojos	hinchazón y dolor del ojo.	E01
Ojos	lagrimeo	E08
Ojos	lagrimeo,	V01
Ojos	miopía,	V01
Ojos	neuritis óptica.	V18+Qiuhou (Extra 7)
Ojos	neuritis ótica	VB37+B01
Ojos	**Ojos.enfermedades oftalmológicas**	VB37

Ojos	opacidad corneal,	E02
Ojos	opacidad corneal,	ID01
Ojos	opacidad corneal,	ID04
Pecho	distensión y plenitud en el pecho,	P05
Pecho	dolor de pecho	P01+H09
Pecho	dolor de pecho,	PE07
Pecho	Dolor en el pecho	B21
Pecho	dolor en el pecho	C09
Pecho	dolor en el pecho y en el hipocondrio,	VB38+B06+VB30+VB34+VB31
Pecho	dolor en el pecho y en el hipocondrio.	VB40+V19+VB24+SJ06
Pecho	Dolor en el pecho y en la región hipocondrial,	V21
Pecho	dolor en el pecho y en la región hipocondrial.	PE01+SJ06
Pecho	dolor en el pecho,	C08
Pecho	Dolor en el pecho,	E18
Pecho	dolor en el pecho,	P08
Pecho	dolor en el pecho,	P09
Pecho	dolor en el pecho,	R27
Pecho	dolor en el pecho,	RM17
Pecho	Dolor en la region cardiaca y en el pecho,	RM14
Pecho	Dolor en la region cardiaca y en el pecho,	RM15
Pecho	Dolor en la region cardiaca,	C01
Pecho	dolor en la region costal,	C01
Pecho	neuralgia intercostal.	B21+VB34
Pecho	neuralgia intercostal.	DU09+VB24+VB34
Pecho	neuralgia intercostal.	H13+V17 +V18

Pecho	neuralgia intercostal.	SJ06+VB34
Pecho	neuralgia intercostal.	V14+SJ6
Pecho	neuralgia intercostal.	VB24+SJ06
Pecho	neuralgia intercostal.	VB34+SJ06
Pecho	neuralgia intercostal.	VB36+B21
Pecho	neuralgia intercostal.	VB44+SJ06
Pecho	opresión torácica,	V14
Pecho	pecho congestionado,	V16
Pecho	Plenitud del pecho y del hipocondrio,	VB35
Pecho	Plenitud en el pecho y dolor en el hipocondrio,	VB40
Pecho	plenitud en el pecho y en el hipocondrio,	E43
Pecho	Plenitud en el pecho y en el hipocondrio,	VB36
Pecho	plenitud en el pecho y en el hipocondrio,	VB43
Pecho	Plenitud en el pecho,	H14
Pecho	plenitud y dolor del pecho y del hipocondrio.	VB36+V18+V19+H03
Pecho	plenitud y dolor en pecho e hipocondrio,	VB38
Pecho	sensación de opresion en el pecho,	DU09
Pecho	sensación de sofoco en el pecho,	PE01
Pecho	sentimiento de opresion en el pecho.	PE06
Piel	acné.	ID07+IG11+E36
Piel	eczema.	B09
Piel	eczema;	IG11
Piel	Herpes Zoster	ID12
Piel	la urticaria y el prurito cutáneo.	IG11+B10

Piel	libera la superficie,	P07
Piel	prostatitis.	B08+V55
Piel	prurito cutáneo.	V13+IG11
Piel	prurito general,	VB31
Piel	Urticaria	B09
Piel	urticaria debida a Viento-Calor;	IG15
Piel	urticaria.	B09+IG11
Piel	urticaria.	DU14
Piel	urticaria.	V12+VB20
Piel	urticaria.	VB31+IG11+B10+DU14+B06
Pierna	entum., flacidez y dolor en extrem. inferiores.	VB39
Pierna	hinchazón del dorso del pie,	E38
Pierna	hinchazón y dolor del pie y del tobillo.	B07
Pierna	hinchazón y dolor en el dorso del pie.	E44
pierna	inflamación de la articulación del tobillo	B04+VB39
Pierna	inflamación de la rodilla	E35 +E36 +VB34
pierna	inflamación de la rodilla.	B09+VB34
Pierna	inflamación del tobillo	H04+VB39
Pierna	inflamación del tobillo, esguince de tobillo.	V63
pierna	inflamación en la rodilla	E32 +VB34
pierna	lisis de las extremidades inferiores	E32 +VB30
pierna	lisis de las extremidades inferiores.	E34
pierna	lisis de las extremidades inferiores.	E38 +VB30
pierna	lisis de las extremidades inferiores.	E41
pierna	lisis flácida del pie,	E38

pierna	lisis y dolor de las extremidades inferiores.	E32
Pierna	parálisis peronea.	VB38+VB34
Pierna	parálisis peroneal	VB35+VB39
Pierna	parálisis y/o atrofia muscular de piernas	VB29
Pierna	pesadez, dolor y parálisis en piernas	B09
Piernas	angeitis de las extremidades inferiores.	B06+B09
Piernas	atrofia; dolor, entum., deterioro motor de piernas	V54+VB34+E40+E32
Piernas	berberi	E35
Piernas	Beriberi	V57
Piernas	Beriberi	VB38
Piernas	Beriberi,	E32
Piernas	beriberi,	VB31
Piernas	beriberi,	VB34
Piernas	beriberi,	VB39
Piernas	beriberi.	E43
Piernas	calambre de las piernas y pies.	V39
Piernas	contractura y dolor zona lumbar y piernas,	V57
Piernas	Debilidad, entum. y dolor en piernas	VB31
Piernas	Debilidad, entumec. y dolor en piernas	VB34
Piernas	**dolor calcáneo. Si es por Calor, sangrar**	V61
Piernas	dolor de las extremidades inferiores.	E41
Piernas	dolor del talon.	R04
Piernas	Dolor e hinchazón del maleolo externo.	V59

Piernas	dolor en al zona femoral,	V36
Piernas	dolor en el dorso del pie.	VB41
Piernas	Dolor en el muslo	VB31
Piernas	dolor en el muslo.	VB30
Piernas	dolor en el pie y en el tobillo	B05
Piernas	dolor en el pie y en la parte baja de la pierna.	R09
Piernas	dolor en el talon.	R04+R03+B06
Piernas	dolor en el tobillo,	E43
Piernas	dolor en la articulación de la rodilla	B09
Piernas	dolor en la articulación del tobillo,	E41
Piernas	dolor en la espinilla.	V63+V57+VB39
Piernas	dolor en la parte anterior de la pierna y el pie,	VB39
Piernas	dolor en la parte lateral de las extrem inferiores.	VB38+B06+VB30+VB34+VB31
Piernas	dolor en la rodilla	VB35+VB39+B09+E36+E34+E35
Piernas	dolor en la rodilla y en la fosa poplitea.	R10
Piernas	dolor en la rodilla.	H08
Piernas	Dolor en la rodilla.	VB37
Piernas	dolor en la zona glútea,	V36
Piernas	dolor en la zona lumbosacra y en las piernas.	V65
Piernas	dolor en las caderas y en las piernas.	V58
Piernas	**dolor local del pie**	E44
Piernas	dolor y debilidad motora de extremidades infer.	E39
Piernas	Dolor y entumecimiento de rodilla y de pierna,	E34

Piernas	Dolor y entumecimiento en el muslo	VB29
Piernas	dolor y flacidez de las extremidades inferiores.	E37
Piernas	dolor y flacidez de las extremidades inferiores.	H03
Piernas	Dolor, entum. y flacidez de piernas.	V54
Piernas	Dolor, entum. y flacidez de piernas.	V57
Piernas	Dolor, entum., falta movilidad de piernas	V37
Piernas	Dolor, entumecim., deterioro de extrem. inferiores.	V36
Piernas	dolor, flacidez de las extremidades inferiores,	VB40
Piernas	entum. y deterioro movilidad de piernas	V40
Piernas	Entum., flacidez y dolor de piernas	VB38
Piernas	entumecimiento y deficit motor de la rodilla,	E35
Piernas	entumecimiento y dolor de las piernas	E36
Piernas	Entumecimiento y dolor de rodillas y de piernas,	E38
Piernas	entumecimiento y flacidez de piernas	V32
Piernas	entumecimiento y parálisis de piernas	B07
Piernas	esguince de tobillo	R03+V60+V62+B06
Piernas	esguince de tobillo.	V59+V60+E41
Piernas	esguince del tobillo.	V60+VB39
Piernas	flacidez dolor y lisis de extremidades inferiores,	E40
Piernas	flacidez y dolor de la pierna y del pie.	H05
Piernas	flacidez y dolor de las extremidades inferiores,	VB37

Piernas	flacidez y dolor de las extremidades inferiores.	DU02
Piernas	inflamación en el tobillo.	VB36+B05
Piernas	parálisis de las extremidades inferiores,	V59
Piernas	parálisis de las extremidades inferiores,	VB30
Piernas	parálisis de las extremidades inferiores.	V58+VB34
Piernas	parálisis de las extremidades inferiores.	VB30+VB34+VB39
Piulmón	tuberculosis pulmonar,	V43
pulmón	asfixia del neonato.	DU25
pulmón	asfixia,	P06
pulmón	Asma	B21
pulmón	Asma	IG18
pulmón	asma bronquial	DU12+RM17+P07
pulmón	asma bronquial	E40 +Dingchuan (Extra 14)
pulmón	asma bronquial.	DU09+Dingchuan (Extra 14)+P07
pulmón	asma bronquial.	ID16+Dingchuan (Extra 14)
pulmón	asma bronquial.	R04+P7+Dingchuan (Extra 14)
pulmón	asma bronquial.	RM17+RM22+PC06+E40+Dingchuan (Extra 14)
pulmón	asma bronquial.	V11+E40
pulmón	asma bronquial.	V12+P07

pulmón	asma bronquial.	V43+V13+Dingchuan (Extra 14)
pulmón	asma o bronquitis.	RM22+P05+RM17
pulmón	asma,	E09
pulmón	asma,	E12
pulmón	asma,	E18
pulmón	asma,	ID11
pulmón	asma,	P01
pulmón	asma,	P06
pulmón	asma,	P08
pulmón	asma,	P09
pulmón	asma,	P10
pulmón	asma,	R04
pulmón	asma,	R27
pulmón	Asma,	RM22
pulmón	asma,	V13
pulmón	asma,	V17
pulmón	asma,	V43
pulmón	asma.	ID15
pulmón	asma.	V16
Pulmón	Bronquitis	ID15
Pulmón	bronquitis aguda y crónica	IG18+RM22 +IG04
Pulmón	bronquitis aguda y crónica.	P01+V13+P06
Pulmón	bronquitis.	E12 +P07+P05
Pulmón	bronquitis.	V13+RM22
Pulmón	desosbtruye el pulmón	P07
Pulmón	disnea,	DU14
Pulmón	disnea,	DU25
Pulmón	disnea,	P03
Pulmón	Disnea,	P06

Pulmón	disnea,	P07
Pulmón	disnea,	P09
Pulmón	disnea, alteraciones maniaco depresivas,	DU12
Pulmón	distensión y plenitud en el pulmón,	P01
Pulmón	Esputos hemoptoicos,	V15
Pulmón	Esputos hemoptoicos,	V17
Pulmón	Esputos hemoptoicos,	V43
Pulmón	Hemoptisis	P05
Pulmón	Hemoptisis	P06
Pulmón	Hemoptisis	P06+PC3 +V13
Pulmón	Hemoptisis	P10+IG16+P05
Pulmón	hemoptisis,	C06
Pulmón	hemoptisis,	P09
Pulmón	hemoptisis,	P10
Pulmón	hemoptisis,	PE04
Pulmón	hemoptisis,	R02
Pulmón	Hemoptisis,	R04
Pulmón	hidrotorax.	E12 +RM09+E36
Pulmón	la tuberculosis pulmónar	P05+V43
Pulmón	Molestias respiratorias.	ID10
Pulmón	**Neumonía**	IG08
Pulmón	**neumonía**	IG09
Pulmón	neumonía.	V13+P05
Pulmón	Regula el Qi de pulmón	P08
Pulmón	regula el QI de pulmón y limpia la garganta	P06
Pulmón	Regula el Qi de pulmón y lo tonifica	P09
Pulmón	regula el Qi de Pulmón,	P07
Pulmón	respiración corta,	P04

Pulmón	tos	P10+P07+ID01
Pulmón	tos ,	DU14
Pulmón	tos cronica	P11+V10
Pulmón	tos debida a los patogenos exogenos	P05+V13 +P7I
Pulmón	tos por patogenos exogenos	P09+P07
Pulmón	tos productiva,	E40
Pulmón	tos y asma	P06+V12+ V13
Pulmón	tos y disnea,	DU09
Pulmón	Tos,	DU12
Pulmón	Tos,	E12
Pulmón	tos,	E18
Pulmón	Tos,	P01
Pulmón	tos,	P04
Pulmón	Tos,	P05
Pulmón	Tos,	P06
Pulmón	tos,	P07
Pulmón	Tos,	P08
Pulmón	Tos,	P09
Pulmón	Tos,	P10
Pulmón	Tos,	P11
Pulmón	Tos,	PE01
Pulmón	Tos,	R27
Pulmón	Tos,	RM17+disnea,
Pulmón	tos,	RM22
Pulmón	Tos,	V12
Pulmón	Tos,	V13
Pulmón	Tos,	V14
Pulmón	tos,	V15
Pulmón	tos,	V17
Pulmón	Tos,	V43

Pulmón	tos,	VB44
Pulmón	Tos.	V11
Pulmón	Tos;	IG18
Pulmón	tosferina.	B05+IG04+IG11
Pulmón	tuberculosis de los nodulos linfaticos.	ID10+IG11
QI	Calma el dolor.	IG04
QI	Calma la tos y trastornos del Wei Xi.	V13
QI	Centro Vital, Tn la Xue.	V43
QI	Control de la Xue y Shu de Bazo.	V20
QI	Desbloquea Xi-Xue.	IG11
QI	Domina Xi.	RM17
QI	Favorece el Bazo y Ds la Hd.	V20
QI	Hace circular Xi.	E37
QI	Hace circular Xi.	IG04
QI	Hace circular Xi-Xue.	E25
QI	Hace subir el Xi.	E21
QI	Libera la superficie.	IG04
QI	Mar Xi.	RM06
QI	Ming Men.	DU04
QI	Mo Ig, regula Estómago e intestinos.	E25
QI	**Puerta de la energía y Ming Men**	DM04
QI	Regula el H-R y es muy bueno en ginecología.	B06
QI	Regula Estómago e intestino grueso.	E37
QI	Regula la función del Pumón.	V13
QI	Regula Xi-Xue-Corazón.	C07
QI	Sdr Xu.	V43
QI	Sindromes de Insuficiencia.	RM08+DU20 (moxado)+RM04

QI	Tn Bazo, armoniza el estómago y disuelve la humedad.	B03
QI	Tn Estómago y Bazo.	E36
QI	Tn la Sustancia Basal, Yuan Qi, Yan Qi, Qi Ji.	RM06
QI	Tn Xi, Bazo.	B06
QI	Tn Xi, Wei, sustancia basal.	E36
QI	Tn Xi.	B03
QI	Tn Xi.	V13
QI	Tn Xi.	V20
QI	Tn Yan R.	DU04
QI	VIENTO (Calor-Humedad).	IG11
Reproduc.	esterilidad,	E28
Reproduc.	esterilidad,	E30
Reproduc.	esterilidad,	RM04
Reproduc.	esterilidad.	B08+RM04
Reproduc.	esterilidad.	RM03
Sangre	refresca la XUE,	P06
Sangre	**Sangre, diafragma, glóbulos rojos**	V17
Sentidos	mareo.	DU24
Sentidos	mareo.	VB20
Sentidos	Vértigo,	DU24
Sentidos	vértigo,	E40
Sentidos	vértigo,	E41
Sentidos	Vértigo,	H02
Sentidos	Vértigo,	H03
Sentidos	Vértigo,	ID05
Sentidos	Vértigo,	ID07
Sentidos	vértigo,	IG11
Sentidos	Vértigo,	PE06

Sentidos	Vértigo,	R01
Sentidos	Vértigo,	V58
Sentidos	Vértigo,	V60
Sentidos	Vértigo,	V62+VB20+SJ17+SJ03+H03
Sentidos	Vértigo,	V63
Sentidos	Vértigo,	V65
Sentidos	Vértigo,	V66
Sentidos	Vértigo,	VB43
Shen	alteraciones maniaco - depresivas,	V62
Shen	alteraciones maniaco depresivas,	DU23
Shen	Alteraciones maniaco depresivas,	DU26
Shen	Alteraciones maniaco depresivas,	DU28
Shen	alteraciones maniaco depresivas,	PE06
Shen	alteraciones maniaco depresivas,	RM14
Shen	alteraciones maniaco depresivas,	RM15
Shen	Alteraciones maniaco depresivas,	V65
Shen	alteraciones maníaco depresivas,	SJ23
Shen	alteraciones maníaco depresivas,	V18
Shen	alteraciones maníaco depresivas,	VB20
Shen	alteraciones maníaco depresivas, afasia	VB35
Shen	alteraciones maniaco depresivas.	RM24
Shen	alteraciones maniaco-depresivas,	P08
Shen	Alteraciones maniaco-depresivas,	R09
Shen	alteraciones maniacos depresivas,	DU16
Shen	alteraciones mentales,	DU20
Shen	amnesia,	C07
Shen	amnesia,	V15
Shen	angustia,	P04

Shen	angustia. Grandes crisis de angustia	R23
Shen	coma o desmayo, lipotimia.	DU26+IG04 +Shixuan (Extra 24)
Shen	Coma,	DU26
Shen	demencia,	R04
Shen	depresion,	ID19
Shen	Desórdenes emocionales	RM17
Shen	desordenes maniaco-depresivos,	P11
Shen	disminución y perdida de la memoria,	V43
Shen	enfado, enojo,	C07
Shen	enfermedades maniaco depresivas,	RM12
Shen	enfermedades mentales,	DU15
Shen	enfermedades mentales.	C07+R01
Shen	epilepsia	DU01
Shen	epilepsia	H01
Shen	epilepsia	H01+DM14
Shen	epilepsia	ID04+Du14
Shen	epilepsia	V63+V61
Shen	epilepsia infantil.	SJ07+DU20+DU14+RM14
Shen	epilepsia o esquizofrenia.	H03+IG04+DU14
Shen	**Epilepsia y locura**	V62
Shen	epilepsia,	DU12
Shen	epilepsia,	DU14
Shen	epilepsia,	DU15
Shen	epilepsia,	DU20
Shen	epilepsia,	DU24
Shen	epilepsia,	DU26
Shen	epilepsia,	E40
Shen	epilepsia,	H03

Shen	epilepsia,	P08
Shen	epilepsia,	PE05
Shen	epilepsia,	PE06
Shen	epilepsia,	PE07
Shen	epilepsia,	R09
Shen	epilepsia,	SJ07
Shen	epilepsia,	V62
Shen	Epilepsia,	V63
Shen	epilepsia,	V64
Shen	epilepsia,	VB20
Shen	epilepsia.	C07
Shen	epilepsia.	DU12+C07+H02
Shen	epilepsia.	DU16
Shen	epilepsia.	DU16+DU14+DU12
Shen	epilepsia.	DU23
Shen	epilepsia.	DU28+DU14
Shen	epilepsia.	E42 +DM14
Shen	epilepsia.	ID02+ID03 +E41 +V63+V62+Du26
Shen	epilepsia.	ID03+Du14
Shen	epilepsia.	ID05
Shen	epilepsia.	ID05+R09+V66+Du14
Shen	epilepsia.	ID08
Shen	epilepsia.	ID19
Shen	epilepsia.	IG07
Shen	epilepsia.	P09+DU14
Shen	epilepsia.	PE04
Shen	epilepsia.	PE04+DU14
Shen	epilepsia.	R01+RM15
Shen	epilepsia.	R06+RM15+V15

Shen	epilepsia.	R10+RM15
Shen	epilepsia.	RM12
Shen	epilepsia.	RM13
Shen	epilepsia.	RM14
Shen	epilepsia.	RM14+VB20+ID03+V62
Shen	epilepsia.	RM15
Shen	epilepsia.	RM15+ID03+V62
Shen	epilepsia.	SJ23
Shen	epilepsia.	SJ23+DU26+IG04+DU20
Shen	epilepsia.	V15+RM14
Shen	epilepsia.	V16+DU14
Shen	epilepsia.	V18
Shen	epilepsia.	V39+DU14
Shen	epilepsia.	V61
Shen	epilepsia.	V61+DU14
Shen	epilepsia.	V66+DU14
Shen	epilepsia.	VB36
Shen	esquizofrenia.	C05+ID16
Shen	esquizofrenia.	E42 +E40 +DM26
Shen	esquizofrenia.	ID07+Du15+IG04+IG11
Shen	esquizofrenia.	PE05+ID03+IG04
Shen	esquizofrenia.	PE07+DU26
Shen	estado de somnolencia,	R04
Shen	**estimula la mente. Para meditar**	PE06
Shen	**florece el psiquismo oculto de la persona**	RM08
Shen	histeria,	E43
Shen	histeria.	B07+PC07

Shen	histeria.	P08+DU26+IG04
Shen	histeria.	R07+IG04
Shen	mania,	C07
Shen	mania,	ID05
Shen	mania,	PE07
Shen	mania,	R01
Shen	mania,	V66
Shen	mania, epilepsia,	ID03
Shen	miedo,	C07
Shen	perdida de conciencia,	P09
Shen	perdida de conciencia, golpe de Calor o shock.	SJ01+DU26+PC06+IG04
Shen	Pérdida de conocimiento,	ID01
Shen	perdida de conocimiento.	SJ01
Shen	pérdida de conocimiento..	P11
Shen	perdida de consciencia,	DU25
Shen	perdida de consciencia.	C09
Shen	perdida de consciencia.	R01
Shen	**pérdida de identidad. Psicoticos.**	DM11
Shen	perdidas de consciencia	IG01+DM25+DM20+PC06 +otros puntos Jing (Pozo)
Shen	**pocas ganas de vivir (sin deseo de suicidio)**	C03
Shen	**problemas psíquicos**	B04
Shen	**problemas psíquicos que somatizan**	DM24
Shen	psicosis depresiva,	C07
Shen	psicosis depresiva,	ID03
Shen	psicosis depresiva,	R01
Shen	psicosis maniaco depresiva,	E40

Shen	psicosis maniaco depresiva,	ID05
Shen	psicosis maniaco depresiva,	ID19
Shen	psicosis maniaco depresiva.	E36
Shen	psicosis maniaco depresiva.	E45
Shen	**punto psíquico por excelencia**	RM17
Shen	**Relajante, estados depresivos**	R24
Shen	Sedante	X-Tai Yin
Shen	shock y colapso	E45 +DM26 +PC06
Shen	shock.	C09+DU27+E36
Shen	shock.	DU25+PC06 + E36
Shen	shock.	R01+DU26+RM04
Shen	sincope,	V63
Shen	sincope.	IG01
Shen	Trastornos mentales	ID07
Shen	trastornos mentales,	P11
Sueño	insomnio	B06
Sueño	**insomnio**	R06
Sueño	insomnio,	C07
Sueño	insomnio,	DU24
Sueño	insomnio,	PE06
Sueño	insomnio,	R03
Sueño	insomnio,	V15
Sueño	insomnio,	V62
Sueño	insomnio.	B06+C07
Sueño	insomnio.	C06+Yingtang (Extra 2)
Sueño	insomnio.	C07+Yintang (Extra 2)
Sueño	insomnio.	DU20
Sueño	insomnio.	DU24+Yintang (Extra 2)+C07+B06

Sueño	insomnio.	PE07+DU20+Yintang (Extra 2)+R03
Sueño	insomnio.	R06
Sueño	pesadillas	B01
Sueño	pesadillas al dormir,	E45
TAN	(impotencia, hemorragias uterinas).	R10
TAN	Abre orificio puro.	V62
TAN	Abre Yan Qiao.	V62
TAN	Armoniza Bazo y Hígado.	B05
TAN	Armoniza Bazo.	B08
TAN	Armoniza B-E.	RM10
TAN	Bueno en ginecología.	B08
TAN	Comunica los 3 yin del pie.	RM03
TAN	Desarmonía B·H.	B08
TAN	Desarmonias R·B / R·C.	R07
TAN	Descongestiona la cabe del Tan.	E08
TAN	Despeja la vía de los líquidos.	V22
TAN	Despeja Shen.	V62
TAN	Despeja viento-humedad.	SJ21
TAN	Dispersa la acumulación.	SJ21
TAN	Disuelve la acumulación.	RM10
TAN	Disuelve la HD.	B09
TAN	Diurético bueno en HTA, celulitis, obesidad.	B09
TAN	Domina los Fu.	RM12
TAN	Ds Calor, favorece la articulación.	SJ10
TAN	Ds HD.	B03
TAN	Ds Hd.	SJ10
TAN	Ds Hd.	V57
TAN	Ds humedad por diurésis.	RM03

TAN	Ds humedad.	B05
TAN	Ds humedad.	B08
TAN	Ds humedad.	R07
TAN	Ds humedad.	R10
TAN	Ds Humedad.	V20
TAN	Ds humedad.	V22
TAN	Ds Humedad.	V23
TAN	Ds la humedad.	V32
TAN	Ds Tan Humedad.	V62
TAN	Ds Tan.	RM12
TAN	Ds viento-HD.	V64
TAN	Elimina Tan/HD.	E40
TAN	Favorece el Bazo.	B09
TAN	Favorece el Bazo.	V20
TAN	Favorece el Riñón.	R10
TAN	Fortalece el Riñón.	V32
TAN	Mo de Estómago.	RM12
TAN	Mo TR.	RM05
TAN	Mo Vejiga.	RM03
TAN	Resuelve Tan-Flema en general.	E40
TAN	Sdr Bi.	V32
TAN	Shu R.	V23
TAN	Shu TR.	V22
TAN	**Tan invisible. Artritis.**	E40
TAN	Tn Hígado.	R10
TAN	Tn Riñón.	V23
TAN	Tn Xi, armoniza el estómago y tn Bazo.	B03
TAN	Tn Xi, controla la Xue y es el Shu de Bazo.	V20

TAN	Tn Yin R.	R07
TAN	Trastornos de oídos, dientesl y sobre el dolor.	SJ21
Urinario	cálculos en la vejiga.	V28+RM03+B06
Urinario	cálculos en las vais urinarias.	VB25+V23+V22+V39
Urinario	dificultad al orinar	B07
Urinario	dificultad en la miccion	B08
Urinario	dificultad en la micción y prolapso de útero.	R11+E27+H14
Urinario	Disuria	B09
Urinario	disuria,	C08
Urinario	disuria,	H02
Urinario	disuria,	H08
Urinario	disuria,	R01
Urinario	disuria,	R05
Urinario	disuria,	R10
Urinario	disuria,	R11
Urinario	disuria,	RM05
Urinario	disuria,	V32
Urinario	disuria,	V39
Urinario	disuria,	V40
Urinario	Disuria,	V54
Urinario	disuria.	VB25
Urinario	eneuresis	B06
Urinario	eneuresis y aneuresis.	B07+RM04
Urinario	eneuresis,	H03
Urinario	Eneuresis,	V23
Urinario	eneuresis,	V28
Urinario	Eneuresis,	V30
Urinario	eneuresis.	C08+E36

Urinario	enuresis	RM03+DU20+RM06
Urinario	enuresis,	H01
Urinario	enuresis,	H05
Urinario	enuresis,	R11
Urinario	enuresis,	RM02
Urinario	Enuresis,	RM04
Urinario	enuresis,	RM06
Urinario	enuresis.	RM04+V23+B06+E36
Urinario	enuresis.	RM05+V22+RM04+B06
Urinario	hematuria	B01
Urinario	hematuria,	V27
Urinario	infección aparato urinario o retención de orina	H08+B09+B06
Urinario	Micción difícil,	ID02
Urinario	micción frecuente,	R06
Urinario	micciones frecuentes,	R03
Urinario	nefritis	E41+V23+E36
Urinario	nefritis.	RM09+E36
Urinario	nefritis.	V22+V23+E36
Urinario	orina frecuente,	RM04
Urinario	retención de orina,	E28
Urinario	retención de orina,	H04
Urinario	Retención de orina,	H05
Urinario	retención de orina,	R06
Urinario	retención de orina,	RM03
Urinario	retención de orina,	RM09
Urinario	Retención de orina,	V28
Urinario	retención de orina.	R05+RM3+V28
Urinario	Retención y perdidas de orina ,	RM02
Urinario	urocistis.	R08+B06+RM03

Urinario	urocistitis	E39 +RM04
Urinario	urocistitis	H04+V23+V28+RM03+B06
Urinario	urocistitis y uretritis.	RM02+B09
Urinario	urocistitis.	E28 +B09
Urinario	urocistitis.	E29 +B09
Urinario	urocistitis.	E40 +RM03
Urinario	urocistitis.	H02+RM3
Urinario	urocistitis.	H05+RM3
Urinario	urocistitis.	ID02+V40
Urinario	urocistitis.	R10+B09+RM04
Urinario	Urocistitis.	RM03+B06
Urinario	Urocistitis.	V39+RM03+V28
Viento	Dispersa el viento - Calor	ID18
Viento	Dispersa el viento – Calor.	ID17
Viento	Dispersa el viento,	P07
Viento	Dispersa viento y Calor.	ID03
Viento Ext	Calma Shen.	VB20
Viento Ext	Calma viento.	DU15
Viento Ext	Conjuntivitis.	DU23
Viento Ext	Desbloque Xi-Xue.	IG11
Viento Ext	Despeja el cerebro.	VB20
Viento Ext	Despeja la cabeza.	DU23
Viento Ext	Despeja viento-humedad.	SJ21

Viento Ext	Dian-Kuan (locura).	DU15
Viento Ext	Dispersa la acumulación.	SJ21
Viento Ext	Ds meridiano.	DU15
Viento Ext	Ds viento (patología ocular y cefaleas).	VB11
Viento Ext	Ds viento (patología ocular y cefaleas).	VB15
Viento Ext	Ds viento (Síndrome de Mènier, dolor dental).	VB02
Viento Ext	Ds viento pulmón.	V12
Viento Ext	Ds viento.	DU23
Viento Ext	Ds viento.	P07
Viento Ext	Ds viento.	SJ17
Viento Ext	Ds viento.	VB20
Viento Ext	Ds viento-Calor.	SJ23
Viento Ext	Es bueno sangrarlo.	DU23
Viento Ext	Libera la superficie, regula xi de pulmón.	P07
Viento Ext	Libera la superficie.	V12

Viento Ext	Llave del Du Mai.	P07
Viento Ext	PRINCIPAL EN EL VIENTO EXOGENO.	IG11
Viento Ext	Puerta de la mudez.	DU15
Viento Ext	Trastornos en oídos, dientes y sobre el dolor.	SJ21
Viento Ext	Viento-Calor a nivel ocular.	VB01
Viento Int	Abre el orificio puro.	DU10
Viento Int	Armoniza H·R.	H01
Viento Int	Calma el viento.	DU15
Viento Int	Calma el viento.	H01
Viento Int	Calma Shen.	DU24
Viento Int	Comunica el Yan Wei.	DU10
Viento Int	Conecta con el Bazo.	H01
Viento Int	Conjuntivitis.	DU23
Viento Int	Desbloquea el meridiano.	DU15
Viento Int	Despeja la cabeza.	DU23

Viento Int	Dian-Kuan (locura)	DU15
Viento Int	Ds la cabeza.	DU24
Viento Int	Ds Meridiano.	DU10
Viento Int	Ds viento.	DU23
Viento Int	Es bueno sangrarlo.	DU23
Viento Int	Fuego-Yan.	DU20
Viento Int	Puerta de la mudez.	DU15
Viento Int	Trastornos mentales.	DU20
Viento Int	Viento hepático.	DU20
Viento Int	Viento.Calor endogeno.	DU10
Viento Int	Xu Xi Bazo.	DU20
Vista	Dispersa el Calor y aclara la vista	ID06
Vista	vision borrosa	E01+V18+VB1
Vista	vision borrosa	E08
Vista	vision borrosa,	DU16
Vista	vision borrosa,	DU20
Vista	Vision borrosa,	ID06
Vista	visión borrosa,	SJ20
Vista	visión borrosa,	SJ23
Vista	visión borrosa,	V01

Vista	visión borrosa,	V64
Vista	visión borrosa,	VB01
Vista	vision borrosa.	R05
Vista	visión borrosa.	VB14
Vista	**Vista en jóvenes**	VB37
Vista	**Vista en mayores**	ID06
WEI QI	Aumenta Wei Xi.	DU14
WEI QI	Calma la tos.	V13
WEI QI	Calma los dolores.	IG04
WEI QI	Dispersa el viento.	P07
WEI QI	Hace circula el Yan.	DU14
WEI QI	Hace circular Xi.	IG04
WEI QI	Laxitud.	E36
WEI QI	Libera la superficie.	IG04
WEI QI	Libera la superficie.	P07
WEI QI	Libera la Superficie.	V11
WEI QI	Llave del Du Mai.	P07
WEI QI	Regula función del pulmón y lo tonifica.	V13
WEI QI	Regula xi y desbloquea el pulmón.	P07
WEI QI	Rong de los huesos.	V11
WEI QI	Sdr externos.	DU14
WEI QI	Tn Wei Xi.	E36
WEI QI	Tn Xi, Xue, sustancia basal.	E36
WEI QI	Trastornos del Wei Xi (relacionados con la piel).	V13
XUE	Aclara la vista.	V18
XUE	Antihemorrágico con la moxa.	B01
XUE	Bq Xue.	V17
XUE	Calma Shen y corazón.	C07

XUE	Calma Xue.	P3
XUE	Calor Xue.	B10
XUE	Centro vital.	V43
XUE	Control Xue.	V20
XUE	Desbloquea el meridiano.	B21
XUE	Disminuye le extasis.	B21
XUE	Dispersa Calor.	V40
XUE	Dispersa la Hd.	V20
XUE	Ds Calor.	P3
XUE	Ds Hd-Calor.	B10
XUE	Ds Xi-Xue.	IG11
XUE	Enfria xue.	V40
XUE	Especial dolores agudos.	E34
XUE	Especial Xue.	V17
XUE	Estimula reticuloncitos.	V17
XUE	Favorece Bazo.	V20
XUE	Gran Luo.	B21
XUE	Hace circular Xi-Xue.	E25
XUE	Influencia vasos.	P9
XUE	Maestro de la circulación.	B10
XUE	Mo IG.	E25
XUE	Regula Estomago e Intestinos.	E25
XUE	Regula Xi Pulmón.	P3
XUE	Regula XI pulmón.	P9
XUE	Regula Xue, Xi.	B10
XUE	Regula Xue-Xi y el Corazón.	C07
XUE	Sdr de Xu.	V43
XUE	Shu de Bazo.	V20
XUE	Shu H.	V18
XUE	Tn H.	V18

XUE	Tn pulmón.	P9
XUE	Tn Xi.	V20
XUE	Tn Xue H.	V18
XUE	Tn xue, aumenta glóbulos rojos.	V43
XUE	Tn Xue-Xi-Wei- sustancia basal.	E36
XUE	Tn y baja reflujo de Xue-Xi.	V17
XUE	Trastornos mentales y pesadillas.	B01
XUE	VIENTO (Calor-Humedad).	IG11
XUE	Vivifica la circulación de la xue.	B21
XUE	Vivifica la xue.	E34
XUE	Xi de Estómago.	E34
YAN	(HTA, cefaleas, acúfenos, pérdida del equilibrio)	VB20
YANG	Armoniza Yin-Yan.	V14
YANG	Baja Yan y regula Yin.	RM04
YANG	bloqueo de Xi y hipertiroidismo.	H03
YANG	Bloqueo Xi H.	H03
YANG	Comunica 3 Yin pie.	RM04
YANG	Cuadro de plenitud Yan	H02
YANG	Despeja el cerebro, calma Shen.	VB20
YANG	Dispersa viento.	VB20
YANG	Dispersa Viento-Calor.	H02
YANG	Fortalece el Yan (Moxandolo).	RM08
YANG	Mar Xi.	RM06
YANG	Ming Meng.	DU04
YANG	Mo Riñón.	VB25
YANG	Mu ID.	RM04
YANG	Regula H-R.	H03
YANG	Regula Riñón.	VB25
YANG	Shi yan.	H02

YANG	Sustancia basal, Yan Qi, Qi Ji.	RM06
YANG	Tn Yan B.	RM04
YANG	Tn Yan R.	DU04
YANG	Tonifica.	RM06
YANG	Trastornos H-VB-Sistema nervioso.	H03
YANG	Xu Yan.	VB25
YIN	Armoniza y hace bajar Xi de Estómago.	PE06
YIN	Armoniza YIN-YAN.	V14
YIN	Calma Shen.	PE06
YIN	Confluencia Yin Wei.	PE06
YIN	Despeja el pecho.	V14
YIN	Despeja MC-TR.	PE06
YIN	Dispersa Calor y la Humedad.	R02
YIN	Dolor garganta, sequedad, prob.urogenital y d Xue	R02
YIN	Tn Yin Riñón.	R02
YIN	Tn Yin.	PE06

Bibliografía

---

[i] Moltó Ripoll, Juan Pablo (2018). Acupuntura científica basada en la Psiconeuroinmunoendocrinología. Editorial Letreame.
[ii] Moltó Ripoll, Juan Pablo (2019). Acupuntura, Inflamación y conducta. Eitorial PNA. Amazon.com
[iii] Sterling y Eyer (1988). Allostasis: A New Paradigm to Explain Arousal Pathology

- Wang Hongtu, Canon de la medicina interna de Huang Di(1999), editorial nuevo mundo.
- Tikara Otomo, tratamiento del dolor con la estimulación cutánea continua (2001), autor.
- Juan R.Villaverde, Los puntos Ah-shi (1996), mandala ediciones.
- Ted j Kaptchuck, una trama sin tejedor (1995), libros de la libre de marzo.A.R.Lade y J, Wong, manual de masaje terapéutico y preventivo, masaje
- chino, escuela de medicina de Anhui, China(1988) Ediciones Bella terra.
- Patricia Guerín, dietoterapia energética, (2001), edit miraguano.
- E.Wood, diccionario ZEN, (1980) edit paidos orientalia

- J.L.Padilla, fisopatología y tratamiento en MTC, (1989) miraguano ediciones.
- Koryo Soji Chim, manopuntura coreana, Tae-woo yoo, (1996) F.E.A.A.M.
- Primer congreso internacional de MTC, enseñanza y fitoterapia (1993) facultad
- de medicina tradicional china de Pekín.
- C, Skolpalik, F Marmori. Tomo I, curso de medicina tradicional china, (1993),
- Edita escuela superior de medicina tradicional china.
- C, Skolpalik, F Marmori. Tomo II, curso de medicina tradicional china, (1993),
- Edita escuela superior de medicina tradicional china.
- C, Skolpalik, F Marmori. Tomo III, curso de medicina tradicional china, (1993),
- Edita escuela superior de medicina tradicional china.
- Medicina interna, (1997) fundación europea de medicina tradional china.
- Clásico interno del emperador amarillo, Preguntas sencillas, Huang-di Nei-jing
- Su-we, Beijing, (1963) ediciones del pueblo.
- Chamfrautl & Nghuyen Van Nghi, Traitè de Médicine chinoise, (1964) editions
- Coquemard-Angoulème.
- Huang Ming Tang, Acupunture points, China literature publicacions.
- Ediwin G.Boring, establecimiento de la psicología en Gran Bretaña, historia de la
- psicología experimental.(pp 490-529).

- Ediwin G.Boring, la psicología Norteamérica: sus pioneros, historia de la psicología
- experimental.(pp 529-540).
- Sistemas de la psicología del siglo XX, funcionalismo estadounidense. (pp187-
- 213).
- Sistemas de la psicología del siglo XX, funcionalismo en América. (pp412-441).
- Sistemas de la psicología del siglo XX, .El funcionalismo en las universidades de
- Johns Hopkins y Clark desde sus comienzos con G.Stanley may. (pp441-456).
- Sistemas de la psicología del siglo XX, Ladd, el funcionalista exploratorio de Yale,
- y sus herederos. (pp456-476).
- Sistemas de la psicología del siglo XX, funcionalismo en Colombia. (pp476-501).
- Sistemas de la psicología del siglo XX, Cornell. (pp501-508).
- Sistemas de la psicología del siglo XX, Universidad de Chicago.. (pp509-532).
- Hoking. Historia del tiempo.
- Fundamentos de la Medicina Tradicional China. Aviso Legal:
- Queda totalmente prohibida la reproducción total o parcial de este libro por cualquier procedimiento electrónico o mecánico, incluso fotocopia, grabación magnética, óptica o informática, o cualquier sistema de almacenamiento o sistema de recuperación, sin permiso escrito de los autores

- Tomo 1. Fundamentos de la Medicina Tradicional China.
- Francisco Tortosa Gil, la configuración de la psicología como disciplina en EE,UU, Una historia de la psicología moderna. (pp250, 260)
- Francisco Tortosa Gil, los inicios de la psicología en EE,UU, El triunfo del funcionalismo. Una historia de la psicología moderna. (pp262,282).
- *Fundamentos Clásicos y contemporáneos de la Medicina China.* Juan Pablo Moltó Ripoll, Edita Dilema.
- Introducción a la Psiconeuroacupuntura Tomo I. Juan Pablo Moltó Ripoll, Edita Dilema.
- Introducción a la Psiconeuroacupuntura Tomo II. Juan Pablo Moltó Ripoll, Edita Dilema.
- Emoción y sueño en Psiconeuroacupuntura y medicina china. Juan Pablo Moltó Ripoll, Edita Dilema.
- Fitoterapia China con plantas Occidentales. Juan Pablo Moltó Ripoll y Josep Colonques, Edita Dilema.
- Cáncer su Tratamiento con Acupuntura y Psiconeuroacupuntura. Juan Pablo Moltó Ripoll, Edita Dilema.
- *Los Fundamentos de la Medicina China* Giovanni Macciocia. Edita. Aneid Press
- Teorías básicas de la Medicina tradicional China Universidad de Bejing.
- *El Gran Libro de la Medicina China* Li Ping. Edita. Mr.
- *Medicina China. Una Trama sin Tejedor* Ted J. Kaptchuk. Edita. La Liebre de Marzo

- The Channels of Acupunture Giovanni Macciocia. Edita. Elsemer
- Fundamentos de Acupuntura y Moxibustión de China Ediciones en Lenguas Extranjeras Beijing
- Medicina China
  Tom Williams. Edita. Tikal
- El Gran Libro de la Medicina China Wong Kiu Kit. Edita.
- Cuadernos de Acupuntura 1. Introducción, bases e historia de la MTC Varios autores (G6). Edita. Dilema
- Fundamentos de Acupuntura
  G. Stux. B. Poweranz. Edita. Springer

AGRADEZCO EN ESTA OBRA.

Quiero agradecer en esta obra la ayuda prestada a Mabel Casado por su edición y corrección del texto. A todos mis alumnos a lo largo de estos 20 años de docencia que también de algún modo han hecho que esta obra salga a la luz.

Nuestro Instituto esta en:

Avenida Pais Valenciano 180.
03820 Cocentaina. (Alicante)
España.

Correo:

direccion@psiconeuroacupuntura.com

WAPP + 34 607861099

Nuestra página.
www.psiconeuroacupuntura.com

www.ingramcontent.com/pod-product-compliance
Lightning Source LLC
Chambersburg PA
CBHW060821220526
45466CB00003B/923